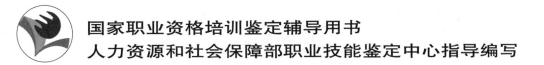

国家职业资格培训鉴定辅导用书

人力资源和社会保障部职业技能鉴定中心指导编写

养老护理员

（基础知识、初级、中级、高级、技师）

袁慧玲　主　编

U0202195

海洋出版社

2015年·北京

内 容 简 介

本书依据 2011 年人力资源和社会保障部修订的《养老护理员国家职业技能标准》编写，是养老护理从业人员职业技能鉴定的指定辅导用书。

本书内容： 全书分为 5 个部分共 18 章，除第一部分为各职业等级通用的养老护理员职业基础、护理知识基础外，其余 4 个部分分别对应初级、中级、高级及技师 4 个职业鉴定等级，每个等级根据鉴定标准要求详细介绍了老年人的生活照料、基础护理、康复护理、心理护理、养老护理员培训指导、护理管理等方面的知识点及职业技能。

本书特色： 1.严格按照最新修订的国家职业技能标准编写。2.全书按初级、中级、高级、技师划分为 4 个等级模块，递进合理、级差明显、结构清晰。3.紧扣国家职业技能标准，在理论知识够用为度的前提下，重点加强实操能力培养。4.将职业素质融入实操教学中，并增加情景教学与体验环节。5.结合大量演示图片，讲解生动细致，呈现最优化的教学效果。6.书中数据均为官方最新颁布，权威、翔实、可靠。

适用范围： 适合作为初级、中级、高级养老护员及养老护理技师的职业培训教材。由于本教材讲解通俗易懂，也可作为养老护理从业人员、在校学生和家庭成员的自学用书。

图书在版编目(CIP)数据

养老护理员/袁慧玲主编.—北京：海洋出版社，2015.4（2022.7 重印）

ISBN 978-7-5027- 8948-0

Ⅰ. ①养… Ⅱ. ①袁… Ⅲ. ①老年人－护理学－技术培训－教材 Ⅳ. ①R473

中国版本图书馆 CIP 数据核字（2014）第 210536 号

总 策 划：邹华跃

责任编辑：张嬲嬲

责任校对：肖新民

责任印制：安 淼

排　　版：翔鸣图文工作室

出版发行：海洋出版社

发　　行：北京华鉴资料服务中心

　　　　　（010）84661203，84661205，

　　　　　84661206，84661207，84661208

地　　址：北京市海淀区大慧寺 8 号（100081）

发 行 部：（010）62100090　62100072（邮购）

总 编 室：（010）62100034

网　　址：www.oceanpress.com.cn

承　　印：鸿博昊天科技有限公司

版　　次：2015 年 4 月第 1 版

　　　　　2022 年 7 月第 3 次印刷

开　　本：787mm×1092mm　1/16

印　　张：23.5

字　　数：450 千字

定　　价：48.00 元

本书如有印、装质量问题可与发行部调换

《国家职业资格培训鉴定辅导用书——养老护理员》
编 写 委 员 会

指导编写 人力资源和社会保障部职业技能鉴定中心

顾　　问 刘　康　　张文范　　艾一平
　　　　　 庞大春　　杨绥华

审　　稿 时念新　　赵红岗

主　　编 袁慧玲

副 主 编 郭　丽　　田　彬　　马晓风　　赵炳富

编写委员会成员（按拼音排序）
　　　　　 代　莉　　董会龙　　郭　丽　　马晓风
　　　　　 毛　平　　母文杰　　潘建田　　时念新
　　　　　 田　彬　　王　颖　　袁慧玲　　赵炳富

编写委员会秘书长　许　远

序一 苦学技能 善尽责任 无上光荣
——写给养老护理员的话

目前，我国正快速进入人口"老龄化"阶段，是面临人口老龄化挑战最为严峻的国家之一。党的"十八大"报告中首次提出要积极应对人口老龄化，大力发展老龄服务事业和产业，这是党中央对日益严峻的人口老龄化形势做出的重大战略部署。

2013 年 7 月 1 日，新修订的《中华人民共和国老年人权益保障法》正式实施。在人口老龄化已经成为我国基本国情的大背景下，这部法律的修订与实施，具有了特殊的含义。比如：首次将应对老龄化提到了国家战略的高度上；对家庭养老做了重新定义；特别强调了对老年人的精神慰藉；要求逐步开展长期护理保障工作；建立健全养老机构的准入制度等。可以深刻地感受到，这部法规的实施意义重大，必将成为我国养老事业发展史上的一座新的里程碑。

2013 年 8 月，国务院常务会议审议通过了深化改革加快发展养老服务业的任务措施，明确提出要在政府"保基本、兜底线"的基础上，让社会力量成为发展养老服务业的"主角"。2013 年 9 月发布了《国务院关于加快发展养老服务业的若干意见》，明确了我国养老服务业发展的基本定位、主要路径和最终目标，成为今后一个时期指导我国养老服务业发展的纲领性文件。除此之外，民政部、人力资源和社会保障部、地方各级政府及相关行业协会等也在 2013 年陆续出台了一系列促进养老行业健康发展的政策。不难看出，养老服务产业迎来了一个重要的发展机遇期，受到了各方面的空前重视。

但是，我国养老行业却呈现出"两个巨大"的显著特点，一是社会需求巨大；二是与发达国家的差距巨大。从另一个角度来看，这恰恰给从业者提供了巨大的职业发展机会：入职门槛不高，发展空间很大。所以对有志成为养老护理员的人士来说，参加各级政府和机构提供的系统培训，获取人力资源和社会保障部门颁发的国家职业资格证书就成为跨入这一行业的便捷之路。

根据社会发展需要和养老护理员职业特点，2001 年原劳动和社会保障部组织专家制定了《养老护理员国家职业技能标准》（以下简称《标准》）。《标准》要求从事老年人生活照料、日常护理和职业教育的人员必须经过系统的专业培训，掌握科学养老护理知识和基本技能。经过十余年的发展，目前，已经有十余万人接受专业培训，其中一部分人取得了各级别国家职业资格证书，做到持证上岗，为老年人提供专业指导和服务。同时，有关部门也已建立了比较规范的职业培训与职业技能鉴定制度。2011年人力资源和社会保障部又组织专家修订了《标准》。这对于推动和促进养老护理类技能人才队伍的建设具有重要意义，也为广大城乡适龄劳动力再就业提供了新的职业领域和机会。

著名教育家黄炎培说过，"职业教育的目的：谋个性之发展；为个人谋生之准备；为个人服务社会之准备；为国家及世界增进生产力之准备"。他还说，"使无业者有业，使有业者乐业。这就是职业教育的目标"。以编委会主任许远为首的一批专家，践行职业教育的理念，以职业能力为核心，以职业活动为导向，在人力资源和社会保障部职业技能鉴定中心的指导下，根据新的职业技能标准，编写了这本辅导教材，为养老护理员的培训和职业技能鉴定工作做了实实在在的事情。该书以传播现代科学养老护理理念为核心，以提供全方位指导和服务老年人身心健康为宗旨，以培养养老护理专业人才为目标，内容丰富、专业规范，突出了科学性、实用性和可操作性，体现了"养护合一"的新模式。它将成为广大从业者的好帮手、好参谋、好老师，也必将为推进养老护理产业迈向科学化、职业化、规范化、系统化作出积极的贡献。

苦学技能，善尽责任，无上光荣，广大从事养老护理工作的人们，用我们的高质量服务为老年人撑起一片天空，让每一个老人都拥有幸福的晚年生活！

中国家庭服务业协会　会长

序二 大力提升养老护理员队伍的 职业化和专业化发展水平

根据《中国老龄事业发展"十二五"规划》和《社会养老服务体系建设规划（2011—2015 年）》，预计到 2015 年我国老年人口将达到 2.22 亿，占人口总数比例的 16%。我国老龄化呈现加剧态势，据有关资料显示，我国每年新增近千万老人，2020 年将达到 2.43 亿，约占总人口数的 18%；2050 年将达到 4.37 亿，占总人口数的 30% 以上，这意味着我国将快速步入重度老龄化社会。

如今，家庭养老功能日渐弱化，人们越来越认识到大力发展社会化养老服务业才是满足日益增长的老龄化社会需求的根本。但是据测算，目前我国养老机构的从业人数不足百万，其中取得国家职业资格的仅两三万人，而现阶段实际需要上千万的专业养老护理人员。即使在职的从业人员中，大部分缺乏与职业相关的知识、经验和技能，专业化程度较低。专业人才的极度匮乏导致我国养老服务业的整体水平较低且发展迟缓。与发达国家养老服务业相比较，也能明显地看出我国的差距。

十多年以前，我国就已设置养老护理员职业，但随着社会需求的日益增强，该职业被注入新的内涵和职责。当前，养老护理员的主要任务是进入家庭、社区和养老机构，为老年人及其家人提供科学、专业的指导和服务。相信，随着我国社会建设的不断发展，在今后的老龄化社会，养老护理员职业将有较好的发展前景和旺盛的生命力。

为了进一步提高养老护理员的素质，加强从业人员的规范化管理，自 2003 年开始，原劳动和社会保障部根据社会发展需要和职业特点，组织专家制定了《养老护理员国家职业技能标准》（以下简称《标准》），并编写了配套的培训教材。《标准》的颁布和实施，对促进我国养老护理技能人才培养，从而推动养老护理产业的规划化发展，都具有十分重要的意义。一大批从事养老护理职业的人员经过专业培训，掌握科学方法和工作技能，为老年人提供专业指导和服务，逐步走上职业化、专业化的轨道。

2011 年，人力资源和社会保障部组织专家对《标准》进行了修订，本书是在人力资源和社会保障部职业技能鉴定中心的指导下，由有关专家组成编委会，按修订后的《标准》，最新开发的培训鉴定辅导教材。本书围绕老年人的生理、心理特点，借鉴和吸纳国内外在养老护理方面的新理念、新知识、新成果，详细叙述了老年人生理、心理、营养、护理、保健、娱乐等不同领域的知识、方法和技能，具有较强的科学性和系统性，通过插图、表格、案例等形式，增强了本书的实用性和可操作性，便于各类从业人员和家庭成员学习知识、掌握技能。

　　本书是专门为从事老年人照料、护理、康复的人员提供的专业性培训教材，随着我国养老事业的发展和实践，还有待于不断总结和加以完善。

　　养老护理员工作事关千家万户，事关老年人福祉。让我们携手并肩，不断提升养老护理员的职业化和专业化发展水平，为培养一支高素质、高水平的养老护理员队伍而努力奋斗！

陈宇

中国就业促进会副会长
人力资源和社会保障部职业技能鉴定中心学术委员会主任

前 言

为了推动养老护理职业培训和职业技能鉴定工作的开展，在从事老年人生活照料、护理的从业人员中推行国家职业资格证书制度，人力资源和社会保障部职业技能鉴定中心完成了《养老护理员国家职业标准（2011 年）》（以下简称《标准》）的修订工作，在人力资源和社会保障部职业技能鉴定中心的指导和中国家庭服务业协会的关心下，本书编写委员会组织从事养老护理技能人才培养培训教学工作的专家编写了《国家职业资格培训鉴定辅导教程——养老护理员》（以下简称《教程》）。

《教程》在内容上，紧贴《标准》，力求体现"以职业活动为导向，以职业技能为核心"的指导思想，突出系统培训特色。

《教程》在结构上，针对养老护理职业活动的领域，按照模块化的方式，分为初级、中级、高级和技师 4 个等级，与《标准》对应，方便读者学习。

考虑到在国家职业技能鉴定考核中，要求高等级资格需掌握的理论知识和操作技能应覆盖低等级的，故《教程》将基础知识、初级、中级、高级和技师 5 部分整合在一本教材中，不仅方便大家的学习，而且内容更精炼，重点更突出，从而大大减少了阅读量。

《教程》中的章对应于《标准》中的"职业功能"；《教程》中的节对应于《标准》中的"工作内容"。每一节都包括了学习目标、工作内容和注意事项。

另外，针对《标准》中的"基本要求"，本《教程》中还专门增加了包括职业道德、职业守则、老年护理、相关法律法规等方面的基础知识，这些都是各等级养老护理人员的必备知识。

本《教程》是养老护理职业技能鉴定的指定辅导用书，适用于初级养老护理员、中级养老护理员、高级养老护理员和养老护理师的培训。由于本教材具有实用性、通俗性特点，也可作为从业人员、在校学生和家庭成员的自学用书。

本《教程》由代莉、董会龙、郭丽、马晓风、毛平、母文杰、潘建田、时念新、田彬、王颖、袁慧玲、赵炳富等参与编写，袁慧玲负责统稿。在编辑过程中，难免有遗漏及不足，敬请见谅。

本书编写委员会

2015 年 3 月

目　　录

第三部分　养老护理员（中级）

第四部分　养老护理员（高级）

第一部分 基础知识

第一章 职业基础

【内容提要】

本章阐述了养老护理员工作中所必需的职业素质，其中包括养老护理员的职业道德，照顾老人时的工作礼仪，以及职业须知和工作中的自我防护。

第一节 职业道德基础知识

职业道德是人们在职业生活中应当遵循的基本道德，是一般社会道德在具体职业领域中的体现，遵守职业道德对自身发展和行业的完善都具有重要意义。

一、学习目标

📖 知道养老护理员职业道德的重要意义。

📖 能遵守养老护理员的职业守则。

二、相关知识

1. 养老护理员简介

养老护理员是对老年人生活进行照料、护理的服务人员，是老年服务行业中的一线工作者。

养老护理员的职业等级共分四级：即初级、中级、高级、技师，依次相当国家职业资格五级、四级、三级和二级。考核分为理论知识和技能操作两部分。按培养目标的时间要求参加培训。

养老护理员的职业能力要求：养老护理员手指、手臂要灵活，动作协调，有较强的表达能力与形体知觉；有较强空间感与色觉能力；有一定的学习能力。

养老护理员还应具备一定的文化素养，至少应有初中以上文化程度。

由于职业的特殊性，养老护理员的工作环境要求为室内常温环境。

2. 道德

道德是一种价值判断，并依靠信念、习俗和社会舆论的力量来评判善恶的，用来调整人们之间以及个人与社会之间的行为规范的总和。

道德的表现形式有三大领域：家庭美德、社会公德和职业道德。

道德有以下 3 个方面的作用。

（1）规范人的行为。人是社会各种关系的集合体，如果没有一定的行为规范，就没有办法处理纷繁复杂的关系，不能辨明对错，分辨善恶，个人的生活会混乱，社会秩序也会受到严重影响。

（2）调节人际关系。道德是评价人们在社会生活中的各种行为的体系，指导大家如何正确评价、认识和处理社会关系，调节各种社会关系。

（3）稳定社会秩序。道德与法律不同，法律是靠国家强制力来维护的，而道德更多的是依靠信念、习俗和社会舆论的力量，在公序良俗也不足以代表公理和正义的时候，社会的大众舆论会形成维护道德的强大压力，给坚持道德的人以褒扬，给违背道德的人以谴责。

3. 职业道德

职业道德内容包括职业品德、职业纪律、职业责任和职业胜任力等，一般通过公约、守则等加以规范。职业道德是某行业从业人员的职业活动准则，也是这个行业对社会肩负的道德责任和义务。

职业道德具有以下特点。

（1）职业道德具有针对性。职业道德只针对特定的职业和从事该职业的相关人群。不同的职业和不同的从业人群对社会所肩负的道德责任与义务是大不相同的。

（2）职业道德具有历史继承性。由于职业伴随行业的发展是有过程的，各行各业在不同的历史时期都会留下丰富的精神财富，其中保留下来有关职业生活准则的内容，就成为了当下该行业的职业道德。

（3）职业道德具有多样性。由于职业道德的要求多为具体的、细化的公约和规则，因此表达形式和内容都具有多样性。

（4）职业道德具有一定的纪律性。职业道德虽然从根本性质上来说，是属于道德的范畴，即基本是属于自律的，但是由于其经常被作为职业行为规范来使用，因此又具备了介于道德和法律之间的纪律特征。然而由于道德的自律特征，并不是所有以纪律形式表达的职业道德，都可以通过明确的奖惩来约束和维护。

4. 职业道德的重要作用

(1)调节职业活动中从业人员之间和从业人员与服务对象间的关系。道德的重要作用之一就是调节社会关系，而职业道德同样具有调节职业关系的作用。

(2)有助于提高行业和从业者的美誉度。一个行业、一个企业和一个从业者的整体行为都是他们在社会公众眼中的形象，是在社会公众心中形成良好印象的基础，是建立良好社会评价的关键，进而可以提高该行业、企业和从业者的社会美誉度。

(3)促进行业和从业者的发展。职业道德水准较高的行业和企业，就会有良好的社会声誉，就会有良好的行业发展和企业效益。同样对于个人，具备良好的职业道德，得到服务对象认可的同时，就会得到企业的重视，也会得到相应的物质和精神的回报，获得良好的职业发展机会。

(4)有助于提高全社会道德水平。职业道德是社会道德的一个重要组成部分，如果每个从业者都能以良好的精神面貌和态度对待自己的职业，那么社会生活的风气也会随之变化，社会道德的整体水平也会得到提高。

5. 养老护理员的职业守则

1)尊老敬老，以人为本

在人口日益老龄化的今天，养老护理员肩负着让众多的老年人安度晚年的重大责任。

(1)爱老人。这里的爱是一种职业的爱，无条件的爱，也是养老护理从业者的一个先决条件。对老人的爱，是职业的一部分，也是职业的责任，更是养老护理员的义务。

(2)敬老人。首先是内心的尊敬，养老护理员要将每一位老人当成是自己的长辈一样尊重，在心中要牢牢树立服务人员对被服务者的尊重。其次，养老护理员要通过严格的语言、行为和着装等礼仪的表现形式，表现出对老人应有的敬重。

2)服务第一，爱岗敬业

(1)自知、自信、自重。首先，养老护理员要理解工作的意义和作用，明确自己工作的重要性和不可替代性。其次，要建立良好的自信，使自己具备丰富的职业知识和职业技能，从而科学规范地工作。要尊重自己的工作，既要认真细致地工作，还要踏踏实实地做人。

（2）耐心、平等、求精。服务性工作是建立在人与人的沟通与理解基础上的工作。养老护理员在具体实施工作行为之前，一定要耐心细致地进行沟通，尽量使服务对象完全理解，并力求能够完全了解服务对象的想法，这样才能在后续的服务工作中获得良好评价。

（3）遵章守法，自律奉献。养老护理员工作，直接面向的服务对象是老年人，在工作中多是单独工作，缺少互相监督，这就要求养老护理员有高度的自觉性。为了能够更好地工作，履行自己的职责，实现自身的职业价值，就必须按照规章制度、法律法规来行事，这是高质量、高效率工作的保障，也是自己劳动权益的保障。

第二节　养老护理员职业养成

一、学习目标

📖 能识记养老护理员的工作须知。

📖 会运用养老护理员职业礼仪。

📖 能使用养老护理员工作中的个人防护知识。

二、相关知识

1. 养老护理员的工作须知

养老护理员的工作对象是千差万别、情况各异的老年人群体。在工作岗位上，养老护理员除为社区、养老机构和社会服务，更重要的是要因人而异，科学地为老年人（包括部分残障人士）提供如下服务。

1）负责老年人的日常生活照料，满足老年人的基本生活需求

（1）日常生活居住环境的清洁卫生、饮食、排泄、睡眠需要精心照料。

（2）每日早晚要帮助老人洗脸、刷牙（戴有活动义齿的要做好护理工作），睡前要为老人洗脚，夏季还要为老人擦身或洗澡。

（3）每周要为老人洗头、洗澡，换洗内衣、床单。衣服、被褥要及时晾晒更换，以保持皮肤的清洁卫生。

2）协助做好基础护理工作，减轻老年人疾病痛苦

（1）预防压疮。协助长期卧床的老人，定时更换卧位，翻身后要观察老人的皮肤有无压疮的情况。

（2）预防感染。老年人机体免疫功能下降，易发生感染性疾病，在对老人的照顾中要注意经常洗手，卫生，重视口腔、饮食及身体各部位的清洁卫生，指导老人不要随地吐痰，鼓励其锻炼身体，以增强抗病能力，预防感冒。

（3）耐心细致地做好观察工作。养老护理员应随时注意观察老人的身体状况，因老人反应能力下降，患病不易发现，即使发现最细微的异常表现，也要引起重视。

（4）保障老人安全。在布置老人室内外环境时，如取暖、用电、沐浴、室内家具，物品等，应注意老人的安全。养老护理员照顾老人时，要了解老人的心理状态，做好老人活动的安全照顾。在老人进食、饮水中做好指导，预防误吸、误服。

3）协助做好康复护理，减轻老人的病痛，促进健康

应观察老人伤残和康复的情况，在身体条件许可的情况下，采取各种康复护理措施，制订康复计划，减少或预防并发症和残疾，防止和减轻老人可能发生的功能性障碍。

4）负责老人的心理照料，陪伴老人

经常与老人谈心，了解老人心理需要，关心、开导、安慰老人。协助老人与周围的人进行沟通，促使老人与其他人保持良好的人际关系，为其创造健康、融洽的生活氛围。给老人家属提供心理支持。

5）提供临终关怀服务

在老人生命最后的时刻，给老年患者最温暖的照顾。包括 4 方面的内容。

（1）提供生活护理照顾。临终老人，治愈希望十分渺茫，最需要的是身体舒适，养老护理员应做好生活护理照顾和心理支持，控制疼痛。

（2）维护老人的尊严。尽管老人身体衰竭，生命活力降低，但个人尊严不应该因此递减，个人权利也不可被剥夺，养老护理员应维护和支持其个人权利；保留其隐私，参与护理方案的制订，选择死亡方式等。

（3）提高临终生活质量。临终老人会变得消沉，对周围的一切失去兴趣，最有效的服务是提高临终生活质量。临终是一种特殊类型的生活状态，要正确认识和尊重老人最后生活的价值，不能片面地认为临终就是等待死亡，从而表现出态度、语言生硬，操作粗鲁。

（4）共同面对死亡。死亡和出生都是客观世界的自然规律，是每个人都要经历的事实，死亡是一个人的最终决断，所以，要珍惜生命和时间，勇敢面对死亡。

养老护理员首先建立正确的生死观，坦然指导老人面对死亡、接受死亡，

珍惜即将结束的生命的价值；和临终老人及家属一起共同面对死亡。维护老人生命尊严。

2. 养老护理员服务礼仪

养老护理员在为老人服务时，在切实完成所需操作的前提下，要注意工作中的礼仪，通过良好的礼仪完善工作效果，具体要求见表1-1。

表1-1　养老护理员礼仪规范

项　　目		基本要求	注　　意
整洁得体的仪容仪表	头　发	常清洗、勤梳理、重养护，做到无屑、无味、不杂乱。男性不宜留长发，基本要求为发长前不过眉毛，侧不遮耳，后不过衬衫衣领；女性头发不可过短，与耳下缘齐长即可，且头发较长时不宜披散，应用发网扎成发髻	男性不宜剃光头，更不宜留长发扎辫子；女性不宜头发过短，更不宜留寸板。不宜在发型上追求前卫时髦
	面　部	清洁、干净、润泽，最好着淡妆，保持良好气色	不能带眼屎，不宜浓妆艳抹，不宜使用香气过重的化妆品
	手　部	做到"三勤"，即勤加洗护、勤剪指甲、勤于锻炼	不宜留长指甲，不宜染指甲，不宜美甲
	身　体	勤洗澡，勤换衣，做到干净无味	尽量不喷香水
	服　饰	着装需庄重、整洁、大方、得体。有工作服者，需规范穿着，于左胸上方正确佩戴胸牌或工号牌，可添加围裙、套袖、口罩、手套等辅助衣物	不宜过分暴露、过分透薄、过分瘦小和肥大、过分艳丽。此外，工作时不宜佩戴任何饰物
	鞋　子	应选择干净、透气、柔软、舒适的鞋子	不宜穿过高、过硬的鞋子，不宜穿拖鞋
文明规范的语言		准确性：表达准确明了，音量和语速适中，使对方能听清即可	不宜啰唆重复；不宜连珠炮式讲话；不宜大声说话；不讲脏话；不宜使用命令语气；不宜急躁、哀叹或抱怨
		文明礼貌性：用好十字歌，即"您好、请、对不起、谢谢、再见"	
		体态语言表达要恰当、协调、简洁、自然	
端庄大方的举止	站立有相	头端、肩平，挺胸、收腹、立腰、提臀、腿直、手垂、靠膝，脚跟并拢，脚尖分开	不宜不端庄、双腿叉开过大、手脚随意动、表现太自由
	落座有姿	入座有序，左进左出，落座无声	不可表露倦怠、疲劳和懒散
	行走有态	走路要轻快，目视前方，挺胸前倾，步幅适中，双肩平稳，两臂自然摆动	不宜瞻前顾后，声响过大，八字步态，体不正直
出行有礼		行走时，位于老人左侧。上楼梯时，让老人先行。下楼梯时，在前领路。乘车时，照顾老人上下。乘轿车时坐在右后座为宜。乘坐轿厢电梯时，控制好开门按钮，待电梯停稳再照顾老人进出电梯	勿行走过快；勿拥挤失态；勿随意吸烟；勿高声喧哗；勿乱扔垃圾；勿随地吐痰

3. 养老护理员工作安全防护知识

养老护理员在做好照顾和引导老人健康生活，维护老人生活环境的同时，还要做好个人安全防护，具体内容见表1-2。

表1-2　养老护理员工作安全防护内容

安全防护项目		防护相关内容	注意事项
自我调整		识别工作压力和情绪状况，并找到一个适合于自己的调适压力和情绪疏导的方法；与同事和老年人关系和睦、融洽相处	常静己心，多反省，多尝试，注重自我调适，一旦遇到自己不能处理的心理问题，要向心理专家求助
预防意外伤害	跌 跤	地面清洁，清理地面杂物；加强锻炼，保持身体健康；衣着合身，鞋袜合脚，便于行走；光线充足，清除视觉障碍	工作态度谨慎，随时发现隐患并及时排除隐患
	肌肉拉伤	合理安排运动；做好准备活动；注意局部保护；受伤后处理：可采取冷敷、加压包扎、抬高患肢等有效方法	注意及时休息，静养，防止伤情扩大化
	腰部扭伤	注意锻炼身体，勿使腰部受凉；避免劳累过度和久坐，勿使环境潮湿，保持干燥	注意休息，治疗
预防常见疾病	感冒	增强体育锻炼，冷水洗脸增加面部的血液循环，提高抗病耐寒能力；保持室内空气新鲜；患病老人用过的食具、衣物、手帕毛巾进行沸煮消毒，阳光暴晒，房间紫外线消毒等等，预防传染；注意卫生勤洗手，勿到人口密集的地方	无论每个季节、每天早晚，都要注意身体的保暖
	肠胃炎	坚持健康的饮食规律；形成良好的卫生习惯；保证食品安全，注意饮食卫生；及时正确用药，预防病情加重	紧急情况时，到医院就诊
预防暴力行为伤害	老人暴力行为的伤害	掌握老人的思想动态、身体和精神状况，根据具体情况实施精神抚慰、药物控制或合理的强制措施；加强防范，做好安全检查和交接班工作，注意清除具有潜在隐患的危险物品；察言观色，耐心、细心进行倾听、交流、劝说，使老人情绪得到缓解；及时和老人家属沟通，争取老人家属的理解、合作和支持；随时了解老年人的需求，满足其合理的要求	在必要时，合理、安全地采取强制措施
	老人家属暴力行为的伤害	应谨慎防范，保持冷静，灵活应变；及时向上级主管报告并做好记录，寻求获得支持和帮助；保护现场及证物，获得有力证据；如实向管理部门反映问题，寻求妥善解决；强化法律意识和法制观念，运用法律武器保护自己	尽力避免矛盾升级，必要时寻求公安部门介入协调

第三节　老年人相关法律、法规

养老护理员应了解老年事业相关的政策背景和与老年人权益有关的法律法规，具备为老年人依法服务、依靠法律法规维护老年人合法权益的能力。

一、学习目标

📖 知道《中华人民共和国老年人权益保障法》的相关知识及最新修订内容。

📖 知道《中华人民共和国劳动法》、《中华人民共和国劳动合同法》、《中华人民共和国消防法》的相关知识。

📖 能根据相关法律知识，分析老年服务案例，并帮助老年人维权。

二、相关知识

按照联合国传统标准，60 岁以上老年人口达到总人口的 10%，就被称为"老龄化社会"，而超过 14% 则为"老龄社会"。2012 年，我国 60 岁以上老年人近 1.94 亿，2013 年 60 岁以上老年人口突破 2 亿人，达到 2.02 亿，占总人口的 14.8%，我国已经成为世界上唯一一个老年人口超过 2 亿的国家。

1. 老年政策法规实施现状

为应对人口老龄化，解决老龄问题，同世界上许多国家一样，我国也制定了一系列政策法规，例如《中华人民共和国宪法》、《中华人民共和国刑法》、《中华人民共和国民法通则》、《中华人民共和国婚姻法》、《中华人民共和国劳动法》及《中华人民共和国继承法》等都明确规定了对老年人尊重、赡养、保护的条款。1996 年颁布的《中华人民共和国老年人权益保障法》于2012 年 12 月重新修订，大幅增加法律内容，特别是将"与老年人分开居住的家庭成员，应当经常看望或者问候老人"也写进法中。2000 年出台的《中共中央国务院关于加强老龄工作的决定》以及正在实施的《中国老龄事业发展"十二五"规划》都从国家层面上体现出对老年人权益保障的重视。

此外，为了加强老年人社会福利机构的规范化管理，维护老年人权益，促进老年人社会福利事业健康发展，民政部于 2001 年出台并实施了《老年人社会福利机构基本规范》。

2.《中华人民共和国老年人权益保障法》

新修订的《中华人民共和国老年人权益保障法》于 2013 年 7 月 1 日正式实施。该法将积极应对人口老龄化上升为国家的一项长期战略任务，明确了老年人社会组织的法律地位。

该法规中明确指出老年人享有以下权利：

享受家庭赡养与扶养的权利；住房权；婚姻自由权；财产所有权；继承权；获得社会保障的权利；健康权；文化教育权；享受生活照料的权利；参与社会发展权利。

3.《中华人民共和国劳动合同法》

养老护理员应当熟悉养老机构与老人和托养人签订的入住服务合同（协议）的内容。这种合同是一种委托服务合同，明确了三方责任、权利和义务，以维护好入住老人、托养人和养老机构的合法权益。养老机构入住合同应当载明下列主要条款。

三方的姓名（名称）、地址、联系方式；三方的责任和义务；违约责任和免责条款；服务内容和方式；服务收费标准及费用支付方式；服务期限；当事人双方约定的其他事项。

4.《中华人民共和国消防法》

依据《中华人民共和国消防法》规定，养老机构在建设之前，如未将消防设计文件报公安机关消防机构备案，或者在竣工后未依照本法规定报公安机关消防机构备案的，责令限期改正，处五千元以下罚款。

5.《中华人民共和国劳动法》

养老护理员从事养老服务行业，要提供符合国家规定的劳动健康卫生状况证明，必须经过专门培训并取得养老护理员资格证，在劳动过程中必须严格遵守安全操作规程，为老年人的安全权益负责，努力使所有在老年机构生活的老人能够拥有幸福的晚年生活。

本章小结

1. 养老护理员在职业道德上，要充分理解和掌握"尊老敬老，以人为本；服务第一，爱岗敬业；遵章守法，自律奉献"的职业原则。

2. 养老护理员需要了解养老护理员实际岗位工作的基本要求。

3. 工作礼仪是养老护理员在具体工作中应当遵循的行为准则。

4. 养老护理员在工作中要保护自身安全和健康。

5. 了解相关法律，可以指导养老护理员合理地开展工作。

练 习 题

一、选择题

1. 按照联合国传统标准，60 岁以上老年人口达到总人口的（　　），就被称为"老龄化社会"。

　　A. 10%　　　　　　B. 20%　　　　　　C. 30%　　　　　　D. 40%

2. （　　）年颁布了《中华人民共和国老年人权益保障法》。

　　A. 2000　　　　　　B. 1996　　　　　　C. 1998　　　　　　D. 2002

3. 道德是通过（　　）来维持。

　　A. 社会舆论和个人内心的信念　　　　B. 法律的强制性

　　C. 族长的权威力量　　　　　　　　　D. 国家强制实施

4. 下列说法中错误的是（　　）。

　　A. 学习和了解养老护理员的职业道德，是为了提高老人本身的道德素质水平

　　B. 职业道德是养老护理员在职业活动中应该遵循的行为准则和道德规范

　　C. 养老护理员的职业道德是规定养老护理员如何运用公共的行为标准，处理与老人之间和老人亲属之间、与同事和社会之间相互关系的准则

　　D. 学习和了解养老护理员的职业道德可以让养老护理员更好的处理好各方面的人际关系

5. 以下不符合养老护理员的仪表要求的是（　　）。

　　A. 工作时穿软底鞋　　　　　　　　B. 不留长指甲

　　C. 当着老人的面抠鼻子　　　　　　D. 不能佩带指环（戒指）

6. 养老护理员在工作中应（　　）对待老人。

　　A. 视老人社会地位不同区别　　　　B. 视老人文化背景不同区别

　　C. 视老人经济条件不同区别　　　　D. 无论老人条件如何均同等地

7. 以下不是劳动合同必备条款的是（　　）。

　　A. 劳动合同期限　　　　　　　　　B. 工作内容

C. 劳动者的婚姻状况　　　　　　D. 劳动纪律

二、判断题

1. 道德是一种普遍的社会现象，道德是调整人与人之间、个人与社会之间关系的行为规范的总和。　　　　　　　　　　　　　　（　　）

2. 为老年人提供生活照顾，为主要内容的专业性服务工作，应该始终如一地贯彻护理内涵中的一些重要原则。　　　　　　　　　　（　　）

3. 劳动合同的终止是指终止劳动合同的法律效力。　　　　（　　）

4. 有固定期限的劳动合同，指双方当事人不规定合同终止日期的劳动合同。　　　　　　　　　　　　　　　　　　　　　　　　（　　）

5. 养老护理是在工作中应遵守的规章制度，不属于职业道德。　（　　）

6. 我国的法律法规规定，每个公民有义务尊敬老人，赡养老人。　（　　）

7.《老年人社会福利机构基本规范》规定压疮率应低于10%。　（　　）

第二章　护理基础

【内容提要】

本章围绕养老护理员岗位职能，阐述支撑相关工作顺利高效完成，满足老人需要、满足职业要求的基本知识。

第一节　老年人护理基础知识

养老护理员对老年人进行护理时，应根据老年人的生理变化特点和心理特点，有重点地对老年人做好护理工作。

一、学习目标

📖 能识别老年人的生理变化特点。
📖 识记老年人的心理特点。
📖 会运用老年人护理方法。

二、相关知识

1. 老年人的生理变化特点

中国历来称 60 岁为"花甲"，并在劳动保障制度中规定 60 岁为一般退休参考年龄。因此，我国目前将 60 岁以上的人口称为老年人群，并以此为依据，确定老年前期或初老期为 45～59 岁，老年期为 60～89 岁，90 岁以上为长寿期。

在老化过程中，老年人生理功能随年龄增长，出现一系列复杂而多样的慢性退行性的衰老变化，变化不仅体现在老年人的外观形态上，还反映在人体结构成分的细胞、组织和器官及身体各功能系统衰老的变化上。

1）细胞的变化

细胞是人体结构的最基本单位，老年人的细胞表现为含水量降低且数量逐步减少。细胞内含水量由 42% 降至 35%，75 岁老人组织细胞减少约 30%。

2）组织和器官的变化

由于细胞萎缩、死亡及水分减少等，组织器官及体重减轻。老年人肌肉、性腺、脾、肾等减重明显，肌肉弹性和张力减弱，肌腱、韧带萎缩僵硬，致使动作缓慢，易疲劳。

3）各系统的变化（表2-1）

表2-1 老年人各重要生理系统变化特点及影响

名 称	变化特点	影 响
内分泌系统	脑垂体、甲状腺、肾上腺、性腺和胰岛等萎缩，导致激素分泌水平的降低，调节功能减弱，可引起不同程度的内分泌系统功能紊乱	老年人易患上糖尿病；导致老年人更年期综合征
消化系统	口腔内的唾液分泌减少，舌肌、齿龈萎缩，牙齿老化	碎食不完全、搅拌不均、影响食物消化
消化系统	食管肌肉萎缩，收缩力减弱，食管变小	排空延迟，易引发便秘
消化系统	胃黏膜及腺细胞和平滑肌萎缩，消化酶分泌减少和胃蠕动减弱	消化能力减弱，老年人易患胃炎
消化系统	肠道黏膜萎缩，使消化吸收功能减退、蠕动无力	影响食物的摄取和消化吸收，易引发便秘
消化系统	肝细胞数减少，结缔组织增加，肝功能减退	易造成肝纤维化和硬化，合成蛋白及解毒功能下降，易引起药物性肝损害及蛋白质等营养缺乏
消化系统	胆囊及胆管弹性减低，大量胆固醇	易发生胆囊炎、胆石症
消化系统	胰腺萎缩，胰岛细胞变性，胰液和胰岛素分泌减少，酶量及活性下降，对葡萄糖的耐量减退	限制淀粉、蛋白、脂肪等消化，吸收，易发生胰岛素依赖型糖尿病
生殖系统	男性老年人50岁左右，睾丸逐渐发生退化和萎缩	睾酮的分泌明显下降，精子数量减少、活力减退，精液质量下降
生殖系统	女性老年人一般从50岁左右开始绝经	排卵的数量基本下降为零，60岁左右卵泡基本绝迹
泌尿系统	肾脏萎缩，膀胱老化，括约肌松弛，尿道腺体分泌减少。	老年人尿失禁、尿道感染发生率增高。老年男性易发前列腺增生
循环系统	心肌逐渐萎缩，心肌细胞纤维化，弹性降低，心脏增大，使得心脏收缩能力减弱。心瓣膜退变和钙化，窦房结P细胞减少	心跳频率减慢，心脏传导障碍
循环系统	脂质物质在血管内壁沉积得越来越多，使动脉弹性降低，管壁纤维化增厚，管腔变小，动脉硬化	易发生冠心病和高血压病及体位性低血压
呼吸系统	肺泡总数逐年减少，肺脏的弹性降低，回缩和膨胀能力减弱。肺活量和最大通气量下降	易于引起上呼吸道感染、肺气肿和呼吸道并发症，如老年慢性支气管炎等

续表

名　称	变化特点	影　响
运动系统	肌肉有不同程度的萎缩，收缩力减弱，肌肉变得松弛	易疲劳
	骨骼中无机盐含量增加，钙质流失，骨骼变得硬脆	易发生骨质疏松和骨折
	关节面上的软骨退化，关节机械的劳损和外伤	易出现骨质增生、关节炎，使老年人关节运动不灵活，行动迟缓
神经系统	老年人的脑组织萎缩，脑细胞数减少，脑膜增厚，神经传导功能下降	易引发大脑的思维、记忆力下降和老年痴呆症
感觉系统	老年人感觉器官细胞数减少，各种感觉能力和功能衰退	眼花、视野变小、听力下降、嗅觉不灵，味觉迟钝
	肤内的细胞退化和皮脂腺分泌减少，触觉、温度觉和痛觉减退。毛细血管减少，脆性增加，弹性降低	易造成烫伤或冻伤，难以及时躲避伤害性刺激的危害 易出现皮肤表面粗糙、松弛、皱纹、干裂、瘙痒，易出血。易现眼袋。头发变白脱落

总之，老年人生理功能方面的衰退趋势，明显表现出了新陈代谢减缓，反应迟钝，储备能力减少，适应能力降低和抵抗力下降，自理能力减退等情况。

2. 老年人的心理变化特点

老年人心理发展是指从 60 岁开始到生理死亡这一生命历程中心理变化的过程。老年人心理的特点主要体现在以下几个方面。

1）老年人认知功能特点

步入老年之后，认知功能在灵活性、速度、强度、持续时间等方面出现明显的减退。

（1）感觉特点。详见表 2-2。

表 2-2　老年人感觉变化特点

感觉	变化特点
视觉	搜索能力下降，调节光线的能力变弱，远视距离迅速下降
听觉	总体上会下降，听力阈限会急剧上升，听力辨别力会严重衰退，鉴别语音能力降低，听觉反应时间延长
味觉	衰退很严重，对味道的辨别力减弱，对酸、甜、苦、辣的敏感性减退，对甜味、咸味尤其迟钝
嗅觉	衰退非常明显，对各种气味的辨别力降低，反应迟钝
触觉	在速度、强度以及辨别力上都会显著减弱

（2）知觉特点。知觉包括空间知觉、时间知觉和运动知觉 3 类，在这些方面老年人都会有一定的退行性变化。

此外，老年人在知觉的理解性、选择性等方面也有一定的衰退，因此老年用品或报刊的标记或文字应更加醒目，使目标与背景对比度或色泽区分明显，房间照明或阅读照明度要充分等。

（3）思维特点。老年人的思维活动出现一定程度的弱化，总体呈现下降趋势。具体表现在以下几个方面：思维迟钝、思维奔逸、惯性思维、强制性思维。

（4）注意力特点。老年人的注意能力也在衰退，如注意力分配不足，控制性注意的能力下降，注意的广度变小等。

（5）记忆特点。老年人的记忆力日趋下降，这也是老年人记忆自然发展的一般规律。

①瞬时记忆比短时记忆好。

②再认能力明显比回忆能力好。

③意义记忆速度比机械记忆缓慢。

总之，老年人记忆变化的总趋势是随年龄的增长而下降的，虽然老年人经验比较丰富，但是不能很快从大脑中提取信息，如果给予提示，他们就能想起来。

2）老年人情绪情感特点

（1）较易产生消极情绪。老年人易患高血压、心脏病、溃疡病、糖尿病以及癌症等各种疾病，使老年人承受较大压力。此外，社会角色的转变、社会交往的减少、心理功能的衰退等方面的因素也会使老年人容易产生消极情绪。

（2）情绪体验非常深刻而持久。老年人的情绪有内在、强烈而持久的特点，一旦产生，体验就非常深刻，尤其是对消极情绪的体验。

（3）更善于控制自己的情绪。老年人更善于控制自己的情绪，尤其在控制自己的喜悦、悲伤、愤怒和厌恶等情绪方面。

3）老年人人格特点

（1）不安全感。老年人由于身体各系统和器官逐渐发生器质性和功能性的变化，会经常出现各种疾病，会给老年人带来心理上的不安全感。此外，由于当前社会经济状况和保障制度等方面的不足，老年人会对生活保障和疾病的医疗、护理保障产生一些担忧，也会产生不安全感。

（2）孤独感。老年人孤独感是比较普遍的现象，这是由多方面的因素造成的。如离退休的领导人员会因所处环境的改变等而诱发孤独；子女因种种原因忽略了对他们的关心也会让老年人深深地体验到孤独和苦楚。

（3）适应性差。由于老年人认知功能的衰退，学习新东西有困难，依恋已有的生活习惯，对意外事件的应变性也较差，使他们不容易适应新环境和新情境。

（4）观念陈旧、行动刻板。老年人已有的知识、经验丰富，并且很倚重自己过去的经验，一旦当前情况有悖于自己过去的经验，就会不理解、发牢骚。此外，老年人行为刻板，注重准确性，担心受伤，为了求得谨慎而使决断速度减慢。

（5）回忆往事。老年人往往会对自己的过去进行自我整合，很容易回忆往事，尤其那些自认为辉煌的事情，并会不断重复。

3. 老年人护理工作内容

受老年人生理及心理变化的影响，对老年人的护理有如下几个方面。

1）老年人心理护理

老年人由于疾病、离退休、丧偶等原因，导致社会角色发生改变，会产生诸多心理问题。养老护理员应根据老年人的主要表现，做好针对性心理护理。

（1）帮助老人克服离退休后的孤独感。养老护理员应细心观察老人细微的精神变化，指导老年人保持乐观开朗，阳光积极的生活态度。鼓励老年人培养多方面的兴趣爱好，多参加文体活动。

（2）解决老年人的心理需求。老年人普遍存在恐老、怕病、惧死的心理，养老护理员应让老年人认识到衰老是生命发展的必然过程，耐心倾听老人倾诉，关心老人，让他们感受到温暖和幸福。

2）老年人日常生活护理

（1）睡眠充足，起居正常。应科学地为老年人安排生活，注意劳逸结合，防止过度疲劳。一般老年人应保持 8～10 h 的睡眠时间，午休或晚上睡觉前不要过于兴奋。

（2）饮食合理，荤素搭配。

① 每餐不应吃得过饱。

② 饮食不应过咸。

③ 应注意营养搭配，适当补充蛋白质、维生素。

④ 应忌烟酒。吸烟易导致肺部疾病，饮酒过量会损害心血管功能。

⑤ 应避免或少吃生冷、刺激性食物，合理安排一日三餐，做到荤素搭配。

3）老年人用药护理

老年人肝肾功能的减退，导致机体对药物的吸收、分布、代谢和排泄等功能减退，其对药物不良反应发生率是青年人的 2～3 倍。因此，老年人用药应慎重、小量，并按时查体，保证安全用药。

（1）避免不必要的用药。老年人应尽量少用药物，切忌不明病因就随意用药，以免发生不良反应或延误疾病治疗。

（2）选用药物忌品种过多。老年人因多病，治疗时用药的品种也较多，药物副作用发生几率也较大，且发生几率与用药种数成正比。因此，多种慢性病综合治疗时，用药品种应少而精，一般不超过 5 种。

（3）掌握最低有效用药剂量。老年人的用药剂量应根据年龄、体重和体质情况而定。60 岁以上老年人的用药剂量应为成年人的 3/4，对老年人的用药最好从小剂量开始。

（4）选择适宜的用药时间。掌握好用药的最佳时间可以提高药物疗效，减少不良反应。老年人常常会忘了服药或不按时服药，为防止出现这一情况，老年人应当在家属、亲友或护理人员的协助和监护下用药。

（5）选择简便、有效的给药途径。口服给药是一种简便、安全的给药方法，应尽量采用。急性疾患可选择注射、舌下含服、雾化吸入等给药途径。

（6）遵从医嘱，忌有病乱投医。老年人患病，长期、慢性是其特点之一，因此易出现乱投医现象。那些未经验证的秘方、单方，无法科学地判定疗效，凭运气治病，常会延误老年人的病情甚至造成药物中毒。

第二节　老年人饮食及常见病护理

老年人身体健康是以饮食营养为基础的，这就需要养老护理员了解老年人营养需求，掌握老年人营养补充的科学方法。同时，能对常见疾病进行良好的护理。

一、学习目标

　📖 能识记营养素在人体中的功能和补充规律。

　📖 会运用老年人营养补充的科学方法。

　📖 能识别老年人常见的疾病。

　📖 会运用护理知识进行老年人常见疾病的护理。

二、相关知识

1. 老年人饮食种类及营养需求

1）老年人饮食种类

食物中具有营养作用的有效成分称为营养素，人体必需的营养素主要有蛋白质、脂肪、碳水化合物、维生素、矿物质、水和膳食纤维7类。老年人的生理变化对各种营养素的补充要求更为明确，缺失影响也更为严重。

2）老年人营养需求（表2-3）

表2-3　老年人营养需求

营养素类别	功　能	营养摄入来源及建议量
蛋白质	人体一切生命活动的基础，人体每天所需热能有10%～15%来自蛋白质；参与组织细胞的组成、再生、更新和修复，参与物质代谢及生理调控	富含蛋白质的食物主要包括瘦肉、鸡蛋、牛奶、鱼虾类及豆类。老年人每日蛋白质摄取量按每千克体重大约1.0g优质蛋白质计算
脂肪	提供热能，可提供人体15%～20%热能。同时也是人体储存热能的主要形式；保护内脏，维持体温；协助脂溶性维生素的吸收和利用；参与机体代谢	提供脂类来源的食物有各种含脂肪的食物，如各种油类、肥肉、动物内脏、蛋黄、奶油等。对老年人脂肪的供给要尽量选择不饱和脂肪酸含量较多而胆固醇含量较少的脂类食物，如橄榄油、玉米油、葵花油等，专家建议老年人饱和脂肪酸的摄入量应占每日总热能摄入量的10%以下，膳食中胆固醇的含量不高于每天300mg
碳水化合物	人体最重要的热能来源，其提供的能量占总能量50%～70%；参与构成神经组织、细胞的主要成分	提供碳水化合物（糖）的主要来源是薯类、谷类、根茎食品和水果蔬菜等。老年人的主食应以米饭、面食、粗杂粮、水果、蔬菜为主，限制糖果、甜点等的摄入量
维生素	维生素分为脂溶性和水溶性；脂溶性维生素主要有维生素A、D、E、K等。其中维生素A具有抗氧化、抗肿瘤、保护视力、增强免疫力、预防夜盲症和眼干燥症，保护皮肤、黏膜等作用，维生素D促进钙的吸收和利用，可预防老年人骨质疏松，维生素E有抗衰老、抗癌的作用；水溶性维生素主要有B族维生素、维生素C、H、P、M等。其中维生素B族促进红细胞的成熟、维持神经系统的正常功能。维生素C有维持牙齿、骨骼、血管、肌肉等多种生理功能，促进伤口愈合、抗体形成，增强免疫功能，解毒、降血脂和预防感冒的作用	维生素A的主要来源有动物肝脏、鱼肝油、奶类、各种有色蔬菜，如胡萝卜、菠菜、青辣椒等，红心白薯中含量也很丰富；维生素D在动物肝脏、鱼肝油、蛋类中含量较多，人的皮肤经紫外线的照射可合成维生素D，所以常晒太阳可以防止维生素D的缺乏；维生素E在各种植物油中含量丰富，如大豆油、花生油、芝麻油等，此外，绿色植物、肉类、奶类、蛋类中也有丰富的含量；维生素B族在豆类、粗粮、蛋类、瘦肉和绿色蔬菜中含量较多；维生素C在新鲜的蔬菜、水果中含量丰富，如鲜红枣、西兰花、菜花、大青椒、山楂、橙子、猕猴桃等；维生素C缺乏可导致老年人抵抗力下降，引发多种健康问题，所以老年人要注意补充维生素C。老年人维生素的供给要充足，丰富

续表

营养素类别	功　　能	营养摄入来源及建议量
矿物质	现在已知元素有 50 多种，其中一部分在人体内含量多，被称为常量元素，如钙、钾、钠、磷等，其中，钙元素是骨骼和牙齿重要组成部分，可维持骨骼健康，减少骨折和老年期骨质疏松风险；另一部分含量较少，被称为微量元素，如铁、锌、碘、硒、氟等，其中，铁是构成细胞的原料，参与血红蛋白、肌红蛋白、细胞色素和某些酶的合成。锌是酶的成分或激活剂，促进组织再生和生长发育，提高食欲，维持免疫功能等	钙在虾皮、牛奶、海带、发菜、银耳、木耳、紫菜等食品中含量丰富；老年人由于吸收功能下降，内分泌紊乱等原因丢失钙较多，故老年人钙的供应尤其重要，摄入量需要适量增加，每日摄入量应不低于 1000 mg；含铁丰富的食品有黑木耳、海带、桂圆、银耳、芝麻酱、大豆、猪肝、芹菜等。老年人消化功能降低，胃液分泌减少，会影响铁的吸收，所以一定要注意铁的补充。应与一般成人摄入量相同，每日 15 mg；锌的来源广泛，普遍存在于各种食物如牡蛎、鲱鱼、肝脏、血、瘦肉、蛋、粗粮、核桃、花生、大白菜、黄豆等，一般蔬菜、水果、粮食均含有锌，平时只要饮食合理安排好，一般不会造成缺锌。老年人比一般成年人锌的需求有所降低，每日摄入量为 11.5 mg
水	人体各类细胞和体液的构成部分；参与营养物质的吸收利用和机体的新陈代谢；具有润滑、调节体温、保持皮肤柔软等生理功能；参与调节人体酸碱平衡和电解质平衡	老年人具有特殊的生理特点，非常容易出现水平衡的失调，应注意合理地补充水分。每天通过饮水补充 1600 ～ 2000 mL 水分，为避免夜间影响睡眠应选择在白天均匀饮用；老年人补水也不能过量，过量会增加心脏和肾脏负担，影响健康
膳食纤维	刺激肠蠕动，预防便秘；参与调节机体糖类、脂类代谢；改善血糖、预防老年人心脑血管病、糖尿病、癌症等	膳食纤维主要来源于植物性食物，如玉米、粗加工的小麦、薯类、豆类、水果和绿色蔬菜中；老年人胃肠功能减弱，牙齿不好，既要选择易消化的食物，又要注意主食加工不宜过精，要富含膳食纤维

2. 老年人常见病护理

1）慢性支气管炎的护理

慢性支气管炎是指支气管壁的慢性、非特异性炎症。临床表现以慢性咳嗽、咳痰、喘息、反复感染为主。护理要点如下。

（1）室内环境要清洁、温暖、舒适。室内温度夏季以 28～30℃为宜，冬季以 18～22℃为宜，相对湿度 50%～60%。

（2）注意保暖，预防感冒。尤其注意前胸和后背部位不能受凉，否则容易加重病情。

（3）供给营养丰富的饮食。以高蛋白、高维生素的饮食为宜，食品要适合老年人的口味，少食多餐。

（4）补充充足的水分。保证呼吸道黏膜的湿润，有利于痰液的排出，每日饮水应不低于 1500 mL。

（5）保持呼吸道畅通。注意观察老年人呼吸状况与咳嗽、咳痰的情况，注意痰液的颜色、量。警惕痰液较多而又无力咳出的老年人发生窒息，准备好吸痰设备。对卧床老年人要经常翻身叩背，促进痰液排出。

（6）保持口腔的卫生。指导老年人将痰液吐在纸上或痰杯中，并及时清理，吐痰后要及时漱口。

（7）遵照医嘱进行抗感染、祛痰、止咳、平喘护理。

（8）保持良好习惯。在身体允许的情况下，指导老年人适度锻炼，并建议有吸烟习惯的老人戒烟。

2）冠心病的护理

冠心病是冠状动脉粥样硬化性心脏病的简称，临床类型主要分为心绞痛和心肌梗死。心绞痛表现为心前区胸骨后压榨样疼痛，持续 3～5 min，常放射至左肩、左臂内侧、颈咽部或下颌部，休息和舌下含化硝酸甘油可缓解。心肌梗死表现相似，但疼痛程度剧烈，持续时间长，休息和硝酸甘油不能缓解，伴随心悸、多汗、气促、乏力、濒死感等症状。护理要点如下。

（1）当老年人冠心病发作时，应先停止所有活动，立即坐下或躺在床上，舌下含服硝酸甘油，并及时向医护人员报告。

（2）严格卧床休息，保持房间安静，避免不必要的搬动，保持环境空气的清新。

（3）用语言和行为安慰老人，消除其紧张情绪，保证老人有充足的睡眠。

（4）宜食用清淡的流质或半流质饮食，保持大便通畅。

（5）避免劳累、精神过度紧张、兴奋、暴饮暴食，注意保暖，以避免再次诱发心绞痛或心肌梗死。

（6）减轻体重，低盐饮食，戒除烟酒，适当运动，随身携带急救药物和病历卡，外出时最好有人陪同。

3）高血压的护理

高血压是指动脉血压升高为主要表现的综合征。目前，我国采用国际上统一的血压标准，高血压定义为收缩压 ≥ 18.6 kPa（140 mmHg）和（或）舒张压 ≥ 11.9 kPa（90 mmHg）。一般表现为：起病缓慢，早期症状不明显，会伴有头痛、眩晕、烦躁、心悸、恶心、呕吐等症状，症状轻重与血压高低不一定成正比，血压持久升高可有心、脑、肾、血管等器官的损害。血压急剧升高会导致急性并发症，危及生命。护理要点如下。

（1）坚持正确的治疗，在医生指导下规范合理用药。预防低血压，有一些降压药物可引起直立性低血压，老年人在从坐位或卧位起立时，动作要缓慢，夜间起床大小便时更要注意。

（2）合理安排休息和运动，保证充足的休息。白天适当活动，根据病情选择合适的运动项目，但不可过度劳累。

（3）根据老年人情绪变化给予安抚和疏导，保持乐观情绪。

（4）饮食调节合理。以低盐、低脂肪、低胆固醇、低热量为宜，增加蔬菜、水果等维生素含量丰富的食物及钙、钾的摄入。少吃刺激性食物，不可饮酒、喝咖啡、浓茶等。增加富含纤维素的食品的摄入，保持大便的通畅。

（5）定期测量血压并记录，病情变化时及时就医。

4）脑卒中的护理

脑卒中俗称脑中风，亦称脑血管意外，是一组最常见的急性脑血管循环障碍性疾病，可分为缺血性和出血性两类。缺血性脑血管疾病包括脑梗死、短暂性脑缺血发作等；出血性脑血管疾病包括脑出血、蛛网膜下腔出血等。临床表现以偏瘫、失语、意识障碍等为主。护理要点如下。

（1）环境安静、舒适，室温适宜。卧床休息，避免搬动。患者取平卧位，头偏向一侧，以防呕吐物吸入呼吸道。注意保暖，脑梗死患者头部禁用冰袋或冷敷，以免影响脑部的供血。

（2）饮食以营养丰富、质软、易消化为宜，对于意识不清和有吞咽困难的老年病人，应给予采用流质饮食。小口慢慢喂食，必要时给予鼻饲流质饮食。保持大便的通畅，避免因排便费力而导致颅内压升高。

（3）做好日常生活的照顾，保护好老年人的皮肤，防止受压和摩擦，在身体空隙处可垫海绵垫，以防骨骼突出部位受压。

（4）坚持康复训练，保持瘫痪肢体的功能位，采取被动运动和按摩的方法，活动肢体、关节，促进神经功能的恢复。对失语老人积极鼓励其进行语言训练。

（5）对肢体活动不灵的老年人，可借助辅助器进行活动，要防止跌倒，防止坠床。

5）糖尿病的护理

糖尿病是一组由多种原因引起的胰岛素分泌缺陷和（或）作用缺陷而导致以慢性血糖水平增高为特征的代谢疾病群。临床上以多饮、多食、多尿、消瘦为主要表现，久病会引起多种急慢性并发症，导致多系统、多器官的损害。护理要点如下。

（1）按时进食，了解患病老人饮食治疗的要求，帮助老人科学地选择食品，与老人商量确定食谱，既满足老人的饮食习惯、爱好，又要严格控制热量的摄入。少食多餐，严格限制各种甜食。

（2）坚持适当运动，减轻体重。陪同老年人外出时，要携带老人所需的药物和适量糖果，以防止出现低血糖情况。

（3）遵医嘱按时间、按剂量服用降糖药物或使用胰岛素。定期监测血糖，了解血糖控制情况。

（4）做好足部的清洁，不留长趾甲，穿着大小合适、柔软、保暖性好的鞋，避免足部的擦伤。每日用温水洗脚，并进行足部按摩，以促进血液循环。

（5）做好心理护理，关心和理解老年人，鼓励其树立对健康和生活的信心。

（6）帮助老人了解糖尿病的危害，预防并发症。

6）便秘的护理

便秘是指排便次数每周少于2～3次，且粪便干结、排便困难。便秘是老年人的常见症状。护理要点如下。

（1）调整饮食结构，多吃含纤维素的食物，如粗粮、蔬菜、水果及有润肠作用的蜂蜜、核桃等，同时注意多饮水。

（2）建立规律的排便习惯，按时排便。排便时不要看书，不听广播，集中精神。体质虚弱的老人可使用便器椅或在老人面前放置椅背。

（3）不可滥服泻药或灌肠，可通过按摩腹部或增加身体的活动，以增强肠蠕动，促进排便。

（4）对顽固性便秘可根据需要根据医嘱给予药物治疗。必要时根据老年人的需要，使用简易通便法，如使用甘油栓、开塞露、肥皂栓等，也可根据医嘱采用灌肠法排便。

（5）对少数老年人粪便干结严重者，可采用人工取便。

7）帕金森病的护理

帕金森病又称震颤麻痹，是一种以震颤、肌强直、运动减少和姿势障碍为主要表现的慢性神经系统退行性病变。护理要点如下。

（1）做好心理支持和安慰，对患病老人应多给予安慰、关切和鼓励。

（2）做好日常照料，帮助其进行日常生活动作的训练。鼓励和协助老人每天进行各关节的主动运动。

（3）配合医护人员做好老年人服药的照料，若服药困难，可将药片、药丸磨碎后，用水调成糊状再吃，以免药丸吸入气管，服药后注意观察反应。

（4）饮食应营养可口、制作精细，少食多餐；对流涎的老人，应适当增加口腔护理的次数。

8）阿尔兹海默病的护理

阿尔兹海默病又称老年性痴呆，是一种病因未明的中枢神经系统退行性病变，多起病于老年时期，病程缓慢且不可逆，主要临床表现为痴呆综合征。护理要点如下。

（1）关心、体贴患病的老年人，多与其交谈，给予应有的尊重和理解。

（2）遵医嘱指导老人规范合理用药。

（3）为老年人创造一个清洁、温暖、舒适、安全的居室环境，尽量协助老人自己打理生活，加强诸如饮食、清洁卫生、衣着等的照料，将生活安排规律，每日按时起床、排便、洗漱、睡眠等。

（4）注意老年人的安全，避免接触开水、电源、煤气等危险设备和物品。不可让其单独外出，为其佩戴写有姓名、年龄、住址、电话的卡片，以防走失。

（5）饮食照顾要细心，可以将一天的营养总量分为5～6次进餐。

（6）配合适当的益智活动，积极开发智力，做好认知训练。

（7）老人房间及使用的物品、储柜等，可用明显的标志标明，物品放置位置固定，以便于老人识记和取用。

第三节　老年人一般情况的观察记录和救助

要学会对老年人一般情况的观察和护理记录，还要掌握紧急情况下的基本救助方法。

一、学习目标

📖 会运用观察方法对老年人一般情况进行观察。

📖 能进行老年人护理记录。

📖 会运用老年人基本救助的方法。

二、相关知识

1. 老年人一般情况观察方法

对老年人一般情况的观察，可以通过在其他各项工作进行时与老人的沟通来进行。

1）观察方法

观察不是仅限于看，养老护理员可以充分利用自身感官，通过看、听、闻和触摸等多种方式来了解老年人的状况。

（1）看，可以看老人的面部表情、神态、面色和行动姿态等。

（2）听，可以了解老人的语言逻辑、呼吸状况和咳喘程度等。

（3）闻，可以了解老人身体的一些可以预示某种疾病的特殊气味，比如老人呼吸中有烂苹果味，有可能是糖尿病酮症酸中毒；而排泄物气味的异常更是需要特别注意。

（4）触摸，一般性握手、拉手，不仅能够增进与老年人之间的信任与感情，还能了解到老人皮肤健康状况、体温情况等。

2）观察内容

日常观察主要注意的是变化比较明显、指示作用较强的一些身体表现。

（1）面色。红润、发绀、苍白等，面部颜色具有多变的特点，而其颜色又与身体的体温和血液循环等多方面都有联系。另外，面部出现斑点、丘疹和皮肤粗糙程度的变化等，都表现出身体健康的改变。

（2）皮肤。皮肤是包被人体的器官，它的状况体现着老年人身体的不同变化。日常需要每日注意观察老年人皮肤的颜色，有没有苍白、黄疸、发红、色泽黯沉等；观察老人皮肤的温度变化，是否因过热发红，因低温而发白；触摸老人皮肤时，观察老人皮肤，如皮下脂肪厚度、皮肤的柔软度，皮肤表面的光滑程度、湿润、弹性、清洁和水肿程度等。

（3）精神状态。观察老年人的精神状态以及情绪变化，以便采取不同方式引导其调整，维持良好的、有益健康的精神状态与情绪。主要观察的常见精神状态有忧郁、焦虑、恐惧和孤独等，情绪多变，兴奋、呆视、易怒、寡言或多话等。

（4）睡眠情况。睡得好不好，既关系到身体的恢复，也指示着老年人的身体健康状况。观察的内容包括入睡是否困难，有无失眠，是否睡不醒，有无嗜睡症状等。

（5）饮食状况。饮食状况影响着身体能量、水分和其他营养物质的摄入。每日对于老人进食、饮水的量，胃口好坏，饮食结构与饮食习惯的变化都要做细致观察。

（6）粪便观察。粪便指示了消化系统等身体健康状况。每人排便的周期次数不太相同，但都在一定的范围内。

（7）排尿观察。尿液是人体各器官代谢废物排泄的产物，它的外观、气味、酸碱值、密度和排出的次数等都是重要的健康指示。

正常情况，健康成年人的排尿受意识支配，顺畅无障碍，不疼痛，有尿意可以主动控制随意排尿。通过对尿液的观察，可以了解老年人身体的健康状况。

（8）脑退化的观察。脑退化的观察也就是对老年人患有阿尔兹海默病（老年痴呆）的观察，这些老人会有记忆力的减退，语言交流能力的下降，情绪波动大，行动定向能力障碍，计算能力下降，性格出现孤僻或者固执、多疑，脾气古怪等。严重者会出现不会吞咽、大小便失禁、生活完全无法自理、记忆逐渐丧失等情况。

（9）生命体征。生命体征是呼吸、脉搏、体温和血压的总称，用来指示和表征人体的疾病现象和健康状况。

① 呼吸功能。老年人随着年龄增长呼吸机能总体上呈现下降趋势，肺活量和最大通气量下降，易导致老年人缺氧以及呼吸频率改变。

② 体温。正常人腋下温度为 36～37 ℃。24 h 内体温总体变化幅度不超过1度。一般早上略低，下午或进食后略高。各种因素的影响而致体温变化，高于正常范围称为发热，低于 35 ℃称为体温不升。

③ 脉搏。一般成年人正常的脉搏为每分钟 60～100 次，老年人会减慢到每分钟 55～75 次。

④ 血压。成年人正常血压，收缩压为 11.9～18.6 kPa（90～140 mmHg），舒张压为 7.9～11.9 kPa（60～90 mmHg）。随着年龄的增长，从 40 岁开始，收缩压随着年龄的增长会逐渐升高。40～49 岁收缩压小于 19.9 kPa（150 mmHg），50～59 岁小于 21.3 kPa（160 mmHg），60 岁以上小于 22.6 kPa（170 mmHg）。

2. 老年人护理记录方法

养老护理员在对老年人进行护理的工作中，对老年人的情况要采取规范的方式进行科学的记录。

这些记录包括体温记录、血压记录、出入量记录、生活照料记录和交接班记录等。

1）体温记录

记录体温应使用体温单。填写时，眉栏部分用蓝墨水笔填写齐全，年龄要写实际岁数，页码用蓝墨水笔填写。日期栏每页第一日填写年、月、日，其余 6 天不填写。如果在 6 天的记录期内，遇到新的月份或年度，则应改新的当日填写日期。体温在 40℃以上，用红钢笔纵行填写时间，时间一律用中文写，例如十五点十五分，按照 24 h 填写。如果老人拒绝测体温，也要在相应的栏中填写"拒试"。相邻两次体温符号之间用蓝色铅笔，采取粗细均匀、平直的线相连。

体温记录采用的符号，口温用蓝"·"表示，肛温用蓝"○"表示，腋下温度用蓝"×"表示。采用物理或药物降温后，量得的体温用红"○"表示，并用红虚线与降温前体温符号相连，下次所测体温与物理降温前的体温符号相连。遇到老年人的体温不升时，在体温单的 34～35℃之间用蓝笔纵向书写"不升"两字，曲线断开不连接。

2）脉搏记录

脉搏用红"·"表示，心律用红"○"表示，相邻两次脉搏用红铅笔相连，连线要横直粗细均匀。脉搏若需要记录短促脉，图谱的记录则是心律与脉搏之间用蓝铅笔涂满。脉搏与体温符号重叠于一点时，先画体温，再将脉搏用红圈画于其外。若是肛表，先以蓝笔表示体温，其内以红点表示脉搏。

3）呼吸记录

呼吸以次数表示，相邻两次呼吸上下交错，填写在相应时间的呼吸栏内。

4）血压记录

血压记录是当日测量的血压数值，不写单位。

5）大便记录

每隔 24 h，填写一日大便次数，无大便者记录为 0，灌肠后有大便者，次数应加短斜线记录为 1/E，大便失禁用"※"表示。

6）体重记录

体重以千克（kg）计算，体重测量的数值用蓝笔填写在体重栏内。老人不能测体重时，都应填写卧床，不写单位。

7）出入量记录

记录液体出入量是将老年人 24 h 内的摄入量和排出量记录在液体出入量记录单上。人体在正常情况下，每日液体的摄入量和排出量是平衡的。对患有心、肾、肺及消化道疾病的老年人详细记录出入量十分重要。摄入量包括饮水量、食物中的含水量、输液及药物等。排出量包括大小便、呕吐液、痰液、呕血、各种引流量和伤口渗出液量等。摄入食物及排出大便均以克计算，再换算出单位含水量。各种非排出物，除记录量外，还需要记录颜色、性质。

出入量记录日间用蓝墨水笔记录（8：00～20：00），夜间用红墨水笔记录（20：00～次日 8：00）。每班小结 1 次，次晨 8 时总结 24 h 的液体出入量。总结后用红笔在液体出入量记录单最下一行的下面用红笔画出红线，将记录的量告诉医护人员或填写在体温单相应的栏内。

8）生活照料记录

每天老年人需要的生活照料项目、次数、完成时间要标明，具体内容要清楚、真实、签全名。时间以 24 h 计，如上午 7 点写作 7：00，下午 7 点写作19：00。白班用蓝笔，夜班用红笔书写。

9）交接班记录

报告老年人的生命体征，第一行顶格书写，第二行顶格写具体交班内容。报告两位老人的情况时，书写之间要有空行。

3. 老年人基本救助方法

当老年人因意外受到伤害生命危险时，养老护理员应在专业医护人员未到达现场之前，尽量地利用现场的人力、物力为老年人提供救助。能否使老人脱离危险，现场的养老护理员起着重要的作用。

1）养老护理员的救助责任

老年人如果突然发生意外，养老护理员首先应明确问题发生的原因，要迅速排除环境危险因素，迅速分辨病情，迅速报告上级主管领导或老人亲属寻求帮助；安全移动老人，采取保护性安全措施。

2）执行标准预防感染程序

养老护理员在有条件的情况下，应执行标准预防感染程序。

（1）戴一次性口罩和手套。

（2）避免现场危险物、利器造成二次伤害。

（3）进行人工呼吸和处理动脉损伤出血时，应使用面膜及戴保护眼罩等隔离物品。

（4）救护后应立即清洗双手和对急救用品进行消毒。

3）使用"120"、"119"急救服务电话的方法

使用"120"求助电话方法如下。

（1）可争取现场人员帮忙拨打，并告知现场联络人和联系电话。

（2）告知发生意外老年人的病情和地点及需要几辆救护车。

（3）询问对方是否听明白，等待对方挂断电话后再挂断。

4）救助方法

（1）烫伤的应急救助。可针对不同的烫伤情况采取相应的处置：轻度小面积烫伤，仅伤及表皮，可立即将受伤部位浸入到冷水中 20 min，以减少疼痛和损伤程度，不必做特殊处理；中度烫伤，伤及真皮层，皮肤起水疱，水疱不必刺破，若水疱已经破裂，可用凉开水冲洗，在伤口上敷少量烫伤药，用无菌敷料覆盖伤口，再加以固定；重度烫伤，应脱去或剪去已经贴在创面上的衣服，用无菌敷料覆盖伤口，保护创面，及早送医院。

若无适当物品及时处理伤口，也不要涂抹其他油剂或不清洁用品，应尽量保持伤口清洁，防止脏污或尘埃污染伤口，伤口较大或发现伤口感染应立即就医。

（2）噎食呼吸道阻塞异物的应急救助。养老护理员不要叩击老年人的背部，而是采取"海姆利克氏急救法"进行现场紧急救助。具体操作步骤详见第十章第二节应急救护中"海姆利克氏技术及基础知识"部分内容。

（3）触电的应急救助。首先关闭电源开关或斩断电路、挑开电线，挑开电线时注意使用绝缘的用具。然后将老人移至通风处，若老人已没有反应，立即检查心跳和呼吸是否正常。如果心跳呼吸停止，立即报告医护人员，同时进行心脏按压和人工呼吸。老人心跳呼吸恢复后，立即送医。对有伤口的老年人，要用清洁衣物简单包扎固定。

（4）外伤出血的救助。老年人外伤引起出血时，养老护理员不要轻易搬动老年人，立即呼叫医护人员处理，或者拨打"120"急救电话。如果老年人伤口加压包扎处有异物不能移去时，可将异物环形固定，不可将异物强行拔出，避免造成更大的出血。

（5）火警的应急处置。首先要会报警，拨打"119"火警，电话接通后，应将发生火警的地点，如街道名称、建筑物名称和附近明显标志物等描述清楚。其次，报警的同时，找人一同协助扑救，切勿惊慌，更不可专注于抢救财物，而耽误报警和扑火的最佳时机。

①扑火最佳的时机是在刚刚起火的 3 min 内。如果火势很大，不宜自行扑救，应先逃生，待消防人员赶来扑救。如火势较小，先判断选择有效扑火方式。一般物质起火，可用沙土及水、棉被等浸湿覆盖灭火。扑灭后注意保留现场，以待有关单位鉴定起火原因。

②火势突然发生无法控制，应第一时间找到安全出口逃生，逃生时要注意方法。

逃生的口诀：姿势低，溜墙壁，安全门，走楼梯。电梯险，楼梯安，向下走，易保全。走不通，先避难，待救援，危险缓。

选择逃生路线时不可慌张，在浓烟中应先辨别合适的出口后再行动。为避免浓烟伤害，应先迅速用湿毛巾捂住口鼻。若须通过火场逃出，应将衣物浸湿，或身披浸湿的棉被或毛毯等迅速冲出。若衣物着火，应迅速脱下，或用湿棉被包裹全身或在地上打滚，可立即灭火。由窗口向外逃生时，不可先将上半身伸出窗外，应先将腿跨出，面向内，手抓窗沿，松手落地，落地时屈膝卧倒，非迫不得已不可跳出窗外。如需通过封闭的门时，应先用手摸门板，若感到烫手则不要开门，若是凉的则需躲在门口或门旁慢慢开门，如果热浪从门外滚滚扑来，立即关上门，不可出去。

③夜间发生火警，首先应通知楼上熟睡的人逃生，切勿只顾扑救或自己逃生而使楼上熟睡的人身陷险境，难以逃生。

④高楼火警，浓烟上升，楼梯间会变成烟囱，故应从室外太平梯逃生。在较低楼层可以利用被单、窗帘等从窗口下降逃生。

逃离火场时尽量随手关闭门窗，可以减缓火势蔓延的速度。

4.废弃物的处理

生活废弃物和医疗废弃物应严格分开收集，严禁混放。

（1）生活废弃物。生活废弃物用黑色塑料袋收集，运送到指定地点，进行处理。

（2）医疗废弃物。在养老护理及相关活动中产生的具有直接或间接感染性、毒性，以及其他危害的废物，如伤口敷料、注射器、针头、棉签、血液、痰液、脓液、导尿管和一些药品等，不可随意丢弃，应严格按照要求放置，以免造成环境的污染。

医疗废弃物要求回收之后，封闭运送到指定地点，进行处理。

第四节　老年人安全防护与卫生防护

一、学习目标

📖 能识记电源引发事故的预防常识。

📖 能识记食品卫生安全知识。

📖 能识记老年人个人卫生防护知识。

二、相关知识

1.用电安全

（1）定期检查室内电线，查看是否有老化、裸露等现象，如有应通知相关人员及时修理。

（2）禁止用电线的裸端直接插于插座上，以防触电和引起火灾。

（3）所有电器的用电总功率量必须低于电线安全载流量。

（4）开关的容量，要与电线载流量、用电器具的容量相配。

（5）大功率的电器，譬如使用电视机、电冰箱、收录机、洗衣机、电饭锅、空调器等，不能插在同一个插座或接线板上，而且在插插头时必须全部插入插座，避免接触不良，引起火灾。

（6）告诫老年人如果自己没有有关电及电器的知识和操作技能，千万不要擅自修理电路，以免发生危险。

（7）使用电器的时间不能过长。

（8）叮嘱老年人不在电器旁堆放易燃、易爆物品。

（9）使用电器如中途发生停电，应先关闭电源，以防恢复送电后引起火灾或烧坏电器。

（10）电视机看完后应关掉电源，待机身完全冷却后再盖上布罩，以防温度过高损坏电视机元件或引起火灾。

（11）使用中的灯泡周围不能放置易燃物，严禁使用纸灯罩，或用纸、布包裹电灯泡。在可能受到撞击的地方，灯泡应有牢固的金属器罩。不能用灯泡取暖，更不能将灯泡放进被窝，以防漏电、触电，引起火灾。

2. 食品卫生安全

1）食物中毒

食物中毒主要指人们食用了有毒食物在短时间内引起急性胃肠道症状为主的一种急性食源性疾患。

食物中毒的潜伏期短，发病经过急骤。中毒症状出现早者一般多在食后1～2 h，出现晚者1天左右，吃同一食物的人几乎同时发病。如果在某个家庭或集体突然有多人出现恶心、呕吐、腹痛、腹泻，严重者甚至出现休克，则极有可能发生食物中毒，应及时送医院抢救。同时要保留现场，留取中毒者的呕吐物、排泄物及剩余食物，送验确诊。

2）老年人食物中毒

（1）细菌性食物中毒。细菌性食物中毒，是指老年人吃了含有大量活的细菌或细菌毒素的食物而引起的食物中毒，是食物中毒中最常见的一类。这类食物中毒通常有明显的季节性，多发生于气候炎热的季节，一般以5～10月份最多。引起细菌性食物中毒的食品，主要是动物性食品，如肉、鱼、奶和蛋类等；少数是植物性食品，如剩饭。老年人抵抗力降低，肠胃功能弱，在天气炎热的季节不可贪凉，食用各类食物时要充分加热杀菌。

（2）有毒动植物食物中毒。有些动物和植物，含有某种天然有毒成分，往往由于其形态与无毒的品种类似，导致混淆而误食；或食用方法不当，食物储存不当，形成有毒物质，食用后引起中毒。此类食物中毒的特征主要有以下3点。

① 季节性和地区性较明显，这与有毒动物和植物的分布，生长成熟，捕捉采摘，饮食习惯等有关。

② 潜伏期较短，大多在数十分钟至十多小时。少数也有超过一天的。

③ 发病率和病死率较高，但因有毒动物和植物种类的不同而有所差异。

对老年人的食物要严格管理，对含有毒性的食物和可能去毒不完全的烹饪方法要慎用或者不用，比如四季豆最好不要凉拌食用。

（3）不当食用冰箱存储食品引起中毒。冰箱并不是食品保鲜、储藏的保险柜。许多疾病正是由于吃了冰箱内变质的或是被污染的食品所致。冰箱冷藏室的温度一般在 0～5℃，这个温度对大多数细菌的繁殖有明显的抑制作用。但是一些耐低温菌，如大肠杆菌、伤寒杆菌、金黄色葡萄球菌等在这个温度下依然很活跃，大量繁殖自然会造成食品的变质。所以，食物不宜在冰箱内长期存放。长时间存放在冰箱内的食物，表面虽然看上去没有明显的变质迹象，但免疫力低的老年人食用后，出现恶心、呕吐、腹痛、腹泻、头晕等全身症状。这就是人们所称的"电冰箱食物中毒"。

要想防止"电冰箱食物中毒"其实也不难，只要做到以下几点即可。

①选用 -18℃的低温冷冻箱。它对于食品保鲜和存储，以及减少食品再污染方面都具有较好的效果。

②熟食在冰箱冷藏后食用要经过加热处理。一般说来，细菌耐寒不耐热，在高温下会很快死亡。

③在电冰箱使用过程中，要长期保持电冰箱的内部清洁卫生，生、熟食要分开放，并且存放时间不能过长。

（4）有机磷引起食物中毒。有机磷化合物是一类高效、广谱杀虫剂，广泛用于农林业。

中毒的原因：主要是食用有机磷农药污染食物引起。如用装过农药的空瓶装酱油、酒、食用油等；食物在运输过程中受到有机磷农药污染；刚施过有机磷农药的蔬菜水果，没有到安全间隔期就采摘上市，或把有机磷农药和粮食、食品混放于同一仓库保管，造成误食或污染食品。

预防方法：有机磷农药应专人保管，单独储存；器具专用；喷洒农药须遵守安全间隔期；喷过农药的区域，要树立标志提示老年人远离；配药时要远离老年人聚集活动的地方、饮水源和瓜果地等，以防污染；喷洒药作业必须注意个人防护，喷药后用肥皂水洗手、脸；蔬菜水果在食用前洗净。

3. 肠道传染病的预防

1）常见的肠道传染病

常见的肠道传染病有细菌性痢疾、阿米巴痢疾、霍乱、甲型肝炎、伤寒与副伤寒等，是影响老年人身体健康的常见病、多发病。其传染源是病人携带的细菌或病毒通过大便排出后所污染的水源，还可通过苍蝇、蟑螂污染食物和用具，当健康人食入被污染的水或食物后就可以发病，病后又可能传给其他人，因此，应积极做好预防工作，切断疾病传播途径，保障老年人健康。

2）肠道传染病的传播途径

（1）经水传播。为避免肠道致病菌污染食物和水源，要对饮用水加强管理，封闭储存，饮水器具经常消毒；肠道传染病的老年患者，衣物、用品要隔离管理，呕吐、排泻物等要做好无害化处理，以防产生污染，成为传染源。水果和生吃的蔬菜，应充分洗净。

（2）经食物传播。食物对肠道病菌的传播作用仅次于水。对于身体抵抗力不强的老年人来说，淡水水产品不宜食用。食物的存放加工要严格执行生熟分开，切配时砧板也应生熟不混用。

（3）生活接触传播。主要是经手传播。为患病老年人做好更充分、更频繁的清洁工作，多为老人洗手，为老人的物品用具消毒，也可以有效阻断接触传染。在老年人生活环境中，加强对蚊蝇的灭杀工作，也是防止肠道传染病在老年人中流行的必要方法。

本章小结

1. 养老护理员应明确老年人生理、心理变化特点，有针对性地开展护理工作。

2. 老年人体弱多病，养老护理员应合理安排老年人日常饮食中对各类营养元素的摄取，并掌握老年人常见病的基础护理方法。

3. 在日常照顾老年人生活时，要注意对老年人人身、饮食、安全及卫生的防护。

练 习 题

一、选择题

1. 老年人的年龄、地位、知识、能力等都是老年人自信的资本，随着年龄的增长，生理功能逐渐退化，社会工作交流减少，又造成老年人自卑，这是老年人（　　　）的矛盾心理。

　　A. 既感到自信又自卑　　　　　　B. 既感到自信又嫉妒

　　C. 既感到自信又烦忧　　　　　　D. 既叹衰老又不服老

2. 造成老年人的自卑心理的主要原因是（　　　）。

　　A. 社会工作和交流的减少　　　　B. 社会工作和交流的增多

　　C. 知识量的增加　　　　　　　　D. 子女成家或外出工作

3. 老年人护理的原则是（　　　）。

　　A. 互帮的原则　　　　　　　　　B. 按劳取酬的原则

C. 享乐主义的原则   D. 奉献与索取的原则

4. 健康状态的老年人每天要求安排( )h以上的睡眠。

     A. 5   B. 7   C. 9   D. 12

5. 有利于老人改善睡眠障碍的体育锻炼方法是( )。

     A. 打篮球   B. 踢足球   C. 打羽毛球   D. 慢跑

6. 下列( )不是养老护理员给褥疮老人换药的正确操作。

     A. 轻轻揭开胶布和敷料，用盐水湿润后再用镊子揭去

     B. 用镊子按伤口的横向取下内层的敷料

     C. 伤口粘住的最里层敷料用盐水湿润后再用镊子揭去

     D. 取下污纱布污染面朝上放入换药盘内

7. 长期卧床、年老体弱、瘫痪、昏迷并患压疮一期的老人翻身次数为( )。

     A. 每2 h一次，必要时1 h一次

     B. 每4 h一次

     C. 每6 h一次

     D. 每8 h一次

8. 以下不是晨晚间护理的内容的是( )。

     A. 协助老人更衣   B. 排便处理

     C. 修剪指甲   D. 洗脸洗手

9. 以下不是"五勤"之一的是( )。

     A. 勤翻身   B. 勤擦洗   C. 勤运动   D. 勤更换

10. 为一侧偏瘫的老人脱衣顺序为( )。

     A. 先脱健侧，后脱患侧   B. 先脱患侧，后脱健侧

     C. 两侧一起脱   D. 以上都是

11. 老年人的睡眠时间主要安排在( )。

     A. 上午和夜间   B. 中午和夜间

     C. 上午和中午   D. 上午和下午

12. 老年人各系统器官发生的( )，抵抗力降低，而导致某些疾病发病率的增加。

     A. 心理变化   B. 生理性衰退

     C. 生理性增加   D. 神经系统功能减退

13. 高血压老人生活方面的注意事项，下面选项不正确的是( )。

     A. 适当休息，保暖   B. 以高盐高脂饮食为宜

     C. 保持大便通畅   D. 以低盐低脂饮食为宜

14. 老年人缺乏维生素 A 会出现（　　）症状。

    A. 急躁　　　　B. 爱发脾气　　　C. 情绪低落　　　D. 眼干燥症

15. （　　）是养老护理员护理工作中的一份全面记录和总结，也是充实教学内容，进行护理科研的重要资料。

    A. 个案护理记录　　　　　　B. 完整的个案护理记录

    C. 身体护理记录　　　　　　D. 日常生活护理记录

16. 冠心病老人在发病的一周内，宜进（　　）饮食。

    A. 高热量、高脂肪　　　　　B. 高蛋白质、高胆固醇

    C. 少量红酒、少量水果　　　D. 流质、半流质

17. 老人各种器官会发生器质或功能性的改变，使老人产生一种"人老不中用"的（　　）感，成为不良情绪产生的一大根源。

    A. 焦虑　　　B. 愤怒　　　C. 失落　　　　D. 失去

18. 疑有传染病进行床单位终末处理的正确操作是（　　）。

    A. 先擦拭家具，再关闭门窗，打开床旁桌，叠好棉被，熏蒸消毒

    B. 让老人待在房间，关紧床旁桌，叠好棉被，竖起床垫，熏蒸消毒

    C. 将老人转到其他房间，再关闭门窗，打开床旁桌，打开棉被，竖起床垫，用消毒液熏蒸消毒后打开门窗，用消毒液擦拭家具

    D. 让老人待在房间，打开床旁桌，打开棉被，竖起床垫，用消毒液熏蒸消毒后打开门窗

19. 通过学习急救，可以使养老护理员在医务人员的指导下，掌握对老人（　　）的应急处理办法。

    A. 肝炎　　　B. 胃炎　　　C. 前列腺增生　　D. 摔伤骨折

20. 对呼吸道完全阻塞的噎食老人，下列紧急处理方法（　　）是错误的。

    A. 老人取卧位

    B. 老人取端坐位

    C. 工作人员用手掌根在老人背部两肩胛骨之间连续敲击四下

    D. 在老人的上腹部、下胸部用力向上挤压四下

二、判断题

1. 老年人记忆力下降，味觉、视觉较为迟钝，常引起火灾。（　　）

2. 养老护理员在为老人提供服务的过程中，应尽可能地预防老人意外伤害的发生。（　　）

3. 指导偏瘫老人穿裤子，应先穿健侧，后穿患侧。（　　）

4. 为老人做各项护理工作时要尽量集中时间，任何时间做都可以。（　　）

5. 养老护理员给老人灭头虱头虮的操作前须核对床号、姓名，向老人解

释并取得配合。 （　　）

6.老人洗澡时先放凉水，后放热水，水温不宜过高。 （　　）

7.老人进食最好选用低杯、深碗，必要时使用改良的餐具。 （　　）

8.普通手杖的特点是整体呈手形，轻便简单，携带方便，适用于一般行动不便的老人。 （　　）

9.老人在进食的同时不能与老人讲些有趣的话题，这样会影响食欲。

（　　）

10.帮助生活不能自理的老年人翻身，可以减少局部组织长期受压，防止压疮的发生。 （　　）

第二部分　养老护理员（初级）

第三章　老年人生活照料

【内容提要】

　　本章重点阐述老年人在饮食、排泄、睡眠、清洁各方面的特点与规律，养老护理员在组织老年人实施这几大领域活动中的要求和注意事项。

第一节　老年人饮食照料

　　老年人由于机体老化，常发生各种疾病，需要在饮食方面给予帮助。养老护理员应能照护老年人正常饮食并能根据病情发放治疗饮食。

一、学习目标

　　📖 知道老年人进食进水方法并能帮助老年人进食进水。

　　📖 知道老年人吞咽困难、进食呛咳的观察要点，并能观察、记录进食进水情况。

　　📖 能根据已知老年人常见病情况发放治疗饮食。

二、相关知识

　　1. 老年人进食进水方法及观察要点

　　在为老年人喂食、喂水时要注意观察以下几项。

　　（1）老年人是否处于最佳进食、进水体位和最佳精神状态。

　　（2）提供饭菜是否符合老年人口味。

　　（3）老年人进食、进水后是否出现不适反应。

　　2. 老年人吞咽困难的观察要点

　　吞咽困难是指老年人吞咽费力，食物通过口、咽或食管时有梗阻的感觉。护理员在观察到老年人出现下述表现时应警惕吞咽困难的发生。

（1）过度的唇舌活动，咀嚼食物时有困难。

（2）进食后食物残留口腔，大量流涎。

（3）用餐时间过长，难以引发吞咽反应。

（4）吞咽前、中、后咳嗽，气哽。要多次吞咽才能吞下一口食物。

（5）进食后声线变得混浊不清或频繁清理喉咙。

（6）食物倒流入口腔或鼻腔。

（7）进食时或之后出现气喘。

3.老年人进食呛咳观察要点

呛咳，是指异物（刺激性气体、水或食物等）进入气管引起咳嗽，突然喷出异物。护理时着重观察以下几个方面。

（1）食物或水的性质（如刺激性大、多渣等可诱发）。

（2）进食速度是否过快。

（3）进食过程中是否因交谈而不能安静进食。

4.老年人治疗饮食相关知识

针对营养失调及疾病的情况而适当调整饮食和营养需求量，以达到治疗的目的，称为治疗饮食，见表3-1。

表3-1　治疗饮食

饮食种类	适用范围	饮食原则
高蛋白饮食	长期消耗性疾病（如结核病）、严重贫血、烧伤、肾病综合征、大手术后及癌症晚期病人	增加蛋白质的摄入量，饮食中增加肉、鱼、蛋、豆制品等富含动植物蛋白的食物
低蛋白饮食	急性肾炎、尿毒症、肝性昏迷等病人	每日蛋白质供给量约为每千克体重0.5 g，总量根据病情一般限制在20～40 g（包括动植物蛋白），在限量范围内要求适当选用优质蛋白，如牛奶、鸡蛋、瘦肉等
低盐饮食	急慢性肾炎、心脏病、肝硬化伴腹水、重度高血压病等病人	摄入食盐每日不超过2 g，不包括食物内自然存在的氯化钠，忌食腌制食品，如香肠、咸肉、皮蛋等
无盐低钠饮食	按低盐饮食适用范围，但水肿较重者	无盐饮食，除食物内自然含钠外，不放盐烹调；低钠饮食，除无盐外，还需控制放入食物中自然存在的含钠量（控制在每日0.5 g以下）；应禁食含碱食品，如馒头、油条、挂面、汽水和碳酸氢钠药物等
少渣饮食	伤寒、肠炎、腹泻、食管静脉曲张等病人	少吃含膳食纤维食物，且少油，选择吃蛋类、嫩豆腐等

饮食种类	适用范围	饮食原则
高膳食纤维饮食	便秘、肥胖症、高脂血症、糖尿病等病人	选择含膳食纤维多的食物,如芹菜、韭菜、粗粮、豆类等
低胆固醇饮食	动脉硬化、高胆固醇血症、冠心病等病人	膳食中胆固醇含量在每日 300 mg 以下,食物中少用动物内脏、蛋黄、鱼子等

三、工作内容与方法

1. 帮助老年人进食

1)目的

帮助自理能力差的老人安全进食。

2)准备工作

养老护理员:着装整齐,洗手。

用物:餐桌、椅、碗、碟、筷子、汤匙、水杯、纸巾等。

环境:室内通风,无不适气味;适宜照明;清洁安静。

3)操作步骤

(1)为老人摆放舒适进食体位。健康者使用餐桌就餐;不能下床者采取床上坐位或半坐位,背后用棉被、软枕固定后再进餐;坐起有困难的老年人用软枕垫高背部或抬高床头 30°～50°;不能抬高上半身者应侧卧位或头向前倾。

(2)经老人同意,将餐巾纸围于老人胸前,以保持衣服与被单清洁,嘱咐老人做好进餐准备。

(3)喂食的注意事项如下。

①能自行进食但需要协助的老人,护理员应把食物、餐具等放在老人易取放的位置,同时给予必要的帮助。

②老人如不能自行进食,护理员应给予(或指导家属)喂食,先用汤勺喂少量汤湿润口腔,再用汤勺喂食物(食物约占汤勺三分之一)。速度适中,温度适宜,以便咀嚼和吞咽。如此反复,直到老人吃饱为止。如果老人偏瘫,喂食时应先从健侧嘴角喂进去,再从舌边倒入口中,注意汤匙要碰到舌面,也可使用吸管。

③对双目失明或双眼被遮盖的老人,应在喂食前告知食物名称以增加进食欲望,促进消化液分泌。如老人要求自行进食,可设置"时钟形"平面图

放置食物，告知老人食物位置及名称，以利于老人按食物摆放顺序摄取。如6点处放饭，12点处放汤，9点处和3点处放菜，如图3-1所示。

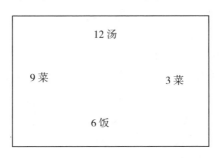

图3-1　"时钟形"平面图

④在进食过程中观察老人进食进水的种类和量，报告并记录异常变化。

（4）进食后协助老人漱口，擦净面部。根据需要，做好护理记录，如进食种类、量、老人进食时和进食后的反应等。

（5）撤去餐具，清洁餐桌。

4）注意事项

（1）固态食物和液态食物轮流喂食，不能将食物不经舌面直接倒入老人口中。

（2）每次喂食量不应太多，第一口咽下再喂第二口，预防进食中出现呛咳、误吸。

（3）进食中随时擦净老人面部，维护尊严。

（4）老年人饮食过程中要密切观察异常变化并做好记录，如出现饮食后腹胀不适，应找出原因，及时调整饮食结构，减少易胀气食物（如土豆、豆制品、洋葱等）的摄入；如饮食出现呛咳、吞咽困难等现象，要立即停止进食，分析原因，解除诱因。

（5）在协助老人进餐的同时，选择适当的时机，有目的地向老人进行有关营养与饮食的知识健康宣教。

2. 老年人常见病的治疗饮食

1）高血压病人的治疗饮食

（1）膳食宜清淡，为老人提供低盐饮食。适当地减少钠盐的摄入有助于降低血压，减少体内的钠水潴留。

（2）限制脂肪的摄入。膳食中应限制动物脂肪的摄入，烹调时，多采用植物油，胆固醇限制在每日300 mg以下。食物可选择海鱼类。海鱼含有不饱和脂肪酸，能降低血浆胆固醇，增加微血管的弹性，预防血管破裂，对防止高血压并发症有一定作用。

（3）适量摄入蛋白质。高血压老人每日蛋白质的摄入量以每千克体重 1 g 为宜，其中植物蛋白应占 50%，最好是大豆蛋白。大豆蛋白虽无降压作用，但能防止脑卒中的发生。平时还应多注意吃含酪氨酸丰富的食物，如脱脂奶、酸奶、海鱼等。如果高血压合并肾功能不全时，应限制蛋白质的摄入。

（4）多吃绿色蔬菜和新鲜水果，有利于心肌代谢，改善心肌功能和血液循环，促使胆固醇的排泄，防止高血压病的发展。少吃肉汤类。

（5）忌食刺激神经系统兴奋的饮料，如酒、浓茶、咖啡等，吸烟者应戒烟。

2）高血脂病人的治疗饮食

（1）减少脂肪的摄入量。减少动物性脂肪如猪油、肥肉、黄油等。可多食不饱和脂肪酸丰富的食物，如海鱼类。烹调时，应采用植物油，如豆油、玉米油、葵花籽油等。

（2）限制胆固醇的摄入量。膳食中的胆固醇摄入量每日不超过 300 mg，忌食含胆固醇高的食物，如动物内脏、蛋黄、鱼子、鱿鱼等食物。植物固醇在植物油中呈现游离状态，有降低胆固醇作用，植物固醇存在于稻谷、小麦、玉米、菜籽等植物中，而大豆中豆固醇有明显降血脂的作用，可酌情多食用。

（3）供给充足的蛋白质，适当减少碳水化合物的摄入量。不要过多吃甜食，每餐七八分饱为宜，多吃粗粮。

（4）多吃富含维生素、无机盐和纤维素的食物。应多吃鲜果和蔬菜，它们含维生素 C，无机盐和纤维素较多，能够降低甘油三酯，促进胆固醇的排泄。可选用降脂食物，如酸奶、大蒜、绿茶、山楂、绿豆、洋葱、香菇、蘑菇、平菇、金针菇、木耳、银耳、猴头菇、花生、萝卜、玉米、海带、豆腐、黄豆等食物均有降低血脂的作用。尽量避免饮酒以防止血脂升高。

3）糖尿病病人治疗饮食

（1）控制总热能是糖尿病饮食治疗的首要原则。摄入的热量能够维持正常体重或略低于理想体重为宜。糖类应占总热能的 60% 左右，每日进食量可在 250～300 g，肥胖者应控制在 150～200 g。谷类是日常生活中热能的主要来源。其他食物，如乳类、豆、蔬菜、水果等也含有一定数量的碳水化合物。另外，莜麦、燕麦、荞麦、玉米、绿豆、海带等均有降低血糖的功能。

（2）供给充足的食物纤维。膳食中应吃一些蔬菜、麦麸、豆及谷类。同时还可降低胆固醇，防止糖尿病合并高脂血症及冠心病。

（3）供给充足的蛋白质，控制脂肪摄入量。当肾功能正常时，糖尿病的膳食蛋白质应与正常人近似。适当食用优质蛋白如乳、蛋、瘦肉、鱼、虾、豆制品。

（4）供给充足的维生素和无机盐。凡是病情不易控制的老人，维生素 B 族消耗增多，应补充维生素 B 制剂，改善神经症状。粗粮、干豆类、蛋、动物内脏和绿叶蔬菜含维生素 B 族较多。新鲜蔬菜含维生素 C 较多，应注意补充。老年糖尿病患者还应补充铬。铬能够改善糖耐量，降低血清胆固醇和血脂。含铬的食物有酵母、牛肉、肝、蘑菇、啤酒等。同时要注意多吃一些含锌和钙的食物，防止牙齿脱落和骨质疏松。

（5）老年糖尿病患者应合理安排每日三餐，亦可少食多餐。每餐都应含有碳水化合物、脂肪和蛋白质，有利于减缓葡萄糖的吸收。

4）冠心病病人治疗饮食

（1）控制总热量，维持正常的体重。宜多吃些粗粮，以增加多糖类、纤维素、维生素的含量。

（2）限制脂肪。脂肪的摄入应限制在总热量的 30% 以下，以植物脂肪为主。适当地吃些瘦肉、家禽、鱼类。控制鸡蛋的摄入，每天半个即可。限制动物的内脏、脑等。

（3）适量的蛋白质。因蛋白质不易消化，能够加快新陈代谢，增加心脏的负担。过多地摄入动物蛋白，反而会增加冠心病的发病率。每日食物中蛋白质的含量以每千克体重不超过 1 g 为宜，应选用牛奶、酸奶、鱼类和豆制品，对防治冠心病有利。

（4）饮食宜清淡、低盐。对合并高血压者尤为重要，食盐的摄入量每日控制在 5 g 以下。多吃一些保护性食品，如洋葱、大蒜、苜蓿、木耳、海带、香菇、紫菜等。

（5）供给充足的维生素、无机盐和微量元素。膳食中应注意多吃含镁、铬、锌、钙、硒元素的食品。

第二节　老年人排泄照料

排泄是保证人体健康的重要条件。随着年龄的增加，人体的排泄系统会不同程度地发生一系列的退行性改变，因而老年人易出现便秘、尿潴留、大小便失禁等一系列影响健康的问题。

一、学习目标

📖 知道尿布、纸尿裤的使用方法。

📖 知道老年人胃肠及排二便活动基本知识。

　　📖 能帮助老年人呕吐时变换体位。

　　📖 能帮助卧床老年人使用便器排便、采集老年人二便标本。

　　📖 能帮助老年人如厕、更换尿布和纸尿裤。

　　📖 能观察老年人排泄物的性状、颜色、次数及量，报告并记录异常变化。

　　📖 能使用开塞露帮助便秘老人排便。

二、相关知识

消化道的退行改变影响老年人正常的排泄功能。

　　1. 老年人胃肠活动基本知识

　　胃肠指消化系统的胃和小肠、大肠部分。而胃和小肠是营养吸收的核心。

　　（1）胃：胃在人体的胸骨剑突的下方，肚脐的上部，略偏左。胃的主要功能是细化食物（又称物理消化），并将食物中的大分子降解成较小的分子（又称化学消化），以便于进一步被吸收。胃主要吸收少量水和少量酒精以及很少的无机盐。随年龄增长，老年人胃的蠕动及输送食物的功能均减弱，胃张力、排空速度亦减弱。胃酸、各种消化酶的分泌量减少，其活性亦降低，从而导致老年人对食物的化学消化机能减退，进而影响到吸收机能。

　　（2）肠：肠指的是从胃幽门至肛门的消化管。肠是消化管中最长也是功能最重要的一段，又可细分为小肠、大肠和直肠3段。大量的消化作用和几乎全部消化产物的吸收都是在小肠内进行的，大肠主要浓缩食物残渣，形成粪便，再通过直肠经肛门排出体外。老年人小肠、大肠均萎缩，肌层变薄，收缩力降低，蠕动减退，直肠对内容物压力的感觉亦减退。上述肠运动的变化，均会致老年人消化功能减退、便秘等。

　　由于胃肠功能的减退，老年人会出现胃部不适、隐痛、饱胀或食欲缺乏、恶心呕吐、嗳气、胁肋部不适或疼痛，或者排便习惯和次数改变等常见的胃肠道症状。护理员应注意观察并找出原因。

　　2. 老年人二便活动基本知识

　　（1）大便：大便是食物未被吸收而产生的残渣部分，由消化道通过大肠，从肛门以固体、半流体或流体形式排出体外。老年人由于膈肌、腹肌、肠平滑肌均收缩无力，缺乏推动粪便的力量，排便无力，而使排便时间延长，容易引起便秘。

　　（2）小便：又称尿液，是机体新陈代谢的产物，通过尿路排出体外。尿液中水占96%～97%，其他为尿素、尿酸、肌酐、氨等。老年人由于排尿器官生理性退化，肌肉松弛，容易出现尿失禁。老年男性因前列腺增生、肥大而易引起尿频、尿急、夜尿次数增加和排尿费力。

由于生理或疾病因素，老年人可出现便秘、大便失禁、尿失禁、尿频、尿急等症状。

3.老年人呕吐基本知识

呕吐是胃内容物反入食管，经口吐出的一种反射动作，可分为三个阶段，即恶心、干呕和呕吐，但有些呕吐并无恶心或干呕的先兆。呕吐可将进入胃的有害物质吐出，是机体的一种防御机制，有一定的保护作用，但是频繁而剧烈地呕吐可引起脱水、电解质紊乱等并发症。老年人耐受性差，往往会因此而发生虚脱、休克等严重后果。

老年人呕吐时协助其变换体位能减少呕吐物误吸的几率，进而防止窒息的发生。变换体位时应注意速度要快，但不能用力太大而对老年人造成伤害。

三、工作内容与方法

1.老年人如厕护理

1）目的

帮助自理能力差的老人安全如厕，防止意外发生。

2）准备工作

养老护理员：着装整齐。

物品：卫生纸，必要时备防滑拖鞋。

环境：光线充足，地面防滑。

3）操作步骤

（1）扶助老年人进厕所后，让老人一只手抓住扶手或扶着墙站好，另一只手脱去裤子（如老人不能自己脱，护理员应进行辅助）。

（2）护理员的一条腿插在老人两腿之间，让老人用两手搂住护理员的脖子，用双手抱住老人的腰，让其慢慢地坐到便器上。

（3）老人排便时，护理员站立门外，门半遮掩。

（4）排便后，协助老人一只手抓住扶手稍稍起身或稍往前挪动身体后擦净肛门。

（5）扶起老人，洗手，搀扶老人回房间。

4）注意事项

（1）厕所要宽敞、明亮、通风、防滑。最好安置坐便器并在周围安装扶手。

（2）厕所应安装呼叫器或电铃，以便老人及时叫人帮助。

（3）如厕前先检查坐便器有无损坏、扶手是否牢靠等，做好预防。

（4）排泄时不要催促老年人，否则会使其紧张，排便未净就草草结束，长此以往易致失禁。

2. 卧床老年人排便护理

卧床老人应使用尿壶、便盆帮助排便。

1）尿壶的使用

（1）目的

帮助老人床上排尿。

（2）准备工作

养老护理员：着装整齐，必要时戴手套。

物品：尿壶、浴巾、卫生纸、防水布、湿毛巾。

环境：必要时关闭门窗，屏风遮挡。

（3）操作步骤

① 床上铺防水布，让老人仰卧或侧卧（女性老人取仰卧位）。

② 将老人裤子脱至膝下，帮老人两腿屈膝、分开（不能屈膝的老人可以在膝下垫上卷好的浴巾等物）。

③ 护理员打开尿壶盖，让男性将阴茎插入尿壶排尿；女性可用女用尿壶接尿。

④ 确认老人排完尿后盖好尿壶盖。把尿壶放在地上，用卫生纸擦干净老人的尿道口，帮老人穿好裤子。

⑤ 撤除防水布，收拾用物。倒尿时要观察尿液是否正常。

2）便盆的使用

（1）目的

协助卧床老人排便。

（2）准备工作

养老护理员：着装整齐，必要时戴手套。

物品：便盆、防水布、卫生纸、装有热水的水盆、毛巾等。

环境：拉上窗帘，保护老人隐私。

（3）操作步骤

① 向老人说明使用方法，屏风遮挡。解开老人腰带，脱裤到膝下位置，在其身下铺上防水布。

② 让老人屈膝，护理员在老人的配合下，用一只手臂托起老人的腰部，

同时让老人双脚用力，抬高臀部，另一只手将便器迅速放入其臀下；若老人不能靠自己的力量屈膝，抬起腰部，可以用一条宽腰带系在老人腰部，护理员用一只手提带子把老人腰部抬起，另一只手把便盆从老人的两腿之间插入臀下，如图3-2所示。若是让老人侧卧，就可以把便盆贴在其臀部放好后再轻轻地把老人身体翻转过来，如图3-3所示，仰卧后让老人稍微屈膝，以确认便盆的位置是否合适。

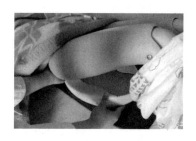 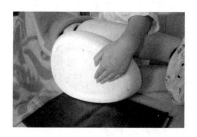

图3-2　平卧位放置便盆　　　　图3-3　侧卧位放置便盆

③在老人外阴上用卫生纸适当遮盖，等候老人排便。

④老人便后，护理员迅速把便盆抽出，盖好盆盖后暂时放在床下。先用卫生纸擦净老人肛门部，再用热毛巾仔细擦一遍，清洁后适当在老人臀部擦一点爽身粉，并对长期受压部位按摩，以促进血液循环防止压疮发生。

⑤给老人穿衣盖被，打开窗户通风。然后端出便盆清洁冲洗。

3. 为老年人更换尿布、纸尿裤

对下身麻痹或频繁失禁、痴呆、玩弄排泄物的老人，可用尿布、纸尿裤（图3-4）进行护理。

1）尿布的使用

（1）准备工作

养老护理员：着装整齐。

物品：尿布、尿布套、防水布、毛巾、脸盆、卫生纸、爽身粉、污物桶。

环境：关闭门窗（保护老人隐私）。

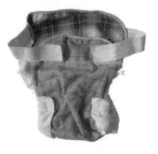

图3-4　老年人用纸尿裤

（2）操作步骤

①把防水布铺在老人臀下，让老人仰卧。

②解开脏的尿布罩及尿布，先将脏尿布往里卷起后压在老人的臀下，用卫生纸从老人会阴部前方向后方擦净，然后用湿毛巾擦拭，最后用干毛巾擦净水分。

③ 让老人侧卧，同法帮老人擦净肛门和臀部。

④ 把脏尿布及尿布套卷起后抽出，将干净的尿布套及尿布的远侧卷上一半后，压在老人的身下，把另一半展开后铺好，在老人的臀部扑上爽身粉并按摩长期受压部位。

⑤ 让老人仰卧，把卷着的一半干净的尿布抽出后展开，注意身下不要有褶皱，然后包好尿布套。

⑥ 收拾物品，开门窗换气，以便及时排除异味。

（3）注意事项

① 操作时关闭门窗或用屏风遮挡，注意保护老人隐私。

② 解开尿布后应注意观察长期受压皮肤，及时采取护理防止压疮。

2）纸尿裤的使用

（1）准备工作

养老护理员：着装整齐。

物品：纸尿裤、毛巾、脸盆、润肤霜。

环境：关闭门窗，保护老人隐私。

（2）操作步骤

① 向老人解释操作内容，围上屏风。协助老人取侧卧位，用温水擦拭外阴部及臀部，涂润滑油。

② 嘱咐老人腿略分开，将纸尿裤从会阴前向后送入。

③ 把纸尿裤展开铺平，协助老人平卧，上下黏合纸尿裤两边粘贴面。

④ 脱纸尿裤时，先撕开粘贴面，再将粘贴面粘在纸尿裤上，取下纸尿裤。

⑤ 擦拭外阴部及臀部，涂润滑油。

（3）注意事项

① 纸尿裤穿戴合适，正中无弯曲，粘贴面不可与老人皮肤接触。

② 男性老人将纸尿裤的宽端放在前面，女性老人将宽端放在后面。

4.观察老年人排泄物

1）小便观察

护理员应对老年人排尿次数、量、尿液性状 3 个方面进行观察。尿液性状包括尿液颜色、透明度、气味等。

尿液重点观察颜色，若尿液颜色变红、浓茶或酱油色、乳白色、深黄色皆为异常，应及时记录报告。

2）大便观察

护理员应对老年人排便次数、量、粪便性状 3 个方面进行观察。粪便性状包括粪便的形状、软硬度、颜色、内容物、气味等。

粪便形如膏状、漆黑发亮、咖啡色、伴有血液、白陶土样、细条带状等皆为异常，应及时记录报告。

5. 采集老年人二便标本

1）采集尿标本

（1）目的

化验尿液、检查尿液有无异常。

（2）准备工作

养老护理员：着装整齐。

用物：100 mL 以上清洁干燥玻璃瓶 1 个。

环境：光线充足。

（3）操作步骤

① 查对医嘱，拿取化验单将化验单附联贴于标本瓶上。

② 核对房间、床号、姓名、检验目的、日期等，向老人解释操作内容。能自理的老人，将标本瓶交给老人，嘱其留取清晨第一次尿的中段尿约 30 mL 于标本瓶内。对于不能自理的老人，可协助其使用便盆或尿壶，收集足够尿液。留置导尿老人，于尿袋下方引流孔处打开塞子收集尿液。留取尿标本时，不可将粪便留在尿液中，以防尿液变质。

③ 及时送检验室。

2）采集粪标本

（1）目的

化验粪便、检查粪便有无异常。

（2）准备工作

养老护理员：着装整齐。

用物：便盆、集便盒、棉签。

环境：光线充足。

（3）操作步骤

① 查对医嘱，拿取化验单将化验单附联贴于标本瓶上。

② 核对房间、姓名、化验目的、日期等，并向老人解释操作内容。将集便盒、棉签交给老人。让老人把大便排在清洁的便盆内，然后用棉签取中央大便（约大拇指末段大小），放入集便盒中。腹泻老人应取有脓、血、黏液等病变成分的大便。水样便可盛于大口玻璃瓶送检。自理困难老人由护理员协助操作。

③ 及时送检验室。

6. 老年人呕吐时变换体位的方法

在老人身体状况允许的情况下，可协助其坐起，身体前倾，脸朝下；仰卧老人取侧卧位，或将头偏向一侧，以免将呕吐物吸入气管，并用容器接取呕吐物。

7. 简易通便法——开塞露通便

1）目的
解除便秘症状，改善老年人生活质量。
2）准备工作
养老护理员：着装整齐，洗净双手，戴口罩。
用物：20 mL 开塞露 1 支、卫生纸、剪刀。
环境：关闭门窗。
3）操作步骤
（1）携用物至老人床旁，解释操作方法。帮助老人取俯卧位，不能俯卧者可取左侧卧位，脱裤于臀下，在臀下铺上卫生纸。
（2）剪去开塞露顶端，挤出开塞露开口处少许甘油润滑开塞露入肛门段。
（3）一手分开肛门，一手持开塞露球部，缓慢插入肛门，至开塞露颈部。用力挤压开塞露球部以使药液一次性进入肛门内。
（4）挤尽后，将开塞露外壳慢慢拔出。协助老人穿上裤子，嘱老人休息片刻再排便，保持原体位 10 min 左右。
（5）老人有便意时扶持如厕排泄，对不能下床的老人可给予便器。
（6）洗手，记录。
4）注意事项
（1）对于主诉腹胀有便意者而时间过短者，应指导其深吸气，尽量使药液多停留会，并协助按摩肛门部。
（2）刺破或剪开后的注药导管的开口应光滑，以免擦伤肛门或直肠。
（3）对开塞露过敏者禁用，过敏体质者慎用。
（4）开塞露经常使用会产生依赖性。

第三节　老年人睡眠照料

睡眠是最根本也是最重要的休息方式，通过睡眠可使日间机体的过度消耗等得到修复和补充，是一种恢复、积累能量的过程。为了能使老年人的睡眠质量得到保证，护理员要了解老年人睡眠的特点，掌握老年人睡眠照料基本知识，能为老年人布置睡眠环境、对老年人睡眠提供基本护理。

一、学习目标

📖 知道老年人睡眠生理知识及观察要点。

📖 知道老年人睡眠照料基本知识。

📖 能为老年人布置睡眠环境以及观察老年人睡眠状况。

二、相关知识

1. 老年人睡眠生理特点

老年人由于身体生理、病理等原因，睡眠质量会有所下降，其特点如下。

(1)睡眠时间缩短，调查发现65岁以上的老年人就寝时间虽为9 h，但实际睡眠时间大约只有7 h。

(2)夜间易受内外因素的干扰，容易苏醒。

(3)浅睡眠比例增多，而深睡眠比例减少。

(4)容易早醒，习惯早睡早起。

(5)睡眠在昼夜之间进行重新分布，夜间睡眠减少，白天睡眠时间增多。

2. 老年人睡眠观察要点

(1)老年人每天睡眠几个小时，早上几点起床。

(2)老年人睡前有无特殊习惯，如喝茶、饮酒、吸烟等。

(3)老年人睡前有无服用安眠药帮助睡眠。

(4)老年人是否有睡眠困难(如打鼾、失眠等)，疾病影响因素(如心肺功能疾病)。

3. 老年人睡眠照料基本知识

进入老年期，由于生理、精神等因素的影响，老年人通常会出现睡眠量减少，睡眠质量下降等现象。一旦出现疲劳或睡眠不足，可加重各种躯体和精神疾患。良好的睡眠对老年人的身体健康是十分必要的。

1)睡前准备

(1)通风换气。在老人睡眠前30～60 min将门窗打开，使卧室空气清新。

(2)调节室内温湿度。室内温度夏季一般调至25～28℃为宜，冬季18～20℃，湿度要达到50%～60%。

（3）减少噪声。开闭门的声音、脚步声、护理员的说话声以及同伴的呼吸、呻吟、鼾声等都是造成老年人失眠的原因，护理员应设法避免或将这些噪声控制到最低限度。

（4）调节光线。夜间最好使用床头灯、夜灯，避免对其他睡眠老年人产生干扰。怕光线刺激的老年人，也可以使用眼罩。

（5）整理床铺。老年人的床宜软硬适中，且透气性要好。被褥应整洁、柔软、保暖。枕头的硬度和高度要适当，不要选择过紧的睡衣。

（6）睡前清洁。协助老年人做好口腔清洁、洗脸、沐浴等，这样可促进血液循环，增加舒适感，提高睡眠质量。

2）入睡照料

（1）协助老年人采取正确的睡姿。正确的睡姿对于消除疲劳，防止疾病和延年益寿颇有好处。老年人宜取平卧或右侧卧位。

（2）消除老年人的不良情绪。如果老人辗转反侧、无法入睡，护理员可以给老人听一些舒缓、优美的音乐，有助于消除不安，转移其注意力，帮助其入眠。要尽量选择老人熟悉的、舒缓的、优雅细腻的乐曲，如《小夜曲》、《月夜》等。

（3）老人休息后安全检查。检查老人下床去洗手间的通道是否通畅，坐便器及扶手是否牢固，床旁呼叫器是否正常，室内应急药品是否齐备等。

（4）加强巡视。老人入睡后经常观察老人入睡情况，巡视时要做到"四轻"（走路轻、说话轻、关门轻、操作轻），减少干扰。

3）醒后的照料

老人睡醒之后，护理员可指导老年人舒展身体，做一些伸腰、展臂、伸腿之类的动作；另外，做深呼吸可以使肺部循环加快，气血畅通，精神焕发。

三、工作内容与方法

1.为老年人布置睡眠环境

良好的睡眠环境是优质睡眠的前提条件，养老护理人员应该注重对老年人卧室环境的布置，以协助其调整睡眠。

1）卧室的整体布置

（1）老年人居室应注意颜色的选择，橙色、黄色这种暖色最为适合，老年人居室的墙壁可涂刷成米黄色或浅橘黄色。卧室内的窗帘、床单、被罩以及装饰的颜色，可选用紫色、棕黄等暖色调，也可选择蓝、绿等冷色调，使室内显得宽敞幽静。

（2）物品存放应安全合理，铁制器具或儿童玩具之类的物品，不应遗留在老年人卧室或房间的过道上，以免老人碰伤或摔倒。床、躺椅、沙发等一些供老年人长时间休息、坐卧的家具，不要放在正对门窗的位置，以防老年人在休息时受风寒。

（3）室内适宜的温度和湿度。

（4）减少噪声。门窗经常检修，关闭时不能留有缝隙，开启时也不能随风摆动。室内的桌、椅、床如有摇动响声应及时检修。椅足、凳脚可钉上一层薄橡皮片，以减少搬动时的响声。墙壁不宜过于光滑，否则会引起较大的回声。

（5）光线要柔和。老年人的居室应有合理采光和照明。明暗对比强烈或过于明艳、炫目的灯光也不适合老年人，容易引起老年人情绪的波动。

（6）老年人室内可以栽培一些绿色植物，可以增加房间内的生气，还能够调节室内空气的温度和湿度。应选择那些对身体有益的植物，如芦荟、吊兰和虎尾兰等，可以吸收有毒的化学物质；如铁树、菊花和月季等，能够有效地清除二氧化硫、乙醚和一氧化碳等；而玫瑰、桂花、紫罗兰、茉莉、石竹和紫薇等芳香花卉也有一定的杀菌作用。

2）床的布置

对老年人来说，床适宜对称放。喜欢阳光的老年人，床可以放在靠近窗户处，摆放宜和南北极方向一致。床不应太高，否则老人不易下床起身，床高一般为 30～35 cm。床的柔软度要适中，过硬会缺乏舒适感，过软会加重腰椎负担，诱发多种疾病。

3）床上用品的布置

（1）床单、被罩的选择。应选全棉、全麻等天然材料制作的，这样有助于老年人快速进入睡眠状态。

（2）被褥的选择。老年人的被褥要以舒适、保暖、柔软为前提。根据家庭的经济情况可选择羊毛被、羽绒被、蚕丝被等。棉褥里的棉絮容易板结，因此要经常拆换，以保持松软。另外，各种兽皮均可制褥，皮褥生热，宜于老年人秋冬使用。

（3）枕头的选择。

枕头的主要作用是维持人体正常的生理曲线，保证人体在睡眠时颈部的生理弧度不变形。枕头太高或太低，都会对颈椎有所影响，造成各种颈部症状。若枕头太高，会使颈部压力过大，加重颈椎负担，可能产生落枕现象；若枕头太低，颈部不但无法放松，反而会破坏颈椎正常的弧度，会使头部充血，容易造成眼睑和颜面水肿，并且下腭会因此向上抬，容易张口呼吸，出现打鼾的情况。一般来说老年人枕高以 10～15 cm 较为合适。枕头的硬度要适中，荞麦皮、谷糠枕都是比较好的选择。枕头的长度最好比肩膀要宽一些。不要睡太小的枕头，不然翻身时枕头无法支撑颈部，另外过小的枕头还会影响睡眠时的安全感。枕芯要柔软、有较好的弹性，有较好透气性、防潮性等。记忆棉，太空棉，乳胶枕芯的性能较好，对睡眠大为有益。

　2. 观察老年人睡眠状况，报告并记录异常变化

　1）观察内容
　（1）每日睡眠时间。
　（2）每日就寝时间。
　（3）是否需要午睡；如果需要，午睡时间也要确定。
　（4）睡眠习惯，包括对食物、饮料、个人卫生、药物、陪伴、光线等的需要。
　（5）入睡持续时间。
　（6）睡眠深度。
　（7）是否打鼾。
　（8）夜间醒来的时间、次数、原因。
　（9）是否有睡眠障碍或异常。
　（10）睡前服药情况。
　2）报告并记录异常变化
将上述观察内容详细记录，并上报家属或医生，以便及时发现，及时处理。

第四节　老年人清洁照料

老年人由于机体老化或疾病的原因，生活自理能力降低，往往无法满足自身清洁的需要。护理员应及时评价老人健康及清洁状况，做好生活护理，维护老人的清洁与舒适，预防并发症的发生。

一、学习目标

📖 知道老年人的清洁照料知识、老年人口腔卫生及义齿的一般养护知识。
📖 知道老年人压疮预防知识及观察要点、老年人更衣的要求。

　　📖 具备为老年人洗脸、手、脚、头、洗澡、剃须、修剪指(趾)甲并整理仪容仪表的能力。

　　📖 具备为老年人整理、更换床单位的能力并能为老年人清洁口腔。

　　📖 具备为老年人摘戴、清洗义齿的能力；能为老年人更衣。

　　📖 具备为老年人清洁会阴部的能力；能为老年人翻身并观察皮肤变化，报告并记录异常变化。

二、相关知识

1. 老年人更衣的要求

1) 为老年人选择合适的衣服

老年人因体力衰退，机体抵抗能力变弱，体温调节功能降低，皮肤汗腺萎缩，冬季怕冷、夏季怕热。因此，老年人衣着服饰的选择应以暖、轻、软、宽大、简单为原则。

（1）不同季节的衣服选择。夏季要为老年人选择吸汗能力强、通气性好、开襟部分宽、穿着舒服、便于洗涤的衣服；不宜穿深色的衣服。冬季要为老人选择保暖性能好的衣服，但不要穿太多。

（2）式样选择。老年人的衣服样式要简单，穿脱方便。不要穿套头和纽扣多的衣服。

（3）贴身衣服的选择。老年人贴身衣服最好选择棉布或棉织品，不宜穿化纤衣服。患风湿性关节炎的老年人可以穿用氯纶制成的裤子，氯纶产生的静电对风湿性关节炎有一定帮助。

（4）鞋袜的选择。冬季最好穿保温透气、防滑的棉鞋，袜子选择防寒性能较好的棉袜或仿毛尼龙袜。其他季节，老年人宜穿轻便布鞋，老年女性不宜穿高跟鞋，以防扭伤。

2) 满足老年人穿衣的要求

（1）尽量让老年人自己穿脱衣服，当老年人不能自己进行时再帮助。

（2）认真观察老年人穿脱衣服的动作，以便很好地掌握老年人的动作特点，给予相应的帮助。

（3）换衣时要调节好室内温度。冬季时，护理员在接触老年人身体前应将手搓热。

（4）为防止褥疮，给老年人穿好衣服后，还要帮他们整理好腰部和背部的衣服褶皱。尽量减少老年人身体裸露的时间。

2. 老年人口腔卫生一般养护知识

口腔是病原微生物侵入人体的主要途径之一。正常人的口腔内经常存有大量致病菌和非致病菌。当患病时，机体抵抗力降低，从而为细菌在口腔内迅速繁殖创造了条件，常引起口腔的局部炎症、溃疡，影响食欲及消化功能，导致其他并发症的发生，所以保持口腔清洁十分重要。

老年人应选择合乎口腔卫生要求的老年人用保健牙刷。一般应选刷头较小，刷毛软而有弹性，刷柄易握，不易滑脱的牙刷。牙膏最好选用含氟牙膏。正确的刷牙方法是顺着牙齿生长的方向刷，刷毛轻压牙龈的边缘，然后轻轻转动手腕将刷毛逐渐转向牙面，上牙从上往下刷，下牙从下往上刷，反复刷动。每刷一个地方，需要往返3～5次，这样既能清洁牙齿表面和牙缝，又能使牙龈得到适当的按摩。刷完外面，再刷里面。牙齿的内面最容易藏垢纳污。刷上下前牙的内面时，应将牙刷竖起来，沿牙缝上下提拉刷动，刷后面大牙（臼齿）的咬合面时，则用横刷方法来回刷。除每天早晚刷牙外，每餐后刷牙对中老年人都有好处，值得提倡。

由于老年人牙龈退缩，牙缝较宽，牙齿稀疏，光靠刷牙还不足以保持牙齿清洁。在有条件时，推荐使用间隙刷或者牙线洁牙，有利于去除邻面与根面的食物残渣。当口腔中有孤立牙存在时，也可以使用纱布或条带清洁牙面。

每餐之后用清水漱口是一种好习惯，必要时可以遵医嘱使用一些具有抗炎作用的漱口水，然而对于口腔分泌唾液量少稀释能力差的中老年人不建议使用高浓度漱口水。但漱口不能替代刷牙，因为漱口达不到去除牙菌斑的作用。

3. 老年人义齿的一般养护知识

义齿又称为假牙，老年人由于机体衰退，牙齿脱落，为了保持美观并能正常进食，常需佩戴义齿。正确使用和保护义齿，能防止口腔感染。每餐之后要洗刷干净，睡前摘下，浸泡于清水之中以防变形。已经修复的义齿，还要定期检查，及时修改调整。

4. 老年人压疮预防知识及观察要点

压疮也叫褥疮。是指局部组织长时间受压，发生持续缺血、缺氧、营养不良而导致的软组织溃烂和坏死。压疮易发生在长期受压和缺乏脂肪组织、无肌肉包裹或肌肉较薄的骨隆突处，如枕骨粗隆、耳郭、肩胛部、脊椎体隆突处、髋部、髂嵴、骶尾部、坐骨结节、内外踝、足跟部等。老年患者多由于全身营养及代谢的改变，局部组织长时间受压而促成。

1）预防

（1）勤翻身。定期翻身来间歇性地解除局部压迫，是预防压疮最为有效、关键的措施。长期卧床的老人应该至少每2 h更换一次体位，尤其是在夏天，勤翻身显得尤其重要。翻身时，动作要轻而稳，避免使用拖、拉、推的动作。

（2）勤擦洗。对大小便失禁的老人，要及时清除其排泄物，避免因潮湿刺激皮肤。被排泄物污染的衣服、被褥、床单等，应及时更换，保持老人皮肤清洁卫生，以免感染。

（3）勤整理。要保持床铺清洁、干燥、平整、柔软，每次帮老人翻身时要注意整理床面，使之平整，无杂物，防止擦伤皮肤。

（4）勤检查。每次翻身时要注意观察局部受压皮肤，发现异常时立即采取积极措施，防止病情发展。

（5）勤按摩。按摩可以促进局部血液循环，主要是按摩压疮好发的骨突出部位。按摩时用手掌紧贴皮肤，压力由轻到重，再由重到轻，作环形按摩。按摩后用浓度50%的酒精或红花油擦涂。

（6）加强营养。营养不良会使皮肤抵抗能力降低，容易发生压疮，所以，应给予高蛋白、高维生素饮食，并选择容易消化的食物。注意每日摄入足量水分及适量的水果和蔬菜，以增加皮肤的抵抗力和组织修复能力。

（7）心理支持。及时与老人沟通，了解其心理状态，对于拒绝翻身的老人，要讲明预防压疮的重要性。

2）观察要点

（1）是否存在压疮的风险。长期卧床、肥胖、营养不良、水肿、大小便失禁、感觉障碍等。

（2）压疮发生的部位。着重观察易发生压疮的骨隆突处。

（3）压疮的严重程度。观察皮肤颜色、温度、气味、面积、分泌物等，触摸有无硬结、水疱。听老人的主诉，有无疼痛，疼痛的部位、性质，及时了解老人的心理反应。

三、工作内容与方法

1.为老年人整理、更换床单

1）为卧床老人整理床铺

（1）目的

保持床铺清洁，促进卧床老人舒适。

（2）准备工作

养老护理员：着装整齐、戴口罩。

用物：床刷。

环境：关闭门窗。

（3）操作步骤

① 携床刷至老人床前，说明操作目的。

② 关好门窗，移开床旁桌椅。如病情许可，可以放平床头，便于彻底清扫。

③ 护理员站在一边，协助老人翻身至对侧，松开近侧床单。用床刷从床头至床尾扫净床单上的渣屑，同时注意将枕下及老人身下各层彻底扫净，然后将床单拉平铺好，协助老人翻身卧于扫净的一侧。

④ 转至对侧以上述方法清扫，并拉平床单铺好，帮助老人仰卧躺好。

⑤ 拉平棉被，为老人盖好。取下枕头，揉松后放于老人头下。

2）为卧床老人更换床单位

（1）目的。保持床铺清洁、干燥，促进卧床老人舒适，预防压疮。

（2）准备工作如下。

养老护理员：着装整齐、洗手、戴口罩。

用物：大单、中单、被套、枕套、床刷。

环境：关闭门窗、光线明亮。

（3）操作步骤

① 携用物至老人床前，说明操作目的，酌情关好门窗。

② 移开床旁桌椅，将床放平。枕头与老人一起移向对侧，背向护理员。

③ 松开近侧各层床单，将脏污中单卷起塞入老人身下，若有橡胶单则去尘后搭在老人身上，污大单卷起塞入老人身下，从床头至床尾扫净垫褥上的渣屑。

④ 将清洁大单铺在床的一边（正面在内），叠缝中线与床中线对齐，对侧1/2卷起塞在污大单下。近侧的半边大单自床头、床尾、中间先后履平拉紧塞入床垫下。

⑤ 放平橡胶单，铺中单。将中单对准中线平展于橡胶单上，对侧1/2中单卷起塞在老人身下。铺近侧橡胶单、中单，将其先后履平拉紧塞入床垫下。

⑥ 托头移动枕头，帮助老人转侧卧于铺好的清洁床单上。护理员转至对侧，将脏污床单自床头至床尾边卷边拉出。扫净橡胶单后，搭在老人身上，扫净床褥。然后将老人身下清洁大单、橡胶单、清洁中单逐层拉出用上法铺好，移枕帮助老人取仰卧位躺好。

⑦ 解开被套，从开口处将棉胎在污被套内折叠成"S"形，拉出放在椅子上。将清洁被套正面在外平铺于污被套上，拿棉胎置于清洁被套中，展开，

对齐拉紧。撤出污被套，被子折成筒形，床尾端内折平床尾。

⑧ 一手扶住老人的头颈部，另一手速将枕头取出，然后轻轻放下老人头部，迅速更换枕套。将枕头放置于老人头下，开口背对门。

⑨ 移回床旁桌椅，开窗通风，整理物品。

2. 老年人面部的清洁

1）目的

清洁面部，提升舒适度。适用于身体障碍、生活不能自理的老年人。

2）准备工作

养老护理员：着装整齐，洗手。

用物：洗脸盆、毛巾 1～2 条（老人专用）、洗面奶或香皂、护肤品。

环境：温度适宜。

3）操作步骤

（1）向老人解释，征得老人同意后，将毛巾铺在枕头上和胸前。

（2）把折好的小毛巾放进装有水的脸盆里浸湿，拿出来后拧干（略湿为宜），按"眼部→额部→鼻部→两颊→耳→颈部"顺序擦洗脸部。

（3）用洗面奶或香皂擦洗脸部，再用清水反复清洗毛巾后擦净脸部。

4）注意事项

（1）洗脸用的水温度不应太高，护理员操作时应先试水温再为老人清洁脸部。

（2）洗面奶或香皂应根据老人的习惯和皮肤状况选择。

3. 为老年人洗脚

1）目的

使老人脚部清洁舒适，促进血液循环，易于睡眠。

2）准备工作

养老护理员：着装整齐，洗手。

用物：洗脚盆、温水（38～40℃）、毛巾、肥皂、润肤油。

环境：温度适宜。

3）操作步骤

（1）携用物到老人床前，说明操作内容，取得老人合作。

（2）将裤腿拉至膝上，让老人将双足浸入水中，浸泡 10～15 min，然后用手反复搓揉足背、足心、足趾，洗净污垢。难以洗净时可加用肥皂。

（3）擦干双足，撤出脚盆。涂润肤霜为老人进行足部按摩。

（4）整理用物，洗手。

4）注意事项

（1）护理员操作时应先试水温再为老人洗脚。

（2）为维持水温，可边洗边加热水。

（3）洗脚时应注意观察老人脚部情况，检查有无异常。

4. 老年人头发护理

做好头发护理能够使老人生活舒适、预防感染，促进头皮的血液循环。头发护理包括梳头和洗头两个方面。

1）梳发

（1）准备工作

养老护理员：着装整齐，洗手。

用物：梳子、梳发油、毛巾、纸袋、浓度30%酒精。

环境：安静、温暖。

（2）操作步骤

① 携用物到老人床前，说明操作内容，取得老人合作。

② 将毛巾围在老人颈部，让脱落头发掉在毛巾上。

③ 先梳开发尾打结处，然后从发根逐渐梳向发梢。梳发时应轻柔，切忌用力拉扯，对于难梳理的头发，可以梳理前喷一些梳发油或顺发精，也可以用浓度30%酒精湿润后再慢慢梳理。

④ 撤下毛巾，将脱发放在纸袋中丢弃。

（3）注意事项

① 梳子必须干净，经常清洗。

② 忌用篦子篦头，篦子太密而易扯断头发。梳子以木质最佳。梳头宜早晚进行，每次5～10 min。

③ 梳发时动作要轻柔，避免伤害头发或头皮。梳发时还应观察老人头皮有无头皮屑、皮炎等问题。

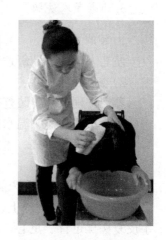

④ 对卧床老人，可在床上梳发。把毛巾铺在老人的枕头上，让老人把头转向一侧或侧卧。将头发分布在左右两边，梳理好一边，再梳理另一边。长发者可酌情编辫子或扎成束。梳理完毕后撤下毛巾。

2）洗头

（1）坐位洗头法（图3-5）的步骤如下。

① 用物：毛巾2条、洗发液、梳子、40～45℃

图3-5　坐位洗头法

温水、水壶、坐椅等。

②告知老人操作内容，取得老人配合后搀扶老人坐在水盆前。

③将干毛巾围在老人的衣领处。

④让老人手扶盆缘，身体往前倾，闭上眼睛低下头。护理员一手扶持老人头部，一手试水温后用毛巾蘸水淋湿头发。

⑤用洗发液均匀地揉搓头发，并用十指指腹按摩头皮。

⑥搓洗完后用温水冲净洗发液，为老人擦干头发与脸部。

⑦将头发梳理整齐，可用电吹风机吹干头发。

⑧搀扶老人回房休息，整理物品。

（2）床上洗头。床上洗头有洗头车法、马蹄形垫法和扣杯法，以下介绍简便实用的"扣杯洗头法"（图3-6）。

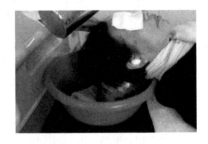

图3-6　扣杯洗头法

① 用物：水杯1只，口径10～12 cm，高15 cm左右；小毛巾3条；大毛巾1条；洗脸盆1只；塑料布1块；水壶1只；水桶1个；橡皮管1条；梳子、电吹风；别针；棉球2只；40～45℃温水，洗发液。

②携用物向老人解释操作内容。

③ 将老人调整到适合洗发的体位并把枕头放至肩下。把塑料布和大毛巾分别垫在老人的头和肩下，解开老人衣领并向内折，将毛巾围在颈部，用别针或衣夹固定，棉球塞住老人双耳。

④ 扣杯制作：洗脸盆底部放1条毛巾，将杯子倒扣在毛巾上，以防止扣杯滑动，另一条毛巾折叠后置于扣杯底上，使老人枕部枕在毛巾上，将橡皮管一端置于洗脸盆里，另一端置于污水桶内，利用虹吸作用使污水进入水桶。

⑤ 测水温。用水壶中的温水充分湿润头发，然后在头发上涂洗发液，用指腹轻轻揉搓头发和头皮，用梳子梳去落发，再用温水反复冲洗，至洗净为止。

⑥ 洗发完毕解下颈部毛巾，包裹头发。护理员一手托住老人头部，一手撤去洗脸盆，除去耳部棉球。用毛巾擦干头发，或用电吹风吹干，并梳理头发。

⑦ 撤去洗发用品，协助老人恢复适当卧位，整理床铺。

（3）注意事项。

① 将室温调至22～24℃，以免洗头时着凉。

② 在洗发过程中尽量让老人保持舒适的体位。

③ 操作应轻柔，应用指腹轻轻揉搓、按摩头皮。避免用指甲刮老人的头皮。

④洗发时注意询问老人有无不适，水温是否合适，揉搓是否恰当，以便随时调整操作方法。

5. 老人的洗澡护理

为老年人洗澡，可以使老人清洁、舒适，促进血液循环，防止皮肤病的发生。

1）盆浴

（1）准备工作

养老护理员：着装整齐，洗手，必要时带围裙。

用物：一套衣服、浴巾1条、毛巾2条、浴室用椅子（最好高度与浴盆保持一致）、洗脸盆、香皂、宽的布腰带等。

环境：调节室温，以22～24℃为宜。地面清洁、干爽，地面和浴盆里铺上防滑垫。浴盆周围和洗浴室、更衣室的墙上要安装扶手。

（2）操作步骤

①向老人解释操作内容，取得合作。

②调节室温，浴盆内装上水，将水温调至40～45℃。帮助老人脱衣，进入浴室。

③用热水冲洗椅子，让老人坐在椅子上，先从脚部起往身上淋水，淋完全身一遍后扶老人进浴盆浸泡。

④帮老人进浴盆。指导老人双手抓住浴盆周围的扶手，双腿交替放进浴盆。如果老人不能自己进浴盆，护理员就要协助。具体操作时护理员先将宽的布腰带缠在老人腰部，然后站在老人的身后，用双手抱住老人的腰部或抓住缠在老人腰部的宽腰带，把老人慢慢扶起，使老人坐在浴盆边缘的台上。让老人用手抓住扶手，护理员用一只手抓住缠在老人腰部的宽腰带，扶住老人的身体，另一只手抬起老人的腿交替慢慢地放进浴盆里。

⑤洗身体。先洗脸和颈部，然后手臂和手、胸部、腹部、下肢、会阴部。洗上下肢时，要注意指（趾）缝、肘部的清洗。搓洗一遍后，用香皂或浴液擦洗身体，再用水（40～45℃）反复冲洗，再次浸泡（5 min左右即可）。

⑥出浴盆。老人盆浴的时间掌握在10～15 min左右，如果浸泡过久，容易导致疲倦。如果老人自己不能从浴盆中出来，护理员予以协助。具体操作时让老人先用手抓住扶手，护理员站在老人的身后，用双手抱住老人的腰部或抓住腰带，与老人同时用力，把老人慢慢从浴盆里扶起来，使其坐在浴盆边缘的台上。护理员一只手抓住缠在老人腰部的腰带，扶住老人的身体，另一只手抬起老人的腿慢慢地从浴盆里抬出来。

⑦用浴巾擦干身体，协助老人离开浴室。穿衣后，扶老人回房间休息。

⑧整理用物，清洗浴缸。

（3）注意事项

①洗浴前检查老人有无异常，如有身体虚弱、心跳加快、呼吸困难、严重高血压、空腹及饱餐后等情况，应避免洗澡。

②浴缸内水不可太满，不超过 2/3 为宜。加水应先加冷水，再加热水。

③洗浴时，如果老人发生头晕、呼吸困难等症状，应立即结束洗浴，先用浴巾裹住身体，等情况稳定下来后，把老人送回房间。如果老人晕倒在浴盆里，不要慌张，也不要随意搬动，先拔掉排水栓将浴盆里的水排出，同时向医护人员或家庭成员求助。

2）淋浴

（1）准备工作

养老护理员：着装整齐。

用物：一套衣服、浴巾 1 条、大毛巾 1 条、梳子、香皂或沐浴露、浴帽等。

环境：调节室温 22～24℃。地面清洁，铺上防滑垫。墙上安装有扶手。

（2）操作步骤

① 帮助老人脱衣，进入浴室。

② 打开淋浴头，调节温度。让老人感觉适宜自己的温度后开始淋浴。

③ 老人不能自行完成淋浴时，护理员应协助，帮助老人洗净身体。

④ 淋浴后用大毛巾擦干身体，穿上衣服。扶老人回房间休息。

⑤ 整理用物。

（3）注意事项

同"盆浴"。

3）擦浴

对有皮肤病、褥疮及身体虚弱而无法进行淋浴、盆浴的老人，可采用床上擦浴的清洁方法。

（1）准备工作

养老护理员：着装整齐，洗手。

用物：洗脸盆 2 个、水桶 2 个（分别装干净水和污水）、大浴巾 2 条（床上铺 1 条，身上盖 1 条）、毛巾、香皂或浴液、梳子、50%酒精溶液、护肤用品（爽身粉、润肤霜）、被服。

环境：关闭门窗，屏风遮挡。

（2）操作步骤

① 向老人解释操作内容，取得配合。确认老人身体无异常，分别在两个

脸盆里装热水，水温在 40～45℃。

②按照"脸→耳→臂→颈→胸→腹→背→臀→腿→会阴部"顺序进行擦浴。

③擦眼部时由内侧眼角向外侧眼角擦拭，并注意耳后及颈部皮肤皱褶处的清洁。

④在擦洗部位下垫上大毛巾，依次擦洗两上肢和胸腹部，继而协助老人侧卧以擦洗后颈、后背和臀部。先用涂有浴皂的湿毛巾擦洗，然后用湿毛巾擦去皂液，最后用干浴巾边按摩边擦干。

⑤上身擦洗完毕后为老人换上清洁衣服。

⑥协助老人脱裤，擦洗下肢、双脚。擦完后为老人换上干净裤子。换水，戴手套，用专用的盆和毛巾擦洗会阴。对有能力自己清洗的老人可鼓励其自己清洗，必要时护理员协助，擦洗时由会阴上部向下至肛门处顺序反复擦洗。

⑦擦浴完毕，根据老人需要涂抹护肤品。清理用物，必要时剪指甲及更换床单。

（3）注意事项

①尽量让老人保持舒适的体位，保护好老人隐私。

②每擦洗一处，均应在其下面铺上浴巾，以免将床单弄湿。

③及时更换或添加热水，保持水温，避免着凉。

④注意观察老人情况，若出现面色苍白、发冷等，应立即停止擦洗，采取保暖措施。

⑤擦洗要注重擦拭身体凹凸部位和皮肤皱褶部位，动作要敏捷，用力适当，从上向下，从前向后，并注意避免老人不必要的暴露，防止受凉。

6. 为老人剃胡须

1）目的

保持老年人面部整洁，维持得体形象。

2）准备工作

养老护理员：着装整齐。

用物：剃须刀、肥皂、胡须膏、毛巾、围巾、热水（40～45℃）、护肤霜。

环境：整洁舒适。

3）操作步骤

（1）让老人取半卧位或卧位，剃须刀用浓度 75% 酒精消毒。

（2）用肥皂洗净脸部，围巾围在老人头颈前部。用热毛巾热敷面部，或将软化剃须膏涂于胡须上，使胡须软化，以利于刀锋对胡须的切割并减轻对皮肤的刺激。

（3）剃须时提醒老人绷紧面部肌肉，以减少剃刀在皮肤上运行时的阻力，防止刮伤皮肤。剃须的顺序是：从左至右，从上到下，先顺毛孔剃刮，再逆毛孔剃刮，然后再顺刮一次就可基本剃净。

（4）剃刮完毕，用热毛巾把泡沫擦净或用温水洗净后，为老人涂上护肤霜。

（5）协助老人取舒适卧位，整理用物。

（6）剃须后应注意皮肤保养，然后选用护肤脂或润肤霜之类的护肤品外搽，使皮肤少受外界刺激。

4）注意事项

（1）操作中注意观察老人情况，如发觉老人欲咳嗽时应停止操作，待平稳后再操作。

（2）剃刮胡须对皮肤有一定的刺激，可以在剃须后用热毛巾再敷上几分钟。

（3）对于蓄须的老人，修剪胡须时可用一把细齿小木梳和一把弯头小剪，先将胡须梳顺，然后剪掉翘起的胡子和长于胡型的胡子。每天应认真地清洗胡须，以免尘埃和脏物污染胡须及其根基部的皮肤。洗完后可涂少量的滋润剂，以保持胡须的柔软和光泽。

7. 为老人修剪指（趾）甲

1）目的

使老人清洁舒适。

2）为老人修剪指甲

（1）准备工作

养老护理员：着装整齐、洗手。

用物：脸盆（内盛 1/3 的温水）、肥皂、毛巾、指甲刀、润肤油、小锉刀。

环境：干净整洁。

（2）操作步骤

①将老人的手泡在温水中，然后用肥皂和水清洗干净，一方面可松解指甲缝里的脏东西，另一方面也可暂时软化指甲表面。

②洗净后用毛巾擦干双手。

③用指甲刀修剪指甲（图 3-7）。逐个修剪成弧形，同时剪掉倒刺，倒刺千万不要用手撕。

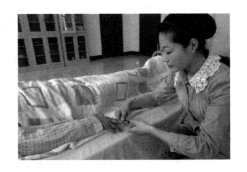

图 3-7 为老年人修剪手指甲

④用指甲刀的锉面将指甲边缘锉平，以免粗糙的指甲边缘勾挂衣服，或引起指甲破损。

⑤收集剪下的指甲，整理用物。

3）为老人修剪趾甲

准备工作同上。让老人泡脚，时间可依趾甲厚度、硬度等和老人全身情况而定；用肥皂和水清洗双脚并用毛巾擦干，涂油膏；用指甲刀沿切线方向剪掉脚趾甲，然后用指甲刀的锉面磨平趾甲边缘，使之光滑。

4）注意事项

（1）修剪指（趾）甲不应过短，平甲床缘即可，以免造成嵌甲。

（2）患有糖尿病或血液循环不良的老人应特别注意，以免损伤引起炎症。

（3）有灰指（趾）甲的老人使用的器具应做到一人一具。

8. 为老年人清洁口腔

1）目的

减少口腔不适，去除口臭、异味，增进食欲，预防口腔感染，促进牙龈血液循环。

2）准备工作

养老护理员：着装整齐，洗手，戴口罩。

用物：牙刷、牙膏、毛巾、温开水、围巾、弯盘、漱口杯、脸盆。

环境：整洁。

3）操作步骤

（1）携带用物到老人床边，说明操作内容。

（2）让老人取坐位，不能起床的老人取侧卧位或将头偏向一侧，将毛巾围在老人颈部，坐位将脸盆放在胸前，侧卧位放置弯盘于老人口角旁。

（3）嘱咐老人张口，认真观察老人口腔黏膜情况，有义齿者取下义齿。

（4）老人取坐位时，协助老人漱口，并将水吐在脸盆内。卧位老人漱口后将水吐在弯盘内。

（5）将挤好牙膏的牙刷递到老人的手上由老人自己刷牙，需要协助老人刷牙时，应沿牙齿的纵向刷。牙齿的内、外、咬合面都要刷遍。

（6）刷牙后，协助老人漱口，用毛巾擦干面部。有义齿者装上义齿。

（7）撤去毛巾，清理用物。

4）注意事项

（1）根据自理情况，选择清洁方法。

（2）动作轻柔，避免损伤牙龈。帮助老人刷牙时牙刷勿伸入过深，以防恶心。

9. 摘戴义齿的护理

1）目的

清洁口腔，正确使用和保护义齿。

2）准备工作

养老护理员：着装整齐，洗手。

用物：漱口杯、毛巾、弯盘、纱布、棉签、水杯（装清水）、牙膏、牙刷、擦布。

环境：整洁舒适。

3）操作步骤

（1）携用物到床边，向老人说明操作内容。

（2）让老人用清水漱口后取下义齿并放入装有清水的杯中。如果需要帮助，护理员可以用自己的大拇指和食指垫着毛巾抓住义齿，轻轻摇晃取下，先取上义齿，再取下义齿，之后放入盛有清水的杯中。

（3）为老人做口腔护理。

（4）清洗义齿并协助老人装义齿。将浸有义齿的杯、牙刷、牙膏、擦布及毛巾拿到水池边，打开自来水。

（5）牙刷上挤上牙膏，取出义齿，每个面刷洗一遍，用凉水冲洗干净（图3-8）。

（6）把义齿放入刷净的杯中，帮助老人重新戴好义齿。

4）注意事项

（1）义齿清洗时应握稳，以防摔裂。

（2）义齿不戴时应泡在冷水中，不可泡在酒精、热水中，以免变色、变形或老化。

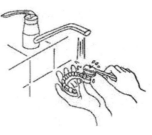

图3-8 刷洗义齿

（3）每天至少清洗两次。每次取下义齿应做好口腔护理。

10. 老年人会阴部清洁

1）目的

经常清洗会阴部，能防止会阴部散发恶臭或感染。

2）准备工作

养老护理员：着装整齐，洗手，戴手套、口罩。

用物：小毛巾、纱布、防水布、水壶、清洁剂、便盆、温水或冲洗液、塑料手套。

环境：关闭门窗，屏风遮挡。

3）操作步骤

（1）携带用物到老人床前，说明操作内容，取得老人配合。

（2）询问老人有无排泄需要，无排泄需求让老人仰卧，帮老人脱裤至膝下，在老人的臀下铺防水布，垫上便盆，帮老人分开两腿。

（3）用装有温水或清洗剂的水壶从上向下冲洗会阴部，一边倒水一边用小毛巾或纱巾清洗。女性从阴阜开始，然后沿阴唇、尿道口、阴道口、肛门顺序冲洗；男性清洗时要注意认真清洗容易积存污垢的龟头部。

（4）清洗完毕，用干毛巾擦干外阴部，移去便盆、防水布。协助老人穿好裤子。

（5）整理用物，洗手。

4）注意事项

（1）操作时注意老年人保暖，以免受凉。注意保护老年人的隐私。

（2）清洁时注意由上向下，由前向后擦洗，以免粪便污染尿道，造成泌尿系感染。

（3）皮肤有皱褶的地方要翻开皱褶处清除污垢。污染严重时要用香皂仔细清洗。

（4）清洁时注意观察老年人会阴部皮肤的变化，以免损伤。

11. 老年人翻身护理

1）目的

帮助不能翻身的老人更换舒适体位，预防压疮等并发症的发生。

2）准备工作

养老护理员：着装整齐，洗手。

用物：软枕（数目根据卧位需要准备）、必要时准备 5% 酒精溶液做皮肤按摩。

环境：清洁，关闭门窗。

3）操作步骤

（1）从仰卧位转到侧卧位。协助老人屈膝平躺，让老人将双下肢、肩部依次序移向护理员。

护理员一手扶老人膝关节处，另一手扶肩关节，使老人翻转向对侧。翻转时动作不能太大，避免老人肩关节脱位，应指导老人在护理员翻转时配合做翻转动作。转向侧卧位后，在老人的颈部凹陷处、背部、胸部分别放软枕用以支托，以维持体位的稳定。接着嘱咐老人将上臂放在胸前软枕上，另一手臂放于枕边，上腿弯曲下腿伸直并用一软枕垫在膝下，以保持舒适。

（2）从侧卧位转到仰卧位。护理员面向老人侧卧面，将软枕去掉，同时翻转肩和臀部，使老人仰卧。为保证舒适，可在老人颈下、腰下、双膝下凹陷处用小软枕支托。

（3）从仰卧位转到俯卧位。护理员先协助老人由仰卧翻转到侧卧，然后顺势将老人面向床铺翻成俯卧，注意俯卧后要让老人将头偏向一侧，同时双臂屈曲放于头两侧。指导老人将大腿伸直，膝关节微弯，护理员在老人髋部、踝部各垫一软枕，以保证体位舒适。若为女性老人，应在腹部横膈下垫一软枕，防止乳房受压。

（4）从卧位转到坐位。护理员一手扶住老人肩部，另一手抱住老人的膝关节，使老人膝关节屈曲。然后缓慢地移动老人，使老人坐起来。再使用软枕、被褥等支托老人头、颈和腰部。

4）注意事项

（1）翻身时应特别注意枕骨粗隆、耳郭，肩胛部、骶尾部、足跟部等骨突受压部位皮肤。密切观察老年人皮肤是否有压疮等异常情况，如有异常应及时报告并记录。长期卧床老人应保证每 2 h 翻身 1 次，防止压疮的发生。

（2）根据老人不同的要求协助老人翻身不同卧位。更换卧位后老人如果不舒适应及时调整体位。

（3）护理员为老人翻身时用力要适当，避免拖、拉、推等动作，以免造成损伤。

（4）若老人身上有引流管，翻身时应该先妥善安置导管，翻身后检查导管有无受压、折叠、扭曲，注意保证引流管通畅。

12.为老年人更衣

1）目的
帮助自理困难老年人更换干净衣裤，促进老人清洁舒适。

2）准备工作
养老护理员：着装整齐，洗手。
用物：清洁衣裤。
环境：清洁，关闭门窗。

3）操作步骤

（1）更换套头上衣
① 穿衣。认清前后面，护理员将一侧衣袖从袖口处套入自己的手腕，用已套上衣袖的手抓住老人对应的手，用另一只手将衣袖拉至老人手臂上。相

同方法穿另外一侧，最后套头。也可穿好一侧衣袖后，套头，最后穿对侧衣袖。偏瘫老人应先穿患侧的手臂，再穿健侧。卧床老人套头时要抬起颈肩部。

② 脱衣。偏瘫老人先脱健侧衣袖，患侧可以让老人自己脱。对卧床的老人，护理员先用上述方法帮老人脱衣袖，然后用一只手抬起老人的头部，另一只手协助老人脱掉衣服。

（2）更换开襟上衣

① 穿衣。护理员可按照穿套头上衣方法为老人穿上衣袖，余下的衣服和袖子转到对侧，协助穿另一侧衣袖。拉平衣服，扣上纽扣。偏瘫老人应先穿患侧，健侧的衣袖可以指导老人自己穿。卧床老人穿完患侧后，护理员协助老人健侧卧并把余下的衣服和袖子塞到背部健侧身下，再将老人恢复平卧，从身下拉出衣袖，协助老人穿上。

② 脱衣。偏瘫老人，护理员先帮老人脱健侧衣袖，患侧可以让老人自己脱。卧床老人，先帮老人脱健侧的衣袖，然后协助老人往麻痹侧躺下并将衣服和袖子卷起后压在老人身下，最后把老人恢复到平卧，并让老人自己用健侧的手将衣服脱下，其他护理员在一旁协助。

（3）更换裤子

① 穿裤子。护理员站在老人对面。先将一侧裤管套入前臂，然后抓住老人的脚，用另一只手将裤管套入，然后用同样的方法再套另一条裤管。嘱咐老人屈膝，双脚蹬床（偏瘫者用健腿撑在床面上），护理员用一只手托起老人抬起的腰部，另一只手抓住老人的裤腰部，迅速将裤子提上去穿至腰部，系好腰带。

② 脱裤子。协助老人仰卧，松开腰带，护理员嘱老人屈膝，双脚用力蹬床，护理员一手托起老人的腰部，另一只手抓住老人的裤腰部，迅速将裤子脱至大腿部。最后，为老人脱去两条裤腿。

4）注意事项

（1）偏瘫老人穿脱原则：先穿患侧，再穿健侧，先脱健侧，再脱患侧。

（2）操作中注意老人的保暖，尽量少暴露老人的身体。

（3）动作轻柔、敏捷，避免弄伤老人。

（4）更换过程中做好老人皮肤的观察。

本章小结

1. 护理员应根据老年人情况，安排合理膳食并对不能自行进食的老年人进行照料。

2. 老年人排泄功能由于老化而出现大小便异常，护理员要帮助老人排泄。

3.老年人睡眠质量随年龄增长有所下降，护理员要为老年人安排良好的睡眠环境。

4.护理员要运用相关技能对老年人仪容仪表进行整理，保证其身体清洁，对长期卧床的老年人要防止压疮发生。

练　习　题

一、选择题

1.养老机构的膳食应（　　　）。

　　A.注意营养　　　　B.合理膳食　　　　C.每周有食谱　　　D.以上都是

2.帮助生活不能自理的老人洗脸、洗手后不应（　　　）。

　　A.为老人擦好面霜　　　　　　　B.用毛巾擦干老人双手

　　C.让老人自己放好毛巾　　　　　D.整理用物

3.头发缠绕成团不易梳时，可涂（　　　）。

　　A.清水　　　　　B.少量白酒　　　　C.液状石蜡　　　D.汽油

4.为肢体有障碍的老人沐浴后穿衣裤应（　　　）。

　　A.先穿患侧，再穿健侧　　　　　B.先穿健侧，再穿患侧

　　C.先穿上肢，再穿下肢　　　　　D.先穿下肢，再穿上肢

5.为老人擦浴时，端水盆应尽量靠近自己身体的目的是（　　　）。

　　A.防止水溅泼　　　　　　　　　B.减少体力消耗

　　C.保持水温　　　　　　　　　　D.以上都是

6.为指甲较硬的老人剪指甲应（　　　）。

　　A.用温水浸 5～10 min　　　　　B.用热水浸泡 5 min

　　C.用冷水浸泡　　　　　　　　　D.不用浸泡

7.半自理的老人刷牙的体位为（　　　）。

　　A.平卧位　　　　B.坐位或半卧位　C.侧卧位　　　　D.端坐位

8.被褥在太阳下暴晒的作用是（　　　）。

　　A.保持清洁　　　B.松软　　　　　C.消毒杀菌　　　D.以上都是

9.为一侧偏瘫的老人脱衣顺序为（　　　）。

　　A.先脱健侧，后脱患侧　　　　　B.先脱患侧，后脱健侧

　　C.两侧一起脱　　　　　　　　　D.以上都是

10.为防止老人滑倒，沐浴室的地面应放置（　　　）。

A. 地毯　　　　　　B. 大毛巾　　　　　C. 防滑垫　　　　　D. 地板胶

二、判断题

1. 老人进食最好选用低杯、深碗，必要时使用改良的餐具。　　　（　　　）
2. 老人洗澡时先放凉水，后放热水，水温不宜过高。　　　　　　（　　　）
3. 腹泻的老人应观察并记录粪便的性质、颜色及次数。　　　　　（　　　）
4. 老人的饮食一般以软质、易咀嚼的食物为宜。　　　　　　　　（　　　）
5. 老年人的居室地面无杂物，便于通行，家具要有棱角。　　　　（　　　）
6. 口腔是病原微生物侵入机体的途径之一。　　　　　　　　　　（　　　）
7. 呕吐是指胃内及部分肠内容物不自主地往贲门、食道逆流出口腔的反射现象。　　　　　　　　　　　　　　　　　　　　　　　　　　（　　　）
8. 义齿清洗后不可浸泡在热水或酒精中，以免老化变形。　　　　（　　　）
9. 完整的皮肤是天然屏障，可以阻止微生物的入侵。　　　　　　（　　　）
10. 长期卧床的老人一般每 2 h 翻身一次，必要时 1 h 一次。　　（　　　）

情景训练：为老人修剪指甲

【训练目的】　护理员能运用所学知识为老人进行修剪指甲操作，知道操作中注意点并能和老人进行良好的沟通。

【训练方法】　运用仿真模拟进行角色扮演的方法，针对为老人修剪指甲进行实践演练，并能应用到实际养老工作当中。

【情景举例】　李大爷，65 岁，冠心病治疗后回家休养，现体力虚弱，肢体活动不便，请帮助李大爷修剪指甲。

【情景过程】

护理员：李大爷，您好！我是××，您现在指甲太长了需要修剪，使您更加舒适，我一会过来为您修剪指甲，好吗？

李大爷：好的，谢谢你。

护理员：不客气，我准备一下东西，马上过来。

李大爷：哦。

（技能：护理员对房间环境进行评估，准备所需物品）

护理员：李大爷，我准备好了，您要和我配合哦。

李大爷：你放心吧，小刘。

（技能：护理员将老人的手泡在盛有 1/3 温水的脸盆中 5 min 左右。然后用

肥皂把手清洗干净；洗净后毛巾擦干双手，涂润肤油并揉搓双手）

护理员：李大爷，您感觉怎么样啊？

李大爷：很好，手暖暖的，挺舒服的。

护理员：好的，李大爷，下面我给您剪指甲。

（技能：护理员用指甲刀修剪指甲，同时剪掉倒刺；用指甲刀的锉面将指甲边缘锉平）

（边操作边口述知识要点、注意事项）

护理员：李大爷，我给您剪好了，您感觉可以吗？

李大爷：很好，现在感觉手特别舒服。真是谢谢您了。

护理员：不客气，往后有需要随时叫我就可以了。

李大爷：好嘞。

（技能：收拾用物）

护理员：您先休息，我就不打扰您了。有事您就叫我，再见！

李大爷：再见！

第四章　老年人基础护理

【内容提要】

本章重点阐述老年人服用药物保管和用药后观察、冰袋和温水擦浴应用及临终关怀等方面的护理知识，及养老护理员在组织老年人实施这几大领域活动中的要求和注意事项。

第一节　老年人用药照料

药物治疗是老年人防病治病、维护健康的重要措施之一。但由于老年人对药物的处理能力和耐受性下降，以及身患多种疾病、使用多种药物等原因，易出现用药相关问题，故用药时应特别谨慎，注意安全。

一、学习目标

📖 知道老年人药物保管的基本知识。
📖 知道老年人用药的原则。
📖 能正确协助老人查对药物并安全服用。
📖 能认真观察老人用药后反应并及时记录。

二、相关知识

护理员在给药时要了解老年人自身特点，安全用药。

1. 用药的基本知识及观察要点

1）给用药物的基本要求

（1）用药前，必须了解老人近期的用药情况，有无药物过敏史，了解药物性能、作用、副反应、禁忌症等，过期或失效的药品以及不明确药物性能的药品不得使用。

（2）掌握剂量和用法。

（3）服药过程中做好用药情况的观察，加强巡视，多和老年人沟通。

（4）服药后及时记录。请家属协助监督用药，这对长期服药和服药种类较多的老人尤为重要。

2）用药的观察

老年人用药后要加强药物疗效的观察，避免不良反应的发生。常见的不良反应有：副作用，如阿托品被用于解除胃肠痉挛而引起口干；毒性反应，如引起失眠、耳鸣、贫血、肝功能损害等；过敏反应，如青霉素过敏可引起皮疹、哮喘、循环衰竭等；其他不良反应，如药物依赖性、致畸、致突变、致癌等。用药后观察要点如下。

（1）密切观察老年人的生命体征变化，注意意识、面色、尿量等，做好监测和记录。

（2）观察老年人服药后的表现。

① 皮肤：皮疹、多形性红斑、剥脱性皮炎等。

② 循环系统：灼热、胸闷、心慌、面色苍白、喉头紧塞、血压下降等。

③ 消化系统：口干、恶心、呕吐、便秘、腹泻等。

④ 神经系统：头晕目眩、视物不清、头痛等。

⑤ 运动系统：肌肉震颤等。

⑥ 泌尿系统：少尿、蛋白尿、血尿等。

其他：如睡眠、体力状况等。

（3）观察老年人的精神状态。

① 双侧瞳孔观察。正常人瞳孔等大等圆，直径 2～3 mm，当瞳孔直径小于 2 mm（缩小）则可能为有机磷农药中毒；直径小于 1 mm（针尖样）则可能为氯丙嗪、吗啡中毒；直径大于 5 mm（散大）则可能为颅内压增高、颅脑损伤、颠茄类药物中毒等。

② 意识状态的观察。判断是否出现嗜睡、意识模糊、昏睡、昏迷等意识障碍。

（4）观察老年人服药后的心理反应。心理状态的观察应从老年人对药物的理解、对疾病的认识等方面来观察其语言和非语言行为、思维能力、情绪状态等。

2.药物保管及其注意事项

1）正确保管药物

（1）设置专用药柜或药箱。储药工具应置于通风干燥、光线充足的地方，不宜阳光直射，严加保管，确保安全。

（2）分类保管。按内服、外用、注射、剧毒药等分类保管；剧毒药、麻醉药和贵重药，应加锁保管；药物按有效期的先后顺序依次摆放和使用。

（3）标签明显。内服药标签用蓝色边，外用药用红色边，剧毒药和麻醉药用黑色边，并注明药品名称、剂量、浓度，以免引起误服。药物标签脱落或模糊不清要停止使用。

（4）把好药品使用关。变质和过期药严禁使用，出现过期、变色、受潮、发霉、沉淀的药物要坚决停止使用。

（5）根据药物的不同性质，采取不同的保存方法，以避免药物变质，影响药效。

① 受热易破坏的药物：放置冰箱内保存（冷藏于 2 ～ 10℃）。如疫苗、胰岛素、抗毒血清、胎盘球蛋白、血液制品和青霉素皮试液等。

② 易挥发、潮解或风化的药物：需装瓶、密闭盖紧。如酵母片、糖衣片、乙醇等。

③ 易氧化和遇光变质的药物：装有色瓶中密封，置于阴凉处，针剂应放在黑纸遮光的药盒内。如维生素 C、氨茶碱、盐酸肾上腺素等。

④ 易燃、易爆的药物：单独存放于阴凉处，远离火源。如乙醚、环氧乙烷、乙醇等。

⑤ 易过期的药物：按有效期时限的先后，有计划地使用。如各种抗生素、胰岛素等应定期检查。

⑥ 各类中药：均置于阴凉干燥处，芳香性药品应密盖保存。

2）注意事项

（1）保管的药物种类和数量合适，不宜太多。

（2）保存过程中加强药物质量的检查，注意影响药物质量的 5 种因素，包括温度、湿度、时间、空气、光线。

（3）一旦发现药物出现质量问题，及时丢弃，必要时登记、记录。

（4）药柜式药箱定期清洁或消毒。

三、工作内容与方法

1. 查对并帮助老年人服药

1）目的
严格查对制度，保证用药安全。

2）准备工作
养老护理员：衣帽整洁，洗手，必要时戴口罩。
用物：药物、水杯、毛巾或纸巾、温开水。

环境：清洁，宽敞明亮。

3）操作步骤

（1）服药前查对药物。在帮助老人服药前、服药中、服药后都应该进行查对工作，防止用药出现意外，内容包括以下几项。

① 药名：很多药物存在一药多名、药名相似、包装相似的情况，很容易混淆。

② 剂量：同一药物有不同的剂量规格，不同的药物剂量数值相似、剂量单位相似，如 g 与 mg、L 与 mL 等。

③ 浓度：相同的药物可有不同的浓度，如葡萄糖溶液有 5%、10%、25%、50% 等不同浓度，并且不同的浓度药理作用也不同。

④ 时间：不同的药物对服药时间的要求也不同，如增进食欲的健胃药应在饭前 30 min 服用；对肠胃刺激较大的药物宜在饭后 30 min 内服用；催眠药、止泻药在睡前服用；利尿药及泻剂要清晨或白天服用；维生素应避免饭前服用；对于一些吸收快、代谢快的药，如四环素、红霉素等，应遵医嘱安排服用时间间隔；起效慢、药效长的药，如长效消心痛的两次服药时间需间隔 12 h。

⑤ 用法：同一药物有不同的给药方法和途径，应严格按说明书给老年人服用。

⑥ 质量：仔细检查药物有无变色、发霉、过期等情况，如发现异常应及时调整。

⑦ 若老年人在临床用药时，还要核对姓名和床号。

（2）协助老年人服药

① 将备好的温开水、纸巾和已经配好的药物（放在药杯内）拿至老人的床边，如图 4-1 所示。

② 拿出老人需服用的药物，再次与老人共同核对需服用药物。

③ 协助老人取坐位或站位（卧床老人需将老人扶坐起，背后垫软枕），先喂一口水，再给药，不同的药物采用不同的服药方法。

固体药（片剂、胶囊、丸）：直接用水冲服，不要用手直接拿取，最好先放入药匙或药盖内。胶囊药不宜将胶囊拆开服用，将药物放入老人口内舌上，帮助老人饮温开水将药咽下。服用时应多喝水，以便将胶囊冲下。吞咽困难的老人，可将药片研碎服用。

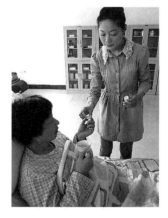

图 4-1　给药

　　粉剂：先用水融化后摇匀再服用，如感冒冲剂等。中药冲剂应将药粉用温开水冲调后再服用，不可将药粉直接倒入口腔用水冲服。

　　水剂：服前先将药水摇匀，左手持量杯，拇指置于所需刻度，举起量杯使所需刻度和视线平行，右手将药瓶有标签的一面放于掌心（避免污染标签），倒药液至所需刻度处，如图4-2所示。更换药液品种时，应洗净量杯。不同的药液不能放到同一药杯内，以免发生化学变化。药液用量较少，不足1 mL时，可用滴管吸取药液计量，稍倾斜滴管，使药量准确（1 mL按15滴计算）。

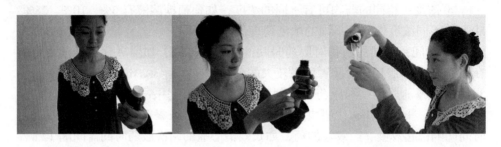

图4-2　量取药物

　　油剂与按滴数计算的药液：可先在水杯内加入少量冷开水，再把药液按照所需剂量滴入凉开水上一起服用，以免药剂附着于杯上，影响剂量。

　　④确认老人服下药物后擦净老人面颊部，并协助老人取舒适体位。

　　⑤再次查对所服的药物是否正确，确认无误后整理物品，所用物品放回原处。

　　⑥整理用物，洗手。

　　4）注意事项

　　（1）查对药物的时间包括给药前、给药中、给药后，不可疏漏。

　　（2）服药不可用茶水。服药中要帮助老人饮用足够的温开水，以免药粒停滞在食道处，引起食道黏膜的损伤，饮水速度也不可过快，以防老人发生呛咳。

　　（3）如鼻饲的老人需服用药物时，必须研细后方可调制成液状灌入，灌药前、后均应灌入适量温开水，以免堵塞鼻饲管。

　　（4）对牙齿有腐蚀作用和使牙齿染色的药物，如铁剂，服用时为避免其与牙齿接触，可将药液用吸管吸入，服完后漱口。

　　（5）止咳糖浆对呼吸道黏膜起安抚作用，服后不宜立即饮水，以免冲淡药物，降低药效。同时服用多种药物时应最后服止咳糖浆。

（6）磺胺类药和发汗药，服后宜多饮水。

2.观察老年人用药不良反应，记录并报告

1）目的

老年人用药后要加强药物不良反应的观察与记录，以便及时发现，及时处理，并及时上报。

2）准备工作

养老护理员：衣帽整洁、必要时戴口罩。

用物：血压计、体温计、听诊器，必要时备心电监护仪，手电筒、秒表、笔、记录本。

环境：安静、整洁。

3）操作步骤

（1）向老人询问服药后的反应，认真听取老人的主诉。

（2）观察老年人服药后的临床表现，包括皮肤、呼吸、循环、睡眠等。

（3）用血压计、体温计测量老人的体温、脉搏、呼吸、血压，若有条件，尽量使用心电监护仪，必要时听老人的心率。

（4）用手电筒观察老人的瞳孔状况，包括大小、对光反射能力等。

（5）通过与老人的交谈或与其家属的交谈，了解老年人的心理状态。

（6）整理用物，及时记录，发现情况及时上报并保留余药。

4）注意事项

（1）观察与沟通。老年人用药后，养老护理员不能立即离开，应观察3～5 min后再离开，同时应加强巡视，及时与老人进行沟通，认真倾听老人的主诉，及时发现老人用药后的反应，尤其在用药后10～15 min是药物变态反应发生的高峰期。

（2）观察后应及时记录。

①记录要做到客观、真实。不进行主观判断，不受老人主诉影响，以记录原话更为科学。

②客观资料的记录使用专业术语。

③记录要全面、清晰、简洁。不可遗漏或重复，字迹规整清晰，不能随意涂改，不得滥用简化字。

（3）发现不良反应及时上报。一旦发现不良反应即刻停药，并向主管或值班医师汇报，及时处理，封存可疑药品，认真及时填写药品不良反应报告表，及时与老人家属联系。

（4）加强对老人用药知识的健康教育。告知老人用药知识，使老人参与到

治疗过程中，以预防差错事故的发生。鼓励老人有疑问时及时提出，及时告知用药后的反应。

第二节 冷热应用护理

热疗法是临床常用的物理治疗方法，能达到消炎、止痛、保暖和增进舒适。护理员应及时、有效地评估老人局部或全身状况，正确应用热疗法，满足老年人身心需要。

一、学习目标

□ 知道老年人使用热水袋、湿热敷以及皮肤观察的有关知识。
□ 能使用热水袋为老年人保暖。
□ 能为老年人进行湿热敷。
□ 能观察老年人皮肤异常变化。

二、相关知识

热疗法是用高于人体温度的物质，作用于机体的局部或全身，以达到促进血液循环、消炎、解痉和缓解疼痛的治疗方法。

1. 热水袋的使用知识及注意事项

热水袋是一个橡胶制成的空袋子，通常为长方形，一头设有热水出入口，多以螺旋式的塞子封口。其使用目的为灌入热水起到取暖的作用。热水袋的突出部分能减轻水温下降的程度。

热水袋属于干热法，其热疗效果不如湿热敷法，但使用方便，不引起全身反应。使用时应在热水袋外包一块大毛巾或治疗巾。热水袋的温度不宜过高，以 60～70℃左右为宜，老人、儿童、意识不清、昏迷、末梢循环不良的人水温不宜超过 50℃。如老人持续用热，应及时更换热水。

急腹症未明确诊断前禁止使用热水袋，以防用热后疼痛缓解，掩盖病情而贻误诊治；对于有脏器内出血的老人也禁用热水袋，因为热疗可使局部血管扩张、增加脏器的血流量和血管的通透性，从而加重出血；软组织扭伤或挫伤早期（24～48 h 内）禁用热水袋，因为用热后可促进血液循环，加重皮下出血和肿胀。

2.湿热敷的使用及注意事项

湿热敷是用纱布浸湿热水或药液，来达到消炎、消肿、解痉、止痛的目的。湿热敷属于湿热法，因水比空气导热性能强，渗透力大，效果比热水袋法好。湿热敷属于局部用热，一般也不引起全身反应。

热敷作为配合疗法适用于初起的疖肿、睑腺炎（俗称麦粒肿）、肌炎、关节炎、风寒引起的腹痛及腰腿痛等。但是，当急腹症未确诊时，如急性阑尾炎及各种内脏出血禁用热敷。对于面部危险三角区感染，如面部、口腔的感染化脓等，禁忌湿热敷，因该处用热会使炎症扩散，造成颅内感染和败血症。软组织扭伤或挫伤早期（24～48 h 内）也禁用湿热敷，用热后可促进血液循环，加重皮下出血和肿胀。

三、工作内容与方法

1.热水袋使用法

1）目的
保暖、解痉、镇痛。

2）准备工作
养老护理员：着装整齐。
用物：热水袋（无破损菌、不漏水）、布套、50～55℃热水、水温计。
环境：整洁、温暖。

3）操作步骤
（1）一手持热水袋口的边缘，另一只手将热水灌入 1/2 或 2/3 满，如图 4-3 所示，将热水袋放平，排尽袋内的气体，拧紧袋口塞子，擦干热水袋表面的水渍。

（2）倒提热水袋检查有无漏水，确定无漏水后装入布套。

（3）将热水袋拿至老人的床边并解释操作过程，将热水袋根据老人的要求放在老人的足下或身旁，但不可直接接触皮肤。

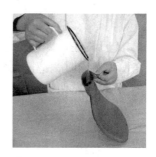

图 4-3　将水灌入热水袋

（4）为老人整理好盖被，洗手。

（5）停止使用时先将水倒掉，开口倒挂晾干。吹气入袋内，旋紧袋口塞子，放阴凉处保存，布套清洗干净保存。

4）注意事项

（1）观察放置热水袋部位，若有皮肤红肿应立即停止使用，并在局部涂凡士林保护皮肤。若用于保暖应及时更换热水。

（2）使用前要认真检查热水袋是否完好无损，有无漏水，以免发生烫伤。

（3）意识不清、感觉迟钝老人使用时应在热水袋外再包一块毛巾，以防烫伤皮肤。

2. 湿热敷法

1）目的

湿热敷用于消炎、消肿、减轻疼痛、促进局部血液循环。

2）准备工作

养老护理员：着装整齐

用物：脸盆、塑料布、凡士林、纱布、干毛巾 3～5 条、50～55℃热水。

环境：安全、清洁

3）操作步骤

（1）协助老人取舒适卧位，在需要热敷的皮肤局部涂以凡士林（其范围要大于热敷面积），盖上一层纱布。将塑料布和毛巾垫在湿热敷部位下面。

（2）取干毛巾浸在热水里，浸透后用敷钳夹出拧至半干（以不滴水为宜），用手腕部试温，以不烫手为宜。折叠后敷于老人患处，上面再加盖干毛巾保温。

（3）湿热敷毛巾每 3～5 min 更换一次，一般连续热敷 15～20 min。

（4）热敷完毕，揭去纱布，擦去凡士林、穿好衣服。

4）注意事项

（1）昏迷、瘫痪、患有糖尿病、肾炎等血液循环不好或感觉不灵敏的老人在使用热敷时，应随时检查局部皮肤的变化，防止烫伤。

（2）注意保持敷料湿润与创面清洁。

3. 老年人皮肤异常的观察

1）目的

通过对老年人皮肤的观察，及时发现不适，及时处理，避免烫伤。

2）准备工作

养老护理员：衣帽整洁、必要时戴口罩。

用物：笔、记录本。

环境：安静、整洁。

3）操作步骤

（1）先充分了解老年人的健康状况，找到观察要点。

（2）向老年人询问皮肤状况，听老年人主述。

（3）观察老年人皮肤的颜色、清洁程度和皮肤的完整程度。

（4）用指背触摸老年人的皮肤，感觉其温度和厚度。

（5）用食指和拇指将皮肤捏起，观察其皮肤弹性。

（6）记录，包括热疗方式，热疗后皮肤的完整性和功能，若发生异常，如烫伤，记录烫伤部位、面积、皮肤颜色、有无渗血渗液、水疱、硬结等。

4）注意事项

（1）每 5 ～ 10 min 巡视老人一次，加强观察。

（2）与老人有效沟通，取得老人的配合。

（3）动作应轻柔、以免引起老人疼痛或出血等。

（4）记录要全面、准确、真实、详细。

（5）发现异常状况及时报告医生，告知老人家属。

第三节　老年人遗体照料

遗体照料是对临终老人实施护理的最后步骤。做好遗体照料不仅是对死者人格的尊重，而且是对死者家属心灵上的安慰，体现了人道主义精神和崇高的护理职业道德。

一、学习目标

📖 知道死亡的分期、死亡后尸体现象等知识。

📖 能够为死亡后老人进行遗体清洁。

📖 能够整体死亡后老人的遗物。

二、相关知识

死亡不是骤然发生的，而是一个逐渐进展的过程。

1. 死亡的分期

（1）濒死期。又称为临终状态，是死亡过程的开始阶段。此期机体各系统的功能发生严重障碍，表现为意识模糊或丧失，各种反射迟钝，心跳减弱，血压下降，呼吸微弱。此期生命处于可逆阶段，若得到及时、有效的抢救治疗，生命可复苏。

（2）临床死亡期。此期表现为心跳、呼吸完全停止，瞳孔散大，各种反射消失，但各种组织细胞仍有微弱而短暂的代谢活动。此期一般持续 5～6 min，超过这个时间，大脑将发生不可逆的变化。

（3）生物学死亡期。是死亡过程的最后阶段。此期整个中枢系统及各器官的新陈代谢相继停止，并出现不可逆的变化，整个机体已不可能复活。

2.死亡后尸体现象

（1）尸冷。最先发生的尸体现象，死亡后因体内产热停止，散热继续，尸体温度逐渐降低称为尸冷。

（2）尸斑。死亡后血液循环停止，由于重力的作用，血液向身体的最低部位坠积，使该处皮肤呈现暗红色斑块或条纹称尸斑。一般出现于死亡后 2～4 h。

（3）尸僵。尸体肌肉僵硬并使关节固定的现象。一般死后 1～3 h 开始出现，4～6 h 扩展到全身。24 h 后尸僵开始减弱，肌肉逐渐变软，称为尸僵缓解。

（4）尸体腐败。死亡后机体组织的蛋白质、脂肪和碳水化合物因腐败菌的作用而分解的过程称为尸体腐败。一般死亡后 24 h 后出现。

三、工作内容与方法

1.遗体清洁护理

1）目的

使遗体清洁无渗液，姿势良好，面目安详，易于辨认。

2）准备工作

养老护理员：着装整洁，穿隔离衣，戴口罩。

物品：老人的换取衣裤、尸单、尸体识别卡 3 张、血管钳、剪刀、绷带、不脱脂棉花适量、擦洗用品，必要时准备手套等。

环境：安静、肃穆，关闭门窗及窗帘。

3）操作步骤

（1）护理员备齐用物携至床旁，劝慰家属暂时离开房间，家属不在者应尽快通知。用屏风遮挡遗体。

（2）治疗用品全部撤去。床旁椅子移至床尾。

（3）将床放平使遗体仰卧，死者的手臂放于身体两侧，头下垫枕头，防止面部淤血。为死者洗净面部并闭合双眼（难以闭合者可采取按摩或湿敷的方法使其闭合）。

（4）有义齿者代为安装后闭合口腔，口腔不能闭合者可轻揉下颌或用绷带将下颌托起，在头上打结固定。

（5）用血管钳夹取不脱脂棉填塞口腔、鼻孔、耳孔、阴道、肛门等孔道（棉花不可外露）。

（6）梳理头发，脱去衣裤，擦洗全身。擦洗顺序为上肢、胸部、腹部、背部、臀及下肢。

（7）穿上尸衣、裤、袜、鞋或尸袍，将一张尸体识别卡系于死者右手腕上。

（8）撤去床上被单，将尸单斜放于平车上，抬尸体放于平车尸单上，用尸单包裹尸体胸、腰部及踝部，绷带固定。

（9）第二张尸体识别卡系于腰部尸单上，盖上大单。用平车推送尸体至太平间。

（10）第三张尸体识别卡放于停尸抽屉上，清点死者的用物交与老人家属。

（11）整理用物，终末处理。

4）注意事项

（1）诊断老人已死亡后应立即进行尸体料理，以防尸体僵硬。

（2）护理员操作中态度要严肃、认真，尽量满足家属的要求。

（3）注意维护尸体隐私，不可过度暴露遗体。

（4）操作结束应及时更换工作服，减少污染。

2. 整理遗物

1）遗物整理方法

（1）撤去污床单，放于护理车中。

（2）床栏、床旁桌、椅用消毒水擦净。

（3）床垫、棉胎、枕芯等用紫外线照射消毒 40～60 min 或放太阳下暴晒 6 h。

（4）整理清点老人遗物，交与老人家属。

2）遗物整理注意事项

（1）死者使用过的物品消毒应彻底，传染病老人死亡后物品须焚烧。

（2）老人遗物清点应细致，避免遗漏。

本章小结

1. 老年人用药应选用安全有效药物，对症下药，而不可乱用药。药物保管在通风干燥处，凡是有过期、变色、受潮、发霉、沉淀等现象之一的药物要坚决清除掉。

2. 热疗可以促进浅表炎症的消散和局限、减轻深部组织充血、缓解疼痛、保暖。老年人由于皮肤对热的敏感度下降，在使用热水袋或湿热敷时要注意防止烫伤。

3. 老年人遗体照料不仅是对死者人格的尊重，而且是对死者家属心灵上的安慰。护理员应做好遗体清洁并整理好老人遗物交与其家属。

练 习 题

一、单项选择题

1. 常用的药物种类有（　　　　）。

　　A. 固体药　　　　　B. 粉剂　　　　　C. 水剂　　　　　D. 以上都是

2. 胃肠道药物副反应应除外的一项是（　　　　）。

　　A. 恶心　　　　　　B. 呕吐　　　　　C. 腹泻　　　　　D. 蛋白尿

3. 下列选项不属于老年人易发生药物反应的原因的是（　　　　）。

　　A. 抵抗力下降　　　　　　　　　B. 代谢功能增强

　　C. 吸收功能低下　　　　　　　　D. 神经系统反应性变化

4. 用药前需要仔细询问过敏史的是（　　　　）。

　　A. 青霉素　　　　　B. 维生素 C　　　C. 庆大霉素　　　D. 止咳糖浆

5. 有关服药时间下列选项中不正确的是（　　　　）。

　　A. 健胃药饭前服用　　　　　　　B. 刺激胃黏膜的药物饭后服

　　C. 催眠药睡前服　　　　　　　　D. 利尿药晚上服用

6. 药物保管应（　　　　）。

　　A. 注意防潮

　　B. 摆放到随意拿取的地方

　　C. 过保质期的药物时间不长可服用

　　D. 药物可以放在一块，不必区分

7. 服药应用（　　　　）。

　　A. 温开水　　　　　B. 热水　　　　　C. 凉水　　　　　D. 茶水

8. 下列属于口服药类的是（　　　　）。

　　A. 栓剂　　　　　　B. 散剂　　　　　C. 酊剂　　　　　D. 碘剂

9. 热疗的目的，下列错误的是（　　　　）。

　　A. 促进浅表炎症的消散和局限　　　B. 减轻局部出血

　　C. 缓解疼痛　　　　　　　　　　　D. 保暖

10. 老年人使用热水袋的适宜温度为( )℃。
    A. 45~50   B. 50~55   C. 55~60   D. 60~70

11. 湿热敷不可用于( )。
    A. 眼睑睑腺炎早期   B. 扭伤后早期
    C. 腰肌劳损   D. 肌肉注射后局部硬结

12. 死亡之后尸体会发生变化,最先发生改变的是( )。
    A. 尸冷   B. 尸斑   C. 尸僵   D. 木僵

13. 行尸体料理时应用棉球塞肛门或阴道,但要求棉球( )。
    A. 不能外露   B. 能外露
    C. 以上两种都对   D. 以上两种都不对

14. 现代医学判断死亡的标准是指( )。
    A. 呼吸停止   B. 心跳停止
    C. 各种反射消失   D. 脑死亡

15. 遗体照料应该( )。
    A. 死亡后尽快进行   B. 遗体停放一段时间后再进行
    C. 不用维护尸体隐私   D. 操作时不用隐蔽

二、判断题

1. 如果忘记给老人服药,可几次药量一次服用。   ( )

2. 止咳糖浆对呼吸道有安抚作用,服后不需要喝水。   ( )

3. 一般服药的姿势采取站立位,坐位或半卧位。   ( )

4. 老人通常易患多种疾病,往往同时需要服用几种药。   ( )

5. 自选药品时,可相信广告宣传,尝试使用新药。   ( )

6. 如果一次要服多种药,应分次吞服,以免发生呛咳或误咽。   ( )

7. 保管药物外用药贴蓝色标签。   ( )

8. 意识不清、感觉迟钝老人使用时应在热水袋外再包一块毛巾,以防烫伤皮肤。   ( )

9. 遗体清洁护理应准备3张尸体识别卡。   ( )

10. 用热水袋注入热水,注水不宜太满,应注入热水袋的1/2~2/3满。   ( )

情景训练：协助老人服药

【训练目的】 通过训练，护理员能协助老人安全服用药物，知道药物正确的服用方法及注意事项，在操作过程中，能和老年人进行沟通，关爱并询问老年人的感受。

【训练方法】 运用仿真模拟进行角色扮演的方法，针对协助老人服药进行实践演练，并能应用到实际养老工作当中。

【情景过程】 李阿姨，60 岁，患有急性支气管炎，入院治疗观察第一天，请协助李阿姨正确服用药物。

【情景过程】

护理员：阿姨，您好！我是李华，现在服药时间到了，我来协助您服药吧。

李阿姨：嗯，好的，小李，是什么药呀？

护理员：阿姨，遵医嘱给您服用的抗生素和止咳糖浆，因为您这两天有点咳嗽。

李阿姨：哦，是的，这两天老感觉嗓子痒。

护理员：您现在感觉怎么样啊？

李阿姨：还是有点咳嗽，

（技能：护理员认真查对药物质量、老人姓名等）

（边操作边口述知识要点）

护理员：哦，李阿姨，您有过敏史吗？吃东西了没有啊？

李阿姨：没有过敏史，已经吃过了。

护理员：那好，李阿姨，请您稍等！

李阿姨：好的。

（技能：护理员再次核对）

（边操作边口述知识要点，操作中核对）

护理员：李阿姨，现在开始吃药，这是消炎药罗红霉素，对胃黏膜有刺激，最好饭后服用；还有这个止咳糖浆，对呼吸道黏膜有安抚作用，吃药后不宜立即饮水，以免冲淡药液。

李阿姨：好的，谢谢你！

护理员：好了，李阿姨，今天谢谢您的配合！

护理员：李阿姨，能再次跟我说一下您的名字吗？

李阿姨：李梅。

护理员：您还有其他需要吗?

李阿姨：不需要了。

护理员：那您好好休息，我过会再来看您!

李阿姨：太好了，谢谢你呀小李，真是个有心人。

护理员：不客气阿姨，我应该做的，阿姨您先休息，我不打扰了，有事您就叫我，我也会经常过来查看您的情况，再见!

李阿姨：再见!

第五章　老年人康复护理

【内容提要】

本章重点阐述如何指导老年人进行手工和文体娱乐活动；如何指导老年人用辅助工具进行活动。

第一节　康乐活动照护

老年康乐活动是指针对老年人的心理、生理特点在老年工作者的协助、辅导下通过语言交流、肢体活动、老年志愿服务等活动形式开展的各类活动，以满足老年人心理和生理的需要，促进健康，提高他们生活的质量。

一、学习目标

　能识记老年人康乐活动照护的相关知识。
　会操作老年人手工活动的示范方法。
　能进行老年人文体娱乐活动组织。

二、相关知识

现代医学证明，勤于用脑的人比懒于用脑的人，脑力活动退化的速度要缓慢得多，沉默寡言的老人比常有人陪伴的老人更易患老年痴呆症。因此，让老年人保持较多的活动，应积极开展老年康乐活动，对防止老年人大脑退化具有很大的作用。

　1. 老年人康乐活动的概念

老年人康乐活动：针对老年人的心理、生理需要的特点，在养老工作人员和养老护理员的协助、辅导下，通过语言交流、肢体活动等多种形式开展各类活动，以满足老年人在心理和生理上的需要，从而达到促进其健康，提高他们生活质量的目的。

2. 老年人康乐活动的意义

1）有利于保持心情愉快

老年人在康乐活动中，心情轻松愉悦、精神振奋。良好的情绪对脉搏、呼吸、消化液的分泌及新陈代谢等有着良好的调节作用，老年人舒服、轻松、乐观的情绪，会产生一种良性循环：愉快→活动→愉快，对老年人的身心健康有着积极的作用。

2）有利于健脑增智

许多老年人在空闲时，总要根据自己的爱好兴趣活动来满足心理需求。俗话说"脑不用则钝，多用则灵"。老年人在创造或创作等过程中不断阅读，反复地思考、想象、记忆可加强思维能力，扩大知识面，提高记忆力，延缓脑细胞的衰老过程。

3）有利于新陈代谢

老年人在游玩、散步等活动时，可以提高机体新陈代谢的能力，如加大肺活量、促进血液循环、改善神经系统功能等。据资料显示，坚持适当体力活动的人比久坐不动的人心脏肌肉发达，心脑血管功能健全，高血压、心脑血管病、肥胖等发病率也较小，所以适宜的体力活动是防止疾病、延年益寿的重要条件。

4）有利于促进各组织器官的功能

老年人在跑步、舞剑、太极拳、健美操、打球、跳舞等活动时，促进各器官的"活动"，肺的活动促进呼吸，心脏的活动促进血液循环，肝、胆、胃、脾的活动促进消化。体育类活动还能改善神经系统的功能，增强韧带的弹性和关节的灵活性。

3. 老年人康乐活动的种类

1）文艺类

如绘画、书法、摄影、诗歌、唱歌、跳舞、科学文化知识讲座等。

这类活动不仅能陶冶情操，丰富老年人的精神文化生活，还能让老年人亲身感受参与活动。

2）体育类

如球类（乒乓球、羽毛球、网球、门球等）、健美操、太极拳、气功等。

老年人进行体育活动能改善老年人体质，增强抗病能力；能调节老年人的心态，使老年人保持积极向上的情操。

3）娱乐类

如棋牌（象棋、围棋、跳棋、扑克、麻将）、游戏、游园、旅游等。

通过娱乐活动可以丰富老年人的精神生活，加强老年人之间的交流互动，使老年人老有所乐，增强老年人的身心健康。

除以上 3 种活动类型外，针对一些病残老人部分生理机能的缺失，尽量开展一些维持其现存的生理机能康乐活动，活动时可以结合老年人自身状况，让这类病患老人在活动中得到锻炼，维持和恢复一些现存及失去的功能。

对患病的老人应通过医生的评估后，方可为老人选择合适的康乐活动项目，指导帮助老人进行。

4. 老年人康乐活动开展的技巧

（1）养老护理员在小组活动之前，要做好充足的准备工作。事先要有周密的计划考虑，包括语言的运用、游戏类型的选择、让老年人互相熟悉的方式等，应让老年人感到活动有趣、愉快开心、轻松自然。

（2）养老护理员所组织的活动或游戏一定要简单易学、有趣味性，切忌不要太难，使老年人一听一看就懂。还应以缓慢、清晰、大声的语言讲解活动或游戏规则，确保老年人明白，否则会因做不到而感到自己无能。

（3）养老护理员不失时机地称赞老年人的能力。多称赞可增加老年人参加活动的自信心和积极性，称赞的力量是无穷的，但需要注意，称赞是真诚的鼓励，不是夸大其词和奉承。

（4）在活动中，养老护理员要关心老年人对活动的感受，发现有老年人对活动反应冷淡时，要询问老年人情况，适当调整活动顺序，避免冷场。

（5）活动结束后，养老护理员应对活动进行评估，从中发现问题，总结经验，方便以后开展更符合老人兴趣爱好的活动。

三、工作内容与方法

活动理论认为活动水平高的老年人比活动水平低的老年人更容易感到生活满意和更能适应社会，故应该在老年人中开展手工活动和文体娱乐活动。

1. 老年手工活动的实施方法

1）搓绳法

把稻草或麻线放在手心，利用双绞原理，两手一搓就成了绳子。

（1）目的。搓绳可以帮助长寿，因为手心的穴道经过搓磨刺激了全身的经络，同时两臂规律性活动带动了肩、背、手腕的肌肉和骨骼的运动。而且通过按摩或按压手心穴位，能对部分疾病起到辅助治疗的作用。

（2）方法。搓绳法应在早上 10 点和下午 3 点左右进行，因为这个时间胃部消化处于相对安静状态，心血平和。将一根小木棍放在掌上模仿搓绳的动作来回搓，或者十指并拢，两手心相对而搓，能借助刺激手心穴位达到强身健体的目的。搓手的动作不受时间和环境的制约，灵活方便，随时随地随性，很适合老年人。

2）折飞机

（1）目的。折飞机时手脑并用，两只手的手指及臂肘所有关节、肌肉都参与了运动，促进了局部血液循环和新陈代谢，增强了上肢关节的功能；需要两手同时协调活动，可促进思维和记忆，活跃脑细胞，防治脑动脉硬化，延缓脑细胞退化；专心致志，可排除杂念和消除不良因素的刺激，能净化人们的思维，会产生愉快、乐观的好心情。

（2）方法如图 5-1 所示。

① 将长方形纸按窄边对折，打开，然后将两角往中轴线折，形成三角形。

② 将整个顶部的三角形向下翻折，并多留出一段，使整张纸形成一个正方形。

③ 将向下折的一边往中轴线折，再次形成一个三角形。

④ 将大三角形下面露出的小三角形向上翻折。

⑤ 将两翼向背部翻折，再向下沿中轴线对齐折好，纸飞机就做好了。

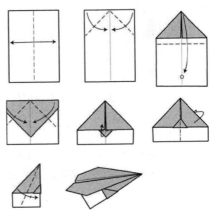

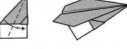

图 5-1　折飞机方法

3）搭积木

（1）目的。

① 增强老年人的动手能力。

② 增强老年人观察事物、分析事物的能力。

③ 增强老年人空间思维能力和想象力。

（2）方法。

① 发给老年人打散的九块积木。

② 告诉老年人要拼成的图形。

③ 让老年人把打散的积木拼成想要的图形。

④ 如果能完成，再让老人看看还能拼成什么图形。

4）夹豆

（1）目的

①可以锻炼老年人的手眼协调能力。

②提高老年人精细动作水平。

③锻炼老年人的反应能力。

（2）方法

①准备两个盘子，在其中的一个盘子里放上10颗豆子，另外一个盘子为空盘子。准备一双筷子，如图5-2所示。

②发出一些指令。如使盘子里剩下6颗豆子。

③让老年人将正确的豆子数夹到另一个盘子里，如图5-3所示。看老人夹的数目是否正确，如有掉出则重新开始。

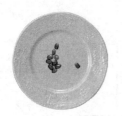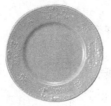　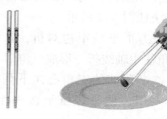

图5-2　准备夹豆用具　　　　　　图5-3　将豆夹入盘内

5）注意事项

（1）不能做低头工作的手工活。

（2）不能做弯腰、侧腰部受累的手工活，老年人的腰肌已经老化，不宜劳累过度。

（3）不能做眼睛高度注视的手工活。

2.老年人文体娱乐活动的实施方法

1）文艺类

如绘画、书法、摄影、诗歌、唱歌、跳舞、科学文化知识讲座等。

可组织老人进行大合唱，具体步骤如下。

（1）歌曲的选择：曲目的选取就很有讲究，目前的离退休人员几乎都经历了毛泽东时代，对革命歌曲有种特殊情感，加之这部分歌曲雄壮、气势有力，如《黄河大合唱》、《咱们工人有力量》等，多为他们所喜爱。

（2）参加合唱的老人应挑选有活动能力，有兴趣的老人参加，有演唱基础的老人作为主力。分声部：第一声部和第二声部的比例按5∶4分配，保证主旋律。

（3）歌曲的教唱：要选择专业的人员教唱。首先发放歌词、歌谱；其次介绍歌曲的年代、出处及时代背景，主要是培养老人的合作精神和感情交流。最后要交代一下歌曲的整个程序，让大家有一个完整的印象。

（4）合唱队的指挥：选择一个专业的指挥。

（5）合唱队的编排：①首先考虑身高，合唱队要整齐、和谐。通常中间高，两侧低；②一声部在左，二声部在右；③把演唱水平最好的放在中间的位置；④领唱一般在第一排的左侧。

2）体育类

如游泳、跑步、球类（乒乓球、羽毛球、网球、门球等）、健美操、太极拳、气功等。

组织体育活动时应以提高老年人的活动参与兴趣为原则，定期或不定期举办表演赛，增加老年人的成就感。与此同时，应针对老年人骨质疏松且运动不如年轻人灵便的身体特征，及时聘请相关专业人士指导传授体育运动中自我保护方法，减少运动伤害，如健身跑。

健身跑（即慢跑）是风靡国内外的强身健体活动。

（1）健身跑在开始时应舒展活动一下肢体，放松肌肉，做好准备活动。

（2）然后展开双臂前后摆动，协调而有节奏，深而均匀地呼吸。

（3）慢跑结束后，应缓慢步行或原地踏步，不要马上停下，做好放松整理活动，渐渐恢复到安静状态。

锻炼应从慢至快，时间从短而长，开始初练时慢跑 5～10 min 而不觉胸闷气短，然后每天逐步增加至 15～20 min，每天或隔天一次，最后甚至可增至 30～40 min。

3）娱乐类

如棋牌（象棋、围棋、跳棋、扑克、麻将）、游戏、游园、旅游等。

棋牌活动以动脑为主，可以比赛和娱乐形式经常性开展；游园和旅游活动具有一定时限性，游园活动多安排在节日进行，如元宵节、重阳节；游戏活动，如传球游戏。

（1）老年人围成圆圈。

（2）将玩具（玩具苹果、小球等）从第一个人开始依次顺时针传递，传递时要求老人右手接，再倒置到左手，由左手传给旁边的人。

（3）传递玩具时顺逆时针交替进行，大约进行 60 min，或根据人数来定。

4）注意事项

（1）正确选择。老年人可以根据自己的年龄、体质、场地条件，选择适合自己的活动项目；选择合适的活动鞋和器具，鞋底要富弹性且要防滑；选择平整且温度适宜、空气新鲜、安静清幽的公园、庭院、湖畔等活动场地，确保老年人安全、舒适；活动的设计应符合老年人的兴趣并且是在其能力范围内的。

（2）循序渐进。机体对运动有一个逐步适应的过程，所以应以选择不费力的活动开始，再逐渐增加运动的量、时间、频率。锻炼强度一般应根据老年人的实际情况循序渐进，需及时调整活动量和内容时，都应该评估老年人对于此项活动的耐受性；老年人活动的时间以每天 1～2 次，每次 30 min 左右，一天活动总时间不超过 2 h 为宜，最佳活动时间应选择在早上起床后。

（3）持之以恒。通过锻炼增强体质、防治疾病，要有一个逐步累积的过程。且取得疗效以后，仍需坚持锻炼，才能保持和加强效果。

（4）气候适宜。了解当日气候变化，注意雨雪、大风浓雾、空气污染较为严重等天气最好不到室外活动。春季早晚气温较低、相对湿度较大，室内外温度反差较大，注意防止伤风感冒、哮喘发作等病症；夏季户外运动要防止中暑，秋季早晚比较冷，活动不宜太剧烈，注意适时添加衣物和补充水分，防止感冒等病症的侵袭；冬季则要防跌倒和感冒。

（5）活动准备。活动前要有 10 min 左右的热身，活动后有 5～10 min 的缓和运动；活动结束后休息 30 min 左右，使心肺功能恢复稳定状态，胃肠有适当的准备，再开始进食。

另外，患有多种慢性病或平时有气喘、心慌、胸闷或全身不适老人，应请医生检查评估后，方可进行康乐活动，以免发生意外。

第二节　老年人活动保护

老年人在活动中会有一些不便或者会出现一些危险，所以养老护理员应学会辅助老年人活动以及防范老年人在活动过程中易出现的意外。

一、学习目标

📖 知道轮椅拐杖的使用方法。

📖 知道老年人跌倒的防护及户外运动的注意事项。

📖 能识记保护用具的应用知识。

📖 会运用轮椅、平车等工具搬运老年人。

📖 知道轮椅、平车等搬运老年人的注意事项。

二、相关知识

1.拐杖的使用

1）操作方法

第一步：先用步行器辅助行走。将步行器摆在身体前 20 cm 处，先迈出患肢，再健肢跟上，如此循环待重心稳定后，再改用腋杖，如图5-4所示。

第二步：将身体的重量放在双手，先迈出患肢，同时向前移动拐杖，再迈出健肢到双拐前，如图5-5所示。

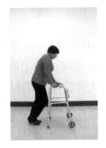 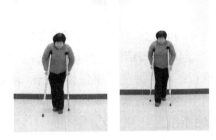

图5-4　步行器辅助行走　　　　图5-5　拐杖的使用方法

第三步：上楼梯时，先将健肢迈上台阶，再将患肢迈上台阶；下楼梯时，将双拐移到下一台阶，再将患肢迈下台阶，最后将健肢迈下台阶，如图5-6所示。

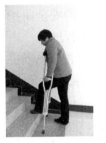 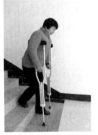

2）使用拐杖行走的步态

两点式：同时出右拐和左脚，然后出左拐和右脚。

图5-6　使用拐杖上下楼梯

三点式：两拐杖和患肢同时伸出，再伸健肢。

四点式：右拐—左脚—左拐—右脚，始终三点着地，这是最安全的步法。

跳跃式：先将两侧拐杖向前，然后将身体跳至两拐杖中间，此步态行进快，常为永久性残疾老年人使用。

3）使用拐杖时的注意事项

（1）老年人手臂、肩部或背部应无伤痛，活动不受限制，以免影响手臂的支撑力。

（2）选择合适老年人的拐杖。不合适的拐杖可导致腋下受压造成神经损伤、腋下和手掌挫伤、跌倒，不正确的拐杖使用姿势还会引起背部肌肉劳损、酸痛。

（3）选择大的练习场地，避免拥挤和分散注意力，并保持地面干燥，无障碍物。

（4）做好安全防护，穿防滑的鞋子，衣服宽松合身。

（5）经常检查手杖和拐杖的底端，确定橡胶垫的凹槽能产生足够的吸力和摩擦力，而且紧拴于手杖和拐杖的底端。

2. 轮椅的使用

1）操作方法

（1）打开与收起：打开时，双手掌同时向下用力下压轮椅两侧的横杆上（扶手下方）；收起时将脚踏板先翻起，然后双手握住坐垫两端，用力向上提拉。

（2）推行：双手握住把手慢慢推行，注意推行时前后左右的情况。

（3）刹车：站在轮椅的侧面或后面，一手握住把手，一手关闭车闸。

2）注意事项

（1）使用轮椅时老年人需要保持平衡，端正坐姿，应坐于轮椅正中，背向后靠并抬头。

（2）做好老年人的安全防护，轮椅上适当部位配用安全带，并要求老年人养成制动轮椅手闸的习惯。

（3）使用轮椅后老年患者进行必要的肌力训练，有利于身体康复，如桥式运动、仰卧起坐、燕式平衡、使用哑铃、杠铃等。

（4）指导老人进行轮椅转移技术训练，如从床上左右、上下移动，床上坐起再到轮椅，轮椅到床，从轮椅中站起移至其他椅等。

（5）对乘坐轮椅时间较长的老年患者应预防压疮的发生，要注意检查骨隆突处受压的皮肤，每30 min臀部减压一次，使臀部悬空并保持15 s左右。

3. 老年人扶抱搬移的常用方法

1）徒手搬运法

（1）搀扶。适用于病情较轻、能够站立行走的老年人。由一名或两名护理员托住老人的腋下，也可由老人将手臂搭在护理员肩上，护理员用一手拉住老人的手腕，另一手扶老年人的腰部，然后与老人一起缓慢移动。

（2）背驮。适用于清醒且体重轻、可站立，但不能自行行走的老年人。护理员背对老人蹲下，然后将老人上肢拉向自己胸前，用双臂托住老人的大腿，双手握紧腰带。护理员站直后上身略向前倾斜行走，如图5-7所示。

（3）抱持。多适用于一名护理员实施搬运。将老人的双臂搭在自己肩上，然后一手抱住老人的背部，另一手托起腿部，如图5-8所示。

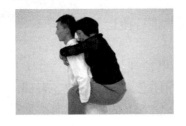 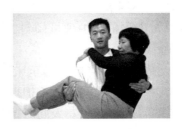

图5-7　背驮　　　　　　图5-8　抱持

（4）双人搭椅。适用于意识清醒并能配合护理员的老年人。由两名护理员对立老人两侧，然后两人弯腰，各以一只手伸入老人大腿后下方呈十字交叉紧握，另一只手彼此交叉支持老人背部。或者护理员右手紧握自己的左手手腕，左手紧握另一护理员的右手手腕，以形成口字形。这两种不同的搬运方法，都因形状类似于椅状而得名。此法的要点是两人的手必须握紧，移动步子时必须协调一致，且老年人的双臂必须分别搭在两名护理员的肩上，如图5-9所示。

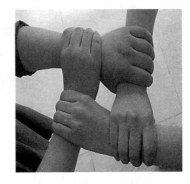

图5-9　双人搭椅

（5）拉车式。需两名护理员。一名护理员站在老人后面，两手从老人腋下伸出，使老人的头和背部贴靠在护理员胸前，另一护理员蹲在伤员两腿之间，双臂夹住老人的两腿，然后两人步调一致，慢慢将老人抬起，如图5-10所示。

2）平车或担架搬运法

（1）挪动法。协助老年人将上半身、臀部、下肢依次向平车挪动。下车回床时，应先帮助其移动下肢，再移动臀部及上半身。

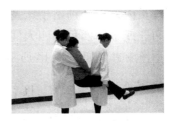

图5-10　拉车式

（2）一人搬运法。护理员一侧手臂自老人腋下伸至对侧肩部，另一臂在同侧伸入老人股下，面部偏向一侧；老人双臂交叉于护理员颈后并双手用力握住护理员，抱起老人，脚步轻轻移动，如图 5-11 所示。

（3）两人搬运法。甲、乙两名护理员站在老人的同一侧，将老人上肢交叉于腹部，甲护理员一手抬起老人头、颈、肩部，一手抬起腰部；乙护理员一手抬起老人臀部，一手抬起老人膝部（腘窝处）。二人同时抬起，使老人身体稍向护理员倾斜，同时进行搬运，如图 5-12 所示。

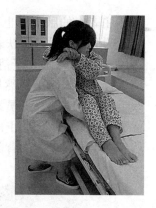

图 5-11　一人搬运法

（4）三人搬运法。将老人移至床边，甲护理员托住老人的头、颈、肩及胸部；乙护理员托住老人的背、腰、臀部；丙护理员托住护理员的膝及脚部。三人同时抬起，使老人的身体稍向护理员倾斜，同时移步搬运，如图 5-13 所示。

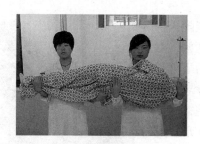

图 5-12　二人搬运法

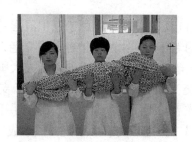

图 5-13　三人搬运法

（5）四人搬运法。护理员甲、乙分别站于床首、尾端，分别抬起老人的头、颈肩及双腿；护理员丙、丁分别站于床及平车两侧，紧紧抓住帆布兜或中单四角，四人同时抬起，将老人轻放于平车中央，如图 5-14 所示。

3）注意事项

（1）搬运时保证老年人的安全，动作轻稳。

（2）运送过程中：老年人的头应卧于大轮一端，

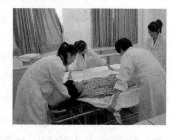

图 5-14　四人搬运法

可减少颠簸引起的不适；推车时护理员应站在老年人头侧，以便于观察病情。

（3）推老年人上下坡时，老年人的头部应在高处一端，以免引起老年人不适。

（4）选择搬运方法时，注意适用对象。挪动法适用于能配合动作者；单人搬运法适用于体重较轻者；两人或三人搬运法适用于不能自行活动或体重较重者；四人搬运法适用于病情危重或颈腰椎骨折者。

（5）若用平车法运送老年人，推车出门时应先将门打开，不可用车撞门，避免震动老年人或损坏建筑物。

4.老年人保护具的应用

防止高热、昏迷、躁动及危重老年人因虚弱、意识不清或其他原因而发生的坠床、撞伤等意外伤害的发生，养老护理员要学习保护具的相关知识，更好地护理老年人，确保老年人的安全。

常用的保护具有床档、约束带等。

1）床档

主要预防老年人坠床，包括多功能床档、半自动床档、木杆床档等。

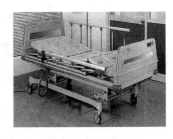

图 5-15 半自动床档

（1）多功能床档：使用时插入两侧床缘，不用时插于床尾。必要时可将床档取下垫于老人背部，作胸外心脏按压时使用。

（2）半自动床档：通过控制面板按需升降，如图 5-15 所示。

（3）木杆床档：使用时将床档稳妥固定于两侧床边。床档中间为活动门，操作时将门打开，平时关闭，如图 5-16 所示。

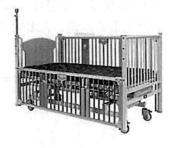

图 5-16 木杆床档

2）约束带

（1）宽绷带。常用于固定手腕和踝部。使用时，先用棉垫包裹手腕部或踝部，再用宽绷带打成双套结，套在棉垫外稍拉紧，如图 5-17 所示，以肢体不脱出、不影响血液循环为宜，然后将带子固定于床缘。

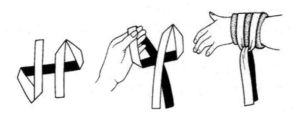

图 5-17 宽绷带使用方法

（2）肩部约束带。用于固定肩部，限制老人坐起。肩部约束带用布制作，宽 8 cm，长 120 cm，一端制成袖筒，如图 5-18 所示。使用时，将袖筒套于老人肩部，腋窝衬棉垫，两袖筒上绷带在胸前打结固定，将两条长宽带系于床头，必要时将枕横立床头。亦可将大单斜折成长条，作肩部约束，如图 5-19 所示。

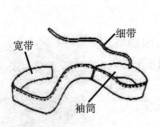

图 5-18　肩部约束带　　　　图 5-19　肩部约束示意图

（3）膝部约束带。用于固定膝关节，限制老人下肢活动。膝部约束带亦用布制作，宽 10 cm，长 250 cm，宽带中部相距 15 cm，分别钉两条二头带，如图 5-20 所示。使用时，两膝、腘窝衬棉垫，将约束带横放于两膝上，宽带下的两头带各固定一侧膝关节，再将宽带系于床缘，也可用大单折成长条进行固定，如图 5-21 所示。

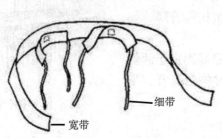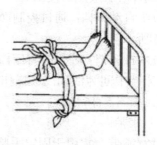

图 5-20　膝部约束带　　　　图 5-21　膝部固定示意图

3）使用约束带的注意事项

（1）严格掌握指征，维护老年人自尊。

（2）保护性制动措施只能短期使用，并定时松解，协助老年人翻身，保证老年人安全和舒适。

（3）约束带下要放衬垫，松紧适宜以能伸 1～2 手指为宜，每 15～30 min 观察约束部位的血液循环，每 2 h 解开放松约束带一次，必要时进行局部按摩，促进血液循环。

（4）健康教育，向老年人及家属介绍保护具使用的必要性，消除其心理障碍；介绍保护具应用的操作程序，说明操作要领及注意事项，防止并发症的发生。

5. 老年人户外活动

老年人适当多做户外活动能延缓机体功能衰退，接受紫外线照射，预防和推迟骨质疏松的发生。在老年人进行户外活动的时候，必须保证安全，防止跌倒等损伤的发生。

根据老年人的生理特点，为老年人选择好合适的耐力性项目，如步行、慢跑、游泳、跳舞、太极拳、打乒乓球、打门球、打保龄球等。

1）老年人运动四项原则

（1）安全。老年人参与运动时首先要考虑安全，避免有危险性的项目和动作，运动强度、幅度不能太大，动作要简单、舒缓。

（2）全面。尽量选择多种运动项目和能活动全身的项目，使全身各关节、肌肉群和身体多个部位受到锻炼。注意上下肢协调运动，身体左右侧对称运动。

（3）自然。老年人运动方式应自然、简便，不宜做负重憋气、过分用力、头部旋转摇晃的运动，尤其对有动脉硬化和高血压的老年人，更应避免。

（4）适度。老年人应该根据自己的生理特点和健康状况选择适当的运动强度、时间和频率。最好坚持每天锻炼，每周至少锻炼 3～5 次。每天户外活动时间至少 0.5 h，最好 1 h。老年人进行健康锻炼一定要量力而行，运动强度以轻微出汗、自我感觉舒适为度。世界卫生组织推荐的最适宜锻炼时间是 9:00—10:00 或 16:00—18:00。

2）老年人户外活动的注意事项

（1）运动前做全面身体检查。通过检查可了解自己的健康状况，为合理选择运动项目和适宜的运动量提供依据。

（2）了解运动前后的生命体征。注意运动前后生命体征的变化，尤其是学会测量早晨起床时的基础脉搏以及运动前后的脉搏变化，同时可测量血压。

（3）锻炼要循序渐进。每次运动前做几分钟准备活动，运动量要由小到大，逐渐增加，以免老年人出现不适反应，如疲劳、肌肉酸痛，食欲变差，甚至睡眠不好等。

（4）活动环境要好。要尽量选择空气清新、场地宽敞、设施齐全、锻炼气氛好的场所进行锻炼。

3）老年人户外运动应防止机械性损伤的发生

老年人户外运动常见的机械性损伤主要是跌倒，老年人应适当地使用助行器，房间或户外的地面应保持整洁、干燥，减少障碍物，穿防滑鞋等，保证安全。

三、工作内容与方法

1. 教会老年人使用轮椅和拐杖

1）目的

教会下肢残疾、偏瘫、截瘫者及行动不便的老年人使用轮椅和拐杖，使其扩大生活范围，积极进行身体锻炼和参与社会活动。

2）准备

（1）了解轮椅构造和拐杖应用要点。轮椅的构造：由把手、靠背、扶手、侧垫、坐垫、安全带、刹车、中轴、提升杆、手轮圈、车轮、小前轮、交叉固定轮椅装置、架腿布、脚踏板组成。

选用长度合适、安全稳妥的拐杖。拐杖的长度包括腋垫和杖底橡胶垫，一般情况下，选取使用者身高减去 40 cm 后的长度较为合适。

（2）训练场地宽敞：事先收拾整理好室内、走廊的通道。

3）主要操作方法

（1）轮椅使用法。

① 平地上推动轮椅。在平地上推动轮椅时，护理员站在轮椅的后面，指导老人头正向前看，臀部坐稳，保持平衡。开始前行时，老人的双手抓住手动圈后部，双臂向后，肘关节稍屈做好准备，然后身体略向前倾，双臂向前，伸肘，即可前行，如图 5-22 所示。

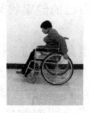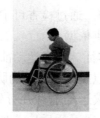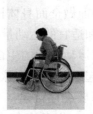

（a）第一步　　　　　（b）第二步　　　　　（c）第三步

图 5-22　平地上推动轮椅

② 平地上倒退轮椅。护理员应先告知老人，让老人双手抓住扶手，伸肘，双手放于手动圈上，然后身体略向后倾，压低双肩，用手臂用力将车轮向后推动，如图 5-23 所示。

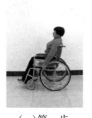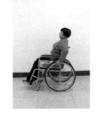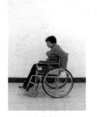

（a）第一步　　　　　　（b）第二步　　　　　　（c）第三步

图 5-23　平地上倒退轮椅

③在斜坡上推动轮椅。上坡：护理员指导老人将双手分别放于手动圈顶后部，肩关节屈曲并内收，做好准备后身体前倾，向前推动车轮，这样通过转换车轮方向使车轮与斜坡相交，同时也可使轮椅在斜坡上立足。下坡：护理员指导老人头部和肩部伸展向后靠，将双手放于车轮前方或在维持腕关节背伸情况下将一掌骨顶在手动圈下方进行制动。

④转换轮椅方向。以转向右侧为例：护理员指导老人将右手放于手动圈后方，右臂略向外侧旋转，将身体重心通过右手传递至车轮内侧，用右手将右侧车轮向后转动，同时左手在正常姿势下将左侧车轮转向前方。

（2）拐杖使用法。护理员指导老年人双肩放松，身体挺直站立，腋窝与拐杖顶垫间相距 2～3 cm，拐杖底端应该侧离足跟 15～20 cm，握紧把手时手臂应可以弯曲，拐杖底面应该较宽并有较深的凹槽，且具有弹性。按照 4 种步态进行练习。

2. 使用轮椅辅助老年人活动

当老年人使用轮椅时，养老护理人员应协助老年人进行各种活动。

1）前进或后退

四轮着地法：轮椅保持水平或四轮着地。

二轮着地法：方向轮是空，大轮着地，轮椅后倾推或拉。

2）上下台阶

上台阶：养老护理员用二轮着地法向后拖上台阶，手柄向后下方拉，用脚踩后倾杆，使方向轮上台阶，提手向前上方，顺势将大轮滚上台阶，推进，如图 5-24 所示。

下台阶：老人和养老护理人员背向前进方向，护理员在前，轮椅在后，嘱咐老人抓紧扶手，提起车把，后轮转移到台阶下，以两后轮为支点，抬起前轮，平稳地把前轮转移到台阶下，如图 5-25 所示。

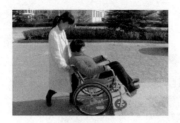
图 5-24　上台阶

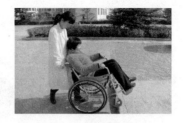
图 5-25　下台阶

3）上下坡

（1）老人坐不稳或轮椅下斜坡时，用束腰带保护。

（2）上坡：身体一定要前倾，可以防止后翻。

（3）下坡：倒转轮椅，使轮椅缓慢下行，伸展头部和肩部并向后靠。

4）上下楼梯

（1）一人式：二轮着地法，向后拖，逐级而上。下楼梯反之。

（2）二人式：同一人式，另一人置轮椅前方协助，如图 5-26 所示。

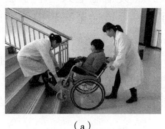
（a）

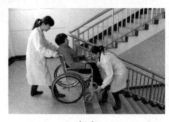
（b）

图 5-26　二人式

（3）四人式：同一人式，轮椅前后方各两人，协调一致。

3. 转运搬移老年人的方法

1）轮椅运送法

（1）目的

①运送不能行走但能坐起的老年人。

②帮助老年人离床活动，促进血液循环和体力恢复。

（2）用物准备

轮椅（性能良好），外套或毛毯（根据季节准备），别针，软枕（按需要准备）。

（3）操作步骤

①协助老人坐轮椅，将轮椅推至床旁，使椅背与床尾呈 30°～45° 角，将脚

踏板翻起，拉起双侧车闸以固定车轮。如无车闸，护理员应站在轮椅后面固定轮椅，防止前倾。扶老人上轮椅，老人坐稳后，翻下脚踏板，嘱咐老人把脚踏在脚踏板上，如图 5-27 所示。

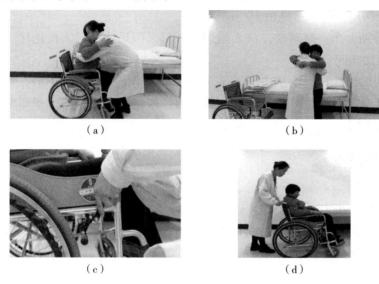

（a）　　　　　　　　　　　　　（b）

（c）　　　　　　　　　　　　　（d）

图 5-27　协助老人坐轮椅

　　②推轮椅时，嘱咐老人手扶轮椅扶手，尽量靠后坐。并嘱咐老人身体勿向前倾或自行下车。

　　③协助老人下轮椅时，将轮椅推至床旁，固定好轮椅，翻起脚踏板，扶老人下轮椅。使轮椅与床呈 30°～45° 角放置。老人手扶护理员肩或颈。右腿伸到老人两腿间，抵住患侧膝部。护理员在轮椅后方，伸手至老人肋下，将老人身体后移。

　　（4）注意事项

　　①经常检查轮椅，保持良好的性能，确保老年人安全。

　　②自行操作时严禁在斜坡处或行进时休息。

　　③推轮椅速度要慢，保持平稳，以免老年人不适或发生意外。

　　④注意保暖，防止受凉。

　　⑤运送过程中注意观察老年人病情变化。

　　2）平车转运搬移法

　　（1）目的

　　运送不能起床的老年人入院、做各种特殊检查、治疗、手术或转运等。

　　（2）用物准备

　　平车、毛毯、枕头。

（3）操作方法

①放置平车：向老人解释，以取得老人的配合。若用挪动法和四人搬运法，需将平车与床平行。若用一人搬运法，或二人搬运法，或三人搬运法，平车位于床尾，与床呈钝角。

②协助上车：挪动法、一人搬运法、二人搬运法、三人搬运法、四人搬运法等方法相同。

③协助回床：挪动法中，下平车顺序是嘱咐老人先挪动下肢、臀部，再挪动上半身，与上平车顺序相反。其他四种搬运法中老年人上平车与下平车搬运方法相同。

本章小结

1. 老年人手工活动的示范方法及文体娱乐活动的实施方法。

2. 老年人在进行各种活动时有效的保护安全措施，包括保护具的使用，常见助行器的使用，以及跌倒的防范等。

练 习 题

一、选择题

1. 老年人运动的时间以每天（　　　），每次（　　　）左右，运动总时间以不超过 2 h 为宜。

　　A. 2～3 次；1 h　　　　　　　B. 3～4 次；2 h

　　C. 1～2 次；30 min　　　　　　D. 4～5 次；30 min

2. 适合老年人的康乐活动不包括（　　　）。

　　A. 乒乓球　　　　B. 退步走　　　C. 唱歌　　　　D. 太极拳

3. 老年人运动原则是（　　　）。

　　A. 适度　　　　B. 兴奋　　　　C. 全面　　　　D. 自然

4. 康乐活动对老年人的作用有（　　　）。

　　A. 保持良好的情绪　　　　　　B. 增强体魄

　　C. 打发无聊时间　　　　　　　D. 有利于防止脑力衰退

5. 使用约束带最重要的是观察（　　　）。

　　A. 是否有衬垫　　　　　　　　B. 约束带是否牢固

　　C. 体位是否舒适　　　　　　　D. 局部肤色是否有变化

6. 拐杖简易计算方法为（　　　）。

　　A. 使用者身高减去 30 cm　　　　B. 使用者身高减去 40 cm

　　C. 使用者身高减去 20 cm　　　　D. 使用者身高减去 10 cm

7. 单人搬运法适用于（　　　）。

　　A. 能配合动作者　　　　　　　　B. 体重较轻者

　　C. 不能自行活动或体重较重者　　D. 病情危重或颈腰椎骨折者

8. 老年人最适宜的户外锻炼时间是（　　　）。

　　A. 6：00～7：00　　　　　　　　B. 7：00～8：00

　　C. 8：00～9：00　　　　　　　　D. 9：00～10：00

二、判断题

1. 二人协助将老人移向床头时，护理员可立于床的同侧，一人托住老人的肩、腰部，另一人托老人的臀部、腘窝抬起老人。（　　）

2. 肩部约束带用于固定肩部和肘部，限制躁动的老人坐起。（　　）

3. 推车时护理员应站在老年人身体旁，以便于观察病情。（　　）

4. 如果昏迷者没有意识，可以适当的不使用保护具。（　　）

5. 在使用约束带时应以肢体不脱出且不影响血液循环为宜。（　　）

6. 老年人户外活动每次运动前做几分钟准备活动，运动量要由小到大，逐渐增加。（　　）

7. 普通手杖的特点是整体呈手形，适用于一般行动不便的老人。（　　）

8. 手杖主要根据老人的体重来选择。（　　）

情景训练：轮椅的使用方法与转移老人

【训练目的】

让护理员将所学的知识与技能融入一个仿真模拟场景中，通过这样的训练方式培养护理员的团结合作和职业精神，锻炼护理员的人际沟通和实际操作能力。

【训练方法】

运用角色扮演的方法，针对轮椅的使用方法与转移老年人的技能进行实践演练，使护理员能将知识与技能融会贯通，应用到实际养老工作当中去。

【情景举例】

李奶奶，75 岁，因行动不便长时间躺在床上，一周前入住单城老年公寓。作为护理员，请帮助李奶奶到户外活动。

【情景过程】

1. 轮椅使用法的训练

训练前准备：性能完好的轮椅、天冷备毛毯、事先了解环境与老人情况。

护理员：李奶奶，由于您行动不便，长时间躺在床上对身体不好，我一会用轮椅推您出去活动好吗？

李奶奶：太好了，我都闷坏了。

（技能：护理员将轮椅推至老人床旁，使椅背与床尾呈 30°～45° 角，将脚踏板翻起，拉起双侧车闸以固定车轮。如无车闸，护理员应站在轮椅后面固定轮椅，防止前倾。扶老人上轮椅，老人坐稳后，翻下脚踏板，嘱老人把脚踏在脚踏板上）

（边操作边口述知识要点）

护理员：李奶奶，您用手扶好轮椅的扶手，尽量靠后坐一些。坐稳了我就推您了。

李奶奶：哦，好的。

护理员：李奶奶，推您出来感觉怎么样？心情好些了吗？

李奶奶：好多了，感觉全身都舒适了好多！

护理员：李奶奶，前面是个坡道，上下坡时您老一定要抓紧两侧的扶手，别怕，我会平稳上推，下坡时慢慢倒行，保证您安全的（养老护理员要手握椅背把手，两臂弯曲。如果是上台阶时护理员应踩踏轮椅后侧的杠杆，将前轮抬起，后轮作为支点，将翘起的前轮移上台阶，双手抬起车把，再将后轮平稳移上台阶。下台阶应倒退慢慢将后轮移到台阶下，再将前轮稍稍翘起，拉动轮椅使前轮移向台阶下）。李奶奶，这样的速度您能适应吗？

李奶奶：可以。

护理员：李奶奶，活动时间太长了易疲劳，咱们回房休息好吗？

李奶奶：好，回去吧。

护理员：李奶奶，坐电梯回去好吗？坐电梯不像平路，进入电梯后我会及时拉紧车闸的。（护理员和老人要背对电梯门）

护理员：李奶奶，到房间，那我帮您下轮椅了好吗？

李奶奶：好的。

2. 轮椅转移老年人的训练

护理员：李奶奶，先去卫生间好吗？

李奶奶：这样好！

护理员：我帮您。（卫生间的门以方便轮椅进出方可进行，方法同轮椅移向床。）

护理员：李奶奶，上床休息吧？

（技能：护理员将轮椅推至床旁，使轮椅与床呈 30° ～ 45° 角。固定好轮椅，翻起脚踏板，护理员把右腿伸到老人两腿间，抵住患侧膝部。让老人手扶护理员肩或颈。慢慢将老人挪动到床沿，帮助老人卧床）

（边操作边口述知识要点）

护理员：接下来您要注意休息，我每天会定时推您转转。如果您任何时间需要去外面放松一下的话，也可以随时叫我。

李奶奶：我知道了。谢谢你啊！

护理员：不客气。李奶奶，这是我应该做的。

第三部分　养老护理员（中级）

第六章　老年人生活照料

【内容提要】

　　本章重点阐述老年人在鼻饲进食、排泄、睡眠障碍的观察护理及床旁消毒隔离护理照料，养老护理员在组织老年人实施这几大领域活动中的要求和注意事项。

第一节　老年人饮食照料

　　对于一些病重、不能经口或拒食的老年人，为保证其营养素的摄取与消化吸收，以维持并改善老人的营养状态，促进康复，可采用鼻饲法供给食物。老年人容易发生噎食、呛咳，因此，防止意外发生也是饮食照料中重要环节。

一、学习目标

　　📖 知道鼻饲照料、噎食、误吸的救护知识。
　　📖 知道带鼻饲管老年人的进食方法，会为鼻饲老人进行饮食护理。
　　📖 能为噎食、误吸老年人采取正确的急救措施。

二、相关知识

1. 鼻饲照料

管饲法是通过导管将营养丰富的流质饮食或营养液、水和药物注入胃内的方法。鼻饲是管饲法应用最广泛的一种喂食方法，如图 6-1 所示。

1）鼻饲

鼻饲是将胃管经鼻腔插入胃内，从管腔

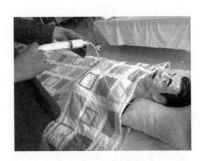

图 6-1　鼻饲

供给老人食物或药物的方法，常用于不能由口腔进食者，如昏迷、食管狭窄、拒食者等。鼻饲管通常是由医师或护士放置，然后将胃管固定在面颊，再将胃管末端用夹子夹住或将其折弯用线牢固并用清洁纱布包扎，防止过多气体进入胃内，并保持外管口的清洁。护理员的任务主要是保持其稳固、不被污染，通过其进行喂药和喂食。

2）鼻饲液

常用鼻饲饮食包括混合奶和匀浆饮食。混合奶的可用食物包括牛奶、豆浆、熟鸡蛋、浓米汤、肉汤、蔗糖、植物油、食盐等；匀浆饮食的可用食物包括米饭、米粥、面条、馒头、鸡蛋、鱼、虾、瘦肉、猪肝、蔬菜、油、盐等。

鼻饲老人需要一个适应过程，开始时鼻饲量应少而清淡，以后逐渐增多。昏迷或较长时间未进食者，第一、二天以混合奶为主，每次 50～100 mL，4 h喂一次，如无任何不适，从第 3 天开始，即可进食匀浆食物。长期进食匀浆膳的老人，每次灌注量包括水在内一般应在 200～400 mL，每日 3～4 次；加水数次，每日总量在 1500～2000 mL 之间。

配制的鼻饲液应精细、温度适宜（35～40℃），放于前臂内侧而不觉烫，方可注入。鼻饲温度过高或过低，可能烫伤或冻伤黏膜。另外，鼻饲液应尽量以无渣、营养齐全、比例合适的流质饮食为宜。注意蛋白质以植物蛋白和动物蛋白相搭配，对维生素和无机盐也应给予适当的补充。食物、餐具和制作时应注意卫生，配制膳食的原料应新鲜，配制好的饮食如果在 24 h 内未食用完就应丢弃。

2. 噎食

食物团块完全堵塞声门或气管引起的窒息，俗称"噎食"，是老年人猝死的常见原因之一。阻塞气管的食物常见的有肉类、番薯、汤圆、包子、豆子、花生、瓜子等。

老年人发生噎食常见原因有：①咀嚼功能差，不容易嚼碎大块食物，尤其是肉类；②在饮酒过量时，容易失去自控能力进食过快过多；③老年人患食管病者较多，进餐时容易引起食管痉挛而致噎食；④老年人的脑血管病变发生率高，咽反射迟钝，容易造成吞咽动作不协调而噎食；⑤抗精神病药物的副作用；⑥食欲亢进不能自控，进食大口吞咽。

噎食的发生往往具有以下特征：①进食时突然不能说话，并出现窒息的痛苦表情；②通常用手按住颈部或胸前，并用手指口腔；③如为部分气道阻塞，可出现剧烈的咳嗽，咳嗽间歇有哮鸣音。

老年人预防噎食的措施：①及时治疗各种诱因疾病；②饮食做到四宜，即食物宜软、进食宜慢、饮酒宜少、心宜平静。

3. 误吸

误吸是指进食（或非进食）时在吞咽过程中有数量不一的液体或固体食物进入到声门以下的气道。老年人因为机体衰老和生理功能减退及疾病增多等原因而容易在进食和饮水过程中发生误吸。症状可因食物大小而异。轻者可引起呛咳，重者发生吸入性肺炎，吸入较大异物阻塞气道可引起窒息。

为预防误吸，老年人进食不宜过急过快，进食后不宜立即平卧休息，而应保持坐位或半卧位 30 min 以上，避免胃内容物反流。意识障碍不能坐起的老人，应让其侧卧或偏向一侧。咳嗽、咳痰、喘息者应鼓励其充分、有效咳嗽，必要时吸氧气，饭后不宜进行口腔护理、口腔检查、吸痰等。除此之外，老年人在生活饮食上还要注意以下几点。

（1）进食时一定要细嚼慢咽，不要边吃边说。

（2）咀嚼时不要深吸气或大喘气。

（3）少吃黏性强的食物，如年糕、汤圆等，吃时也一定要切成小块状。

三、工作内容与方法

1. 鼻饲护理

1）目的
给昏迷、吞咽困难或不能由口进食的老人补充营养和水分。

2）准备工作
养老护理员：衣着整齐、洗手、戴口罩。
用物：治疗碗、50 mL 注射器、纱布、治疗巾、夹子、别针、温开水、流质饮食（200 mL、35～40℃）。
环境：温度适应。

3）操作步骤
（1）核对记录卡及饮食通知单。
（2）携用物到老人床旁，说明操作内容。征得老人同意后开始鼻饲。
（3）协助老人取坐位或半卧位，无法坐起者取右侧卧位，抬高老人床头与水平线呈 30°～50°。
（4）铺治疗巾于老人胸前，将胃管从纱布中取出。
（5）将注射器与胃管相接，抽动注射器，见胃液抽出，再慢慢把胃内容物推回去。

（6）用注射器抽吸少量温开水（20～30 mL）注入胃内。

（7）抽吸鼻饲液，使其充满，分次注入，每次抽吸鼻饲液时，应将胃管末端反折。

（8）喂食完毕再注入少量温开水冲洗。然后把胃管末端反折，用夹子夹紧，纱布包好并用别针固定于老人衣领旁边。嘱老人安静休息 30 min 再恢复平卧位。

（9）整理用物并记录。

4）注意事项

（1）喂食时注意观察老年人反应，开始时鼻饲液宜少量，逐渐加量，让老人慢慢适应，中午鼻饲量可略高于早晚。

（2）每次喂食量不要超过 200 mL，每日 4～5 次，两次喂食之间加喂水。鼻饲片剂药物时，应先将药片研碎，溶解后再灌入。

（3）鼻饲液过冷、过热，可引起胃肠不适。因此，灌注前要测试饮食温度，可以将饮食滴于腕关节内侧皮肤上，以不感觉烫为宜。

（4）喂食前应验证胃管是否确在胃内方可进行喂食。应先将听诊器胸件放在老人胸骨剑突下，然后用注射器向鼻饲管内打少量空气，听取有无气泡声，或用注射器从鼻饲管口回抽胃液，以确定胃管是否在胃里，了解老人消化情况，据此再决定本次注入量。

（5）每次喂食前后均应灌注 30 mL 左右 38～40℃温开水，再灌注流质饮食或药物，以保持管道清洁、通畅。

（6）长期鼻饲者，应每日进行口、鼻腔护理 2 次。

（7）每日应清洁鼻腔，加强口腔护理，以保持卫生、清洁，预防并发症。

2. 老年人噎食、误吸急救措施

1）噎食应急救助

（1）站位腹部冲击法。施行腹部挤压法，直至老人咳出异物。护理员应站在老人背后，双臂环抱其腹部，一手握拳并用拇指顶住老人上腹部剑突处，另一只手的手掌压住握拳的手，在老人腹部用力向上向内冲击按压。

（2）卧位腹部冲击法。老人仰卧位，护理员两腿分开跪在老人大腿外侧，双手掌叠放在腹脐上 2 cm，向上向前做快速挤压。如不见效，隔几秒钟后重复上述操作。经上述处理后，横隔迅速上抬挤压胸腔，造成的气流压力较大，足以将堵塞的食物团冲出，使老人脱离危险。

2）误吸应急救助

一旦误吸，立即终止饮食或鼻饲，先让老人趴跪地上，臀部抬高，头尽量放低，然后用手掌稍用力连续拍打老人背部，以促使异物排除。采用拍背法无效时，可立即从老人背后拦腰将其抱住，双手叠放在老人上腹部，快速用力地向后上方挤压，如此反复数次，通过膈肌上抬压缩肺形成气流，将异物冲出。进行抢救时要注意，动作必须快速，用力应适度，以免造成肋骨骨折或内脏损伤。

3）急救后及时记录、报告

急救完成后应把老年人发生噎食、误吸的时间、表现、救助方法和急救后老人情况做好记录并及时报告。

第二节　老年人排泄照料

排泄是人体的基本需要之一，也是维持生命的必要条件之一。对患病老年人而言，往往伴有排泄功能的失调，导致老年人不舒适。

一、学习目标

　　📖知道老年人排泄知识及观察要点。
　　📖能够对留置导尿的老年人的尿量及颜色进行观察，并能及时发现异常。
　　📖能人工取便并为老年人更换尿袋、粪袋。

二、相关知识

老年人二便异常时，护理员应通过观察及时发现原因，避免老年人病情加重。

1.尿液的观察

1）正常情况

次数和量：成人每天尿量为 1500～2000 mL，日均排尿 4～6 次。排尿次数及排尿量与个人的习惯、饮水量、运动量、气候、出汗有很大关系。

颜色和气味：正常尿液呈淡黄色，澄清透明，没有恶臭味。如果放置过久，颜色可加深并逐渐变混浊。

2）异常状况

可以从其次数、量和颜色等方面观察。

（1）次数和量的异常状况见表6-1。

表 6-1　老年人尿液次数及量的异常状况

种　　类	排量或次数	产生原因
多尿	日排尿量超过 2500 mL	常见于慢性肾小球肾炎，其次为糖尿病、高钙血症、内分泌疾病（如尿崩症）等
少尿	日排尿量少于 400 mL	常见于充血性心力衰竭、严重肾脏疾患、尿路阻塞等
无尿	日排尿量少于 100 mL	见于严重心、肾疾病和休克等疾病
夜尿增多	夜间排尿次数和尿量明显增多，尿量达到或超过全天总尿量的一半	常见于心脏或肾功能不全，糖尿病、前列腺肥大睡眠欠佳等也使夜尿增多

（2）颜色的异常状况及原因见表 6-2。

表 6-2　老年人尿液颜色的异常状况

种　　类	颜　　色	产生原因
血尿	红色或呈洗肉水样	常见于肾小球肾炎、膀胱炎，肾肿瘤及泌尿系结石。老年人出现断断续续且无痛性的血尿时，常为泌尿系统癌变的征兆
混浊尿	混浊	常见于泌尿系感染，尿里含有大量脓细胞、上皮细胞或细菌等炎症渗出物，应排除蛋白尿的发生
血红蛋白尿	浓茶色或酱油色	多由血管内溶血、红细胞破坏、血红蛋白释放入血而造成，常见于急性溶血，恶性疟疾、血型不合的输血等
胆红素尿	深黄色，振荡后泡沫呈黄色	尿液中含有大量结合胆红素，多见于阻塞性或肝细胞性等肝胆疾患造成的黄疸症
乳糜尿	外观呈不同程度乳白色浑浊尿液。含有红细胞，则外观呈乳红色，称乳糜血尿	乳糜液未经正常的淋巴道引流入血而逆流进入尿液所致，常见于血丝虫病，也可由于各种原因造成淋巴破坏或阻塞而致乳糜液进入尿液

2. 粪便的观察

1）正常情况

次数和量：成人每日排便 1～3 次，平均量为 100～300 g。排便量的多少根据食物摄入量、种类、液体摄入量、排便次数和消化器官的功能状况而不同。进食细粮及肉食为主者，粪便细腻而量少；进食粗粮，尤其是食用大量蔬菜者，粪便量大。肠、胃、胰腺有炎症或功能紊乱时，因为分泌、消化、吸收不良，粪便量也会增多。

颜色和形状：正常成年人的粪便呈黄褐色，柔软，成形与直肠的形状相似，含少量黏液，有时伴有未消化的食物残渣。

气味：与摄入的饮食有关。如食肉多，臭味浓厚；食糖多，容易发酵，而发出很浓的酸味。

2）异常状况

对特殊形状、颜色的大便，护理员应给予重视，分辨异常状况，见表6-3。

表6-3　老年人的粪便异常状况

异常种类	形状与颜色	产生原因
柏油样大便	形如熬好的沥青膏，漆黑发亮，呈稀薄状	是十二指肠以上的消化道出血的典型表现，有时还可能伴有呕血。主要由溃疡病、肝硬化、胃癌等疾病引起
果酱样大便	暗红似果酱，并有较多的黏液	常见于痢疾，多见于阿米巴原虫所致痢疾
鲜血样大便	大便表面挂一些血迹或便后滴出鲜血，多则涌出，有时还会伴有暗红色血块	多为直肠和肛门出血，见于直肠肿瘤、结核、痔疮等疾病
白陶土样大便	颜色呈白陶土样	由于胆汁进入肠道的通道已被阻塞，黄色的胆色素类物质不能由肝胆排入肠腔内形成，多数还伴有明显的黄疸，要与吞服钡餐做X光胃肠检查后的大便加以区别
稀大便	大便次数频繁而稀薄，并伴有恶心、呕吐	多为肠炎或消化不良所致
其他	大便形状正常为柱状，呈条形软便，但在某一角度上存在沟痕	由直肠肛门内的突起病变划过大便表面造成
	大便外形呈细条，扁平带状	表示直肠或肛门有狭窄部分

3. 肠造瘘

肠造瘘是指由于各种原因导致患者不能从肛门排便，将结肠或小肠经腹壁造口，使粪便改道排出，所造瘘口又称之为人工肛门。常见于肠梗阻，肠道损伤、肠道肿瘤等。

肠造瘘在一定程度上限制了老年人的社交，对于腹壁需做永久性人工肛门的老人，心理创伤超过生理创伤。护理员应该对造瘘口进行相关护理。

三、工作内容与方法

1. 人工取便法

1）目的

对严重便秘的老年人经其他方法仍无法排出粪便时，为其解除便秘，促进舒适。

2）准备工作

养老护理员：着装整齐，洗净双手。

用物：消毒的乳胶手套、润滑油、热水、卫生纸、毛巾、便盆等。

环境：注意保温，关闭门窗，保护隐私。

3）操作步骤

（1）向老人解释取便的方法，得到老人同意后操作。

（2）协助老人采取左侧卧位。将老人裤子脱至大腿暴露臀部，臀下铺卫生纸。

（3）右手戴好手套，在食指上涂抹润滑油后按压老人肛门边缘，同时嘱咐老人深呼吸以便放松腹部肌肉，待老人肛门松弛时手指轻柔地插入肛门内。

（4）食指触及到粪块后由浅入深、逐次地沿直肠内壁一侧轻轻地抠出嵌顿的粪便。

（5）取便结束后擦净肛门处，再用热水为老人洗净肛门处。

（6）整理用物，洗手。

4）注意事项

（1）操作前要仔细询问和观察老人有无痔疮、肛裂等肛周疾病，护理员要仔细修剪指甲，以免划伤肛门和直肠黏膜。

（2）操作动作要轻柔，不能借助其他器械取便，以防损伤老人肠黏膜。

（3）取便时如果老人感觉疼痛剧烈，或出现面色苍白、出冷汗等不适症状时，应立即停止操作。

（4）取便后用热水毛巾热敷肛门周围 20～30 min，以促进肛门括约肌的回缩。

2. 更换集尿袋法

1）目的

为留置导尿管的老人更换集尿袋，以防泌尿系统感染。

2）准备工作

养老护理员：整齐着装，洗净双手。

用物：治疗盘、一次性集尿袋、酒精、无菌棉签、血管钳（夹子）、纸巾等。

环境：封闭、保护老年人隐私。

3）操作步骤

（1）向老人解释更换引流袋的目的，帮助老人平卧，检查引流袋后打开封口，掀开被子。

（2）暴露引流管和导尿管连接处，将纸巾铺在引流管接头下面。用血管钳夹闭导尿管，两手分离导尿管和引流管，注意导尿管开口处不可接触他物，以防污染。

（3）取下引流管，用无菌棉签蘸取酒精由内向外消毒导尿管末端开口处。

（4）拿出引流袋，将引流袋管口与导尿管末端相接。

（5）调整引流管长度并固定于床边（引流管长度以能满足翻身的需要为宜），如图 6-2 所示。

（6）放开止血钳，保持引流通畅。整理用物。

4）注意事项

（1）注意无菌原则，严格按无菌操作规程进行操作。

（2）集尿袋和引流管的位置应低于耻骨联合，以防尿液反流。

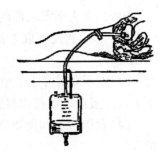

图 6-2　集尿袋的使用

（3）保持引流通畅，避免导管受压、扭曲或导尿管与引流管的分离。

（4）注意观察老人的尿液，如发现异常（尿液混浊、血尿、乳糜尿、异味等）及时报告医护人员。

（5）集尿袋应每日更换一次。

3. 更换肠造瘘粪袋法

1）目的

结肠造瘘也称为假肛、人工肛门（图 6-3）。为老人更换结肠造瘘口上粪袋，保持造瘘口及周围皮肤清洁，预防并发症。

2）准备工作

养老护理员：着装整齐、洗手、戴口罩。

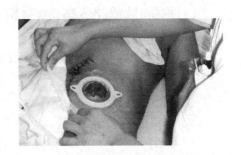

图 6-3　结肠造瘘

用物：清洁、干燥的粪袋、热水、毛巾、纸巾（尿布）、橡胶单、卫生纸、便盆。

环境：温暖，关闭门窗。

3）操作步骤

（1）向老人解释后操作，协助老人平卧，将橡胶单、纸巾铺于结肠造瘘口处身下。

（2）打开腹部便袋与护肤环连接处的扣环，取下粪袋放于便盆上。

（3）用卫生纸由外向内擦净造瘘口周围的皮肤，再用热毛巾清洁局部皮肤并擦干。

（4）拿出清洁粪袋，与腹部护肤环连接，扣紧扣环后用手牵拉便袋固定于腹部。

（5）整理用物。倾倒粪袋，用清水冲洗干净，晾干后备用。

（6）洗手，做好记录。

4）注意事项

（1）结肠造瘘口周围处皮肤要保持清洁、干燥。

（2）粪袋内粪便超过1/3时就要及时更换，取下的粪袋如不是一次性的应及时清洗，以便再用。

（3）操作时动作轻稳，防止粪便污染床铺。

（4）老人要注意饮食。既要避免腹泻，也要防止摄入过多的粗纤维食物（如笋、芹菜等）和刺激性气味或胀气的食物（洋葱、大蒜、豆类、山芋等），以免造成肠管和造口的梗阻以及频繁使用粪袋引起生活的不便。调节饮食使大便成形，必要时口服收敛药。

（5）发现结肠造瘘口狭窄或排便困难，应及时通知医护人员进行处理。

第三节　老年人睡眠照料

老年人睡眠质量差，除应关注睡眠障碍本身外，还需重视隐藏在睡眠障碍背后的老年心理压力与疾病。

一、学习目标

📖 知道睡眠障碍相关知识。

📖 能识别影响老年人睡眠的环境因素并提出改善建议。

📖 能照料睡眠障碍老年人入睡和指导老年人改善不良的睡眠习惯。

二、相关知识

睡眠障碍是指睡眠量与质的异常，或在睡眠时出现某些临床症状，也包括影响入睡或保持正常睡眠能力的障碍，如睡眠过多或过少，以及异常的睡眠相关行为。具体症状包括失眠、睡眠过度、睡眠呼吸暂停、睡眠剥夺、梦魇等，其中以失眠为老年人中多见。

1. 老年人睡眠障碍的常见原因

(1) 生理老化因素。老年人的睡眠模式随年龄增长而发生改变，出现睡眠时间提前，表现为早睡、早醒，也可出现睡眠时间在昼夜之间重新分配，夜间睡眠减少，白天瞌睡增多。

(2) 不良睡眠和生活习惯。如睡眠前有饮用咖啡、茶、吸烟等不良习惯的老年人，由于神经处于兴奋状态而难以入睡；另外，睡前饱餐、饮酒会对胃肠造成一定影响，也会影响睡眠。

(3) 睡眠环境影响。老年人退休后生活不规律、睡眠环境的突然改变、声音嘈杂、灯光太亮、室温过高或过低、湿度太大、床铺不舒服、房间太拥挤等都会影响睡眠。

(4) 疾病与药物因素。老年人疾病的痛苦，如疼痛、呼吸困难、哮喘、频繁咳嗽、心悸及脑部病变都能影响睡眠。如果老年人服用中枢兴奋药物，或长期服用安眠药后突然停药，也会出现失眠。

(5) 心理和精神疾病。如抑郁、焦虑性疾病以及老年性痴呆、血管性痴呆都可以表现出睡眠障碍。

(6) 家庭和社会因素。离婚率增高，子女工作压力与日俱增、亲情关系的新模式等社会问题不断冲击着老年人固有的观念，当不能及时调整心理时，也可导致睡眠障碍。

2. 睡眠障碍的表现形式

(1) 入睡困难。入睡时间比平时延迟 1 h 以上。

(2) 睡眠时间缩短。一般睡眠 5～7 h。

(3) 睡眠中断。睡眠浅，易醒，并且不能很快入睡。

(4) 多梦。夜梦次数多，自感整夜都在做梦。

(5) 早醒。醒后无法再入睡，比平常提早 2 h 以上。

(6) 白天与晚上睡眠时间颠倒。

(7) 彻夜不眠。整夜不能入睡而意识清楚。

（8）睡过之后精力不能恢复。

三、工作内容与方法

1. 睡眠障碍老年人的护理

（1）先找到老人睡眠习惯及难以入睡的原因，对症护理，去除影响睡眠的因素，如睡觉习惯、活动情况、饮食情况、情绪、卧室环境、身体状况、服药情况等。

（2）为老人创造良好的睡眠环境，降低噪声，去除异味。

（3）帮助老人养成良好的饮食、睡眠习惯。对有不良习惯的老人进行健康指导，使其逐渐改变不良习惯。

（4）让老人身体保持舒适状态，如老人身体不适或痛楚而难以入睡，可转告医护人员，待其按处方给予止痛药，以助入睡。

（5）当老人压力过大、焦虑、害怕时应给予心理疏导，缓解不良情绪，如让老人听音乐、看书等转移注意力来减少身心干扰，使其心境平和以助入睡。

（6）为促进睡眠可帮助老人做腹式呼吸、自律训练、穴位按压、针灸等。

2. 睡眠指导

睡眠的好坏，与人的心理和身体健康息息相关。

1）科学睡眠

（1）选择适当的卧具。

（2）科学睡眠的姿势。睡眠的基本姿势有 3 种，即仰卧、俯卧和侧卧。仰卧有利于血液循环，但应注意不要将手放在胸部，以免有压抑感，易引起噩梦。侧卧可使全身肌肉松弛、有利于肠胃的蠕动，侧卧时腿要自然弯曲，枕头不宜过低。有心脏疾患的老人，最好多取右侧卧位，以免造成心脏受压而增加发病概率；因血压高而头疼痛者，应适当垫高枕头；肺病老人除垫高枕外，还要经常改换睡姿，以利痰液排出；四肢有疼痛者，应避免压迫痛处。

（3）良好的睡眠质量。判断睡眠质量，除时间长短因素外，还在于睡眠程度的深浅及醒后的感觉。老年人睡眠时间稍短，更应睡深、睡好。深睡眠也就是形成酣睡，这样就可以使精力充分恢复，醒后疲乏消失，全身舒适轻松，头脑清晰。如果睡眠程度很浅，特别是自感夜梦较多，那么即使睡眠时间很长，也得不到良好的休息，起床后仍感到头昏脑涨，疲乏无力。

（4）适当午睡。午睡一小会儿，能保持一整天全身精力充沛，老年人应养成定时午睡的习惯。但不能饭后即睡，这样会影响胃肠道的消化，不利于食物的吸收。午睡时间不要太长，一般 30 min 左右最为适宜。

2）促进睡眠

许多老人有睡眠障碍，而失眠是其中对老人影响较大的一种病症。失眠表现为难以入睡，容易惊醒，醒后再不能入睡，严重时彻夜不眠。一旦失眠，老人往往不求助于医生，而是口服安眠药。久而久之，容易引起药物的依赖性。改善老人睡眠质量，改善睡眠可以从以下几点做起。

（1）睡前充分准备。忘掉烦心事，睡前在床上伸展一下肢体或冥想几分钟，对入睡很有帮助。临睡前 30 min，应停止工作学习、娱乐活动，使心身得以平静，为即将睡眠打下基础。老年人肾气亏虚，如果没有心脑血管疾患，则应睡前少饮水，解小便后再上床，避免膀胱充盈，增加排便次数。为防止火灾，老人睡觉前不要躺在床上吸烟。使用电热褥时，应在睡前先将被窝预暖，待上床后应将电源切断，切勿整夜通电，以免导致意外。老年人如果经常夜起，电灯开关安置在老人伸手可及的位置，行动不便的老人，房间里最好保持微弱柔和的灯光。

（2）调理饮食。晚餐应该吃得早一点，但不宜吃得太饱。如吃得太迟，饱腹入睡，由于腹胀易导致入睡困难。晚餐应吃一些易消化、不会造成胃肠负担的食物，可适当食用蔬菜、水果，但不可吃太多，以免刺激肠胃，使肚子发胀，影响睡眠。睡前不要吃零食，避免喝咖啡、浓茶等使人兴奋的饮料。烦躁不安而睡不着时，喝上一杯温糖水或一杯牛奶也能产生睡意。睡眠质量差的老年人容易气血不足，身体虚弱，可多食用红枣、薏米、玉米、小米等补气血的食物。

（3）运动锻炼。适宜的运动、合理的锻炼方式能使机体神经内分泌功能协调平衡，让人睡得更好。老年人应根据自身特点选择运动项目。太极拳、体操、运动量较小的球类活动、散步等，都非常适合。在运动强度上，中等体力者每天可安排 30～60 min 的活动，体力较好者可增至 1.5～2 h。老年人运动时应注意运动量不宜过大，以免引起过度疲劳、紧张或强烈的精神兴奋。高强度运动后，人的兴奋过程不容易很快转入抑制过程，因此，睡前避免剧烈运动。

（4）自我按摩。具体手法如下。

揉腹：入睡前仰卧床上，先用右手按顺时针方向绕脐稍用力揉腹，一边揉一边默念计数，共计 120 次；再换用左手逆时针方向同样绕脐揉 120 次。老年人由于消化功能减弱，胃肠道的气体就会成倍增加，揉腹能促使胃肠蠕动，使大肠受到刺激把气体挤出来，便于安然入睡。

拍打涌泉穴：涌泉穴在人体足底，位于足前部凹陷处第 2、3 趾趾缝纹头端与足跟连线的前三分之一处，人在用力弯曲脚趾时，足底前部出现的凹陷处就是涌泉穴。老人可以每晚睡前洗脚后，端坐床上，先用右手掌拍打左脚涌泉穴 120 次，再用左手掌拍打右脚涌泉穴 120 次，每次力度均以感到微微胀痛为宜。即可驱除失眠，安然入睡。

（5）心理调适。由于心理问题而导致老年人睡眠障碍非常普遍。护理员应该多与老人沟通，密切观察老人的情绪变化，倾听老人诉说，给予老人理解和安慰，缓解老人压力，从而促进老人睡眠。

（6）使用药物。促进睡眠的药物长期使用易形成依赖，甚至成瘾，乱吃安眠药还可造成肝肾功能衰竭，产生耐药性，引起精神障碍，诱发其他疾病。因此，在使用此类药物前，其具体用法用量需要及时咨询相关医师，切不可自行服用。

第四节　老年人清洁照料

老年人抵抗能力较差，易受病原菌感染。在患病卧床老年人所处周围环境中，病原菌相对较多，严重影响老年人健康，延误康复时间。所以，护理人员应对老年人所处环境进行消毒隔离，有效控制感染。

一、学习目标

📖 知道常用消毒液的使用注意事项。
📖 知道老年人床患消毒、隔离知识。
📖 能为老年人进行口腔护理。
📖 能为老年人进行床旁消毒隔离和房间终末清洁消毒。

二、相关知识

对老年人居室，护理员应了解消毒灭菌知识，保证居室环境的卫生。

1.消毒隔离知识

消毒及隔离技术是有效预防和控制老年人感染的重要环节。它包括房间内外环境及老年人各种用物的消毒，以及针对各类传染病和易感人群所采取的隔离措施等，其中做好老年人床旁消毒隔离是养老护理员最基本的工作内容。

消毒是指杀灭或清除传播媒介上的病原微生物，使之达到无害化的处理。根据有无已知的传染源可分预防性消毒和疫源性消毒；根据消毒的时间可分为随时消毒和终末消毒。

隔离是指通过控制感染源、切断传播途径、保护易感人群的措施，将传染病病人和易感人群暂时和周围人分开，达到防止病原微生物传播的目的。根据隔离的对象不同，分为传染病隔离和保护性隔离。

2. 消毒液使用方法和注意事项

1）常用的化学消毒试剂及注意事项（表 6-4）

表 6-4　常用的化学消毒试剂及注意事项

消毒剂名　称	消毒水平	使用方法	使用范围	注意事项
乙　醇	中效	浸泡法、擦拭法	① 95%溶液可用于灭菌； ② 70%～75%溶液用于皮肤消毒、溶液浸泡消毒体温计	① 易挥发，需加盖保存，保持浓度 70%～75%； ② 有刺激性，不宜用于黏膜的消毒
碘　酊	中效	擦拭法、冲洗法	① 0.5%～1.0%溶液用于外科手术及注射部位皮肤消毒，涂擦两次； ② 0.05%溶液用于口腔黏膜、烧伤、创伤等涂擦或冲洗	① 皮肤消毒后留有色素，可用水清洗； ② 碘酊稀释后稳定性差，宜现用现配
过氧乙酸	高效	浸泡法、擦拭法、熏蒸法	① 0.2%溶液用于手的消毒，浸泡 1～2 min； ② 0.2%～0.5%溶液用于物体表面的擦拭； ③ 0.5%溶液用于餐具的消毒，浸泡 30～60 s； ④ 1%～2%溶液用于室内空气的消毒，每立方米用 8mL 溶液加热，密闭熏蒸 30 s～120 min	① 易氧化分解而降低杀菌力，宜现用现配； ② 浓溶液有腐蚀性和刺激性，配制时宜戴口罩和橡胶手套； ③ 对金属有腐蚀性，应储存于有色玻璃瓶及阴凉避光处，以防高温引起爆炸
含氯消毒剂	中、高效	浸泡法、擦拭法、喷洒法	① 0.5%的漂白粉溶液、0.5%～1%氯氨溶液用于餐具、便器的消毒，浸泡 30 s； ② 1%～3%漂白粉溶液、0.5%～3%的氯氨溶液喷洒或擦拭地面、墙壁及物品表面； ③ 排泄物消毒，干粪 5 份，漂白粉 1 份搅匀放置 2 h；尿液 100 mL，漂白粉 1 g 放置 1 h	① 水溶液性质不稳定，宜现用现配； ② 有腐蚀和漂白作用，不宜用于金属制品、有色衣物及油漆家具的消毒； ③ 置于阴凉、通风、密闭容器内保存，以减少有效氯的损失

2)化学消毒灭菌剂的使用原则

(1)根据物品的性能及病原体的特性，选择合适的消毒剂。

(2)严格掌握消毒剂的有效浓度、消毒时间和使用方法。

(3)需消毒的物品应洗净擦干，浸泡时将物品浸没于溶液里。

(4)消毒剂应定期更换，挥发剂应加盖并定期测定比重，及时调整浓度。

(5)浸泡过的物品，使用前需用无菌的淡盐水冲洗，以免消毒剂刺激人体组织。

三、工作内容与方法

1. 老年人口腔护理

1)目的

(1)用于禁食、鼻饲、高热、昏迷、严重痴呆及口腔疾患等生活不能自理的老年人。

(2)保持口腔的清洁、湿润，使老人舒适，预防口腔感染等并发症。

(3)防止口臭、口垢，促进食欲，保持口腔正常功能。

(4)观察口腔黏膜和舌苔的变化，特殊的口腔气味能提示老人的身体状况。如，糖尿病人口腔若散发烂苹果味，则表明有酮症酸中毒的可能。

2)准备工作

养老护理员：着装整齐，洗手。

物品：治疗巾、弯盘、容器、压舌板、血管钳、棉球、吸水管、水杯、手电筒。

环境：清洁、舒适。

3)操作步骤

(1)护理员将用物携至床边，向老人解释，以取得合作。

(2)协助老人侧卧或仰卧头偏向一侧，面向护理员。取治疗巾围于老人颈下，置弯盘于老人口角旁，湿润口唇、口角。

(3)嘱老人张口，护理员用压舌板撑开口腔，然后用手电筒观察口腔黏膜有无出血、溃疡等现象。有义齿者，应取下并做好义齿的护理。

(4)协助老人用温开水漱口后，嘱咐老人咬合上、下齿，用压舌板轻轻撑开老人一侧颊部，以弯血管钳夹含有漱口液的棉球由内向门齿纵向擦洗。同法擦洗对侧。

(5)嘱老人张口，依次擦洗一侧牙齿上内侧面、上咬合面、下内侧面、下咬合面，再弧形擦洗一侧颊部，同法擦洗另一侧。之后擦洗舌面及硬腭部。注意不要触及老人咽部，以免引起恶心。

（6）擦洗完毕，协助老人用吸水管吸漱口水漱口，漱口后用治疗巾擦干老人口角处水渍。口腔黏膜如有溃疡，酌情涂药于溃疡处，口唇干裂可涂液状石蜡。

（7）撤去弯盘、治疗巾，协助老人取舒适卧位，清理用物并记录。

4）注意事项

（1）擦洗时动作要轻柔，特别是对凝血功能差的老人，应防止碰伤黏膜及牙龈。

（2）擦洗使用的棉球数目要清楚，防止棉球遗留在口腔内，棉球不可过湿，以防老人将溶液吸入呼吸道造成误吸。

（3）需用开口器时，应从臼齿处放入（牙关紧闭者不可迫使其张口）。

（4）选择合适的漱口液，昏迷老人忌漱口。

（5）传染病老人的用物应按隔离消毒原则处理。

2. 老年人床旁消毒

1）床单位

（1）床上用物定期消毒，多采用光照法，如紫外线消毒或日光暴晒。

（2）每日于晨间护理后，用消毒液擦拭病床及床旁桌椅。

（3）为防止交叉感染，扫床用物、桌子擦布、门窗擦布等要分开；老年人卧室房间擦布与其他房间擦布分开。

（4）老人使用的清洁用物如脸盆、毛巾要定期消毒。

2）病房环境

（1）地面清洁，使用拖把做到"四分开"，即客厅及阳台分开，老年人卧室之间分开，厕所及污物间分开，厨房及进食房间分开。拖把每次用完后要用消毒液浸泡，做好标记，晾干备用。

（2）每日空气消毒，可用紫外线照射或用消毒液喷撒。

3）餐具

（1）食具做到一餐一消毒，清洗干净，可用压力蒸汽灭菌法或煮沸消毒。

（2）洗碗布专用，并随食具一起消毒。

4）便器

（1）必须用广谱消毒液浸泡消毒。

（2）便器浸泡容器要适当，保持消毒液有效浓度及足够量。

（3）固定专用水池冲洗便器，每周消毒 2 次。

3.老年人床旁隔离

(1)隔离老年人的房间要和普通房间区别开，明确位置，房间门口放置消毒液浸湿的脚垫。门外设隔离衣架或立柜以挂隔离衣。

(2)将老年人的床做好标记，需隔离的老人不能与其他人互相接触、交换用物等。床旁备消毒后的各种用物，如脸盆、洗手池、毛巾、手刷等。

(3)养老护理员护理老年人时应按规定戴口罩、帽子。接触老年人、被污染物品的手必须消毒。

(4)做容易污染工作服的操作时需穿隔离衣。穿隔离衣前，先备齐用物，各种护理操作做到有计划并集中执行，以减少穿脱隔离衣的次数和消毒手的频率。穿隔离衣后，只能在床旁活动。

(5)隔离老年人的各类物品要严格执行床旁消毒制度，并分类处理。

①护理用具，如体温表、扫床用具、便器等均应做到专人专用，适当在床旁固定，便器可放固定地点专用。

②老年人排泄物、剩余饭菜等，需要用氯制剂搅拌消毒处理后再倒入下水道。

③餐具每餐后消毒，取出清洗后专用。

④污染的衣物应放入有专门标记的口袋内，单独消毒处理后再清洗。

(6)每日消毒隔离房间环境。每日进行空气消毒，可用紫外线照射或消毒液喷撒。每日于晨间护理后，用消毒液擦拭病床及床旁桌椅。

4.终末消毒处理

终末消毒处理是指对转房间或死亡的老人及其所住的病室、用物、医疗器械等进行的消毒处理。

1)老人的终末处理

患者转房间前应洗澡、更衣，个人用物需经消毒后带出。死亡老人，尸体须用消毒液擦洗，并用无菌棉球塞住口、鼻、耳、肛门或瘘管等孔窍，伤口要更换敷料，最后用一次性尸单包裹尸体，送至太平间。

2)老人单位的终末处理

封闭病室门窗，打开床头桌、摊开被褥、竖起床垫，用消毒液熏蒸消毒。消毒后打开门窗，用消毒液擦洗家具，被服类消毒后再清洗。具体方法见表6-5。

3)注意事项

(1)若是传染病老人，对尸体处理时应用消毒液浸泡的棉球填塞各孔道，尸体放入不透水的袋子中，并做好传染标记。

(2)传染病老人的房间消毒要比患一般疾病老人房间消毒更为严格。

表 6-5　终末消毒处理方法

类　别	物　品	消毒方法
病室	病室空间	消毒剂熏蒸、喷雾消毒
	病室地面、墙壁、家具	消毒剂喷雾、擦拭消毒
医疗用品	金属、橡胶、玻璃、搪瓷类	消毒剂浸泡、煮沸消毒
	血压计、听诊器	甲醛、环氧乙烷熏蒸消毒或消毒剂擦拭
	体温计	75%酒精或过氧乙酸浸泡消毒
日常用品	餐具、茶具、药杯	消毒剂浸泡、煮沸或微波消毒
	书报	甲醛、环氧乙烷熏蒸消毒
被服类	布类、衣物	消毒剂浸泡、环氧乙烷气体消毒，压力蒸汽灭菌
	枕芯、被褥	环氧乙烷气体消毒、熏蒸，日光暴晒
其他	排泄物、分泌物	漂白粉消毒，痰盛于蜡纸盒内焚烧
	便盆、尿壶等	漂白粉溶液、过氧乙酸溶液浸泡
	剩余食物	煮沸 30 min 后弃去
	垃圾	焚烧

本章小结

1.对不能由口腔进食正常吞咽而插入鼻饲管进行喂食的老人，护理员喂食时应从食物温度、量、营养、卫生等方面进行护理。

2.老年人由于生理衰退，排泄功能进行性减退，出现二便异常。护理员通过观察二便情况及时发现问题进行相关护理照料。

3.失眠是老年人常见的问题，严重影响老年人健康，护理员要为老人提供良好的环境、细致的调理改善老人睡眠质量。

4.老年人机体易受外界病原菌侵袭而致病，护理员每日应对其床旁进行消毒隔离。对死亡的老年患者要做终末消毒处理。

练 习 题

一、选择题

1.鼻饲液适宜温度为(　　　)℃。

　　A.35～40　　　　B.40～45　　　　C.45～50　　　　D.30～35

2.下列鼻饲喂食注意事项中不正确的是(　　　)。

A. 喂食初食物应少量、清淡

B. 鼻饲液温度适宜

C. 喂食前应验证胃管是否确在胃内

D. 胃管应每天更换

3. 为防止误吸，老年人应（ ）。

A. 进食时细嚼慢咽   B. 咀嚼时不要深吸气或大喘气

C. 少吃黏性大的食物   D. 以上都是

4. 少尿是指每日排尿量（ ）。

A. 低于 2000 mL   B. 低于 1500 mL   C. 低于 800 mL   D. 低于 400 mL

5. 下列不是导致柏油样大便的疾病是（ ）。

A. 胃肠溃疡病   B. 胃癌   C. 肝硬化   D. 肺癌

6. 下列选项不属于睡眠障碍的表现形式的是（ ）。

A. 入睡困难   B. 酣睡

C. 易醒   D. 睡眠时间短

7. 下列不属于促进老人睡眠的措施是（ ）。

A. 适当运动   B. 穴位按压   C. 心理调适   D. 服用安眠药

8. 用于消毒的乙醇浓度一般为（ ）。

A. 60%～70%   B. 70%～75%   C. 75%～80%   D. 90%～95%

9. 下列化学消毒剂属于高效制剂的是（ ）。

A. 碘酊   B. 过氧乙酸   C. 新洁尔灭   D. 酒精

10. 老年患者终末消毒物品包括（ ）。

A. 医疗用品   B. 日常用品   C. 被服类   D. 以上都是

二、判断题

1. 鼻饲营养液要细软、无渣滓。   （ ）

2. 噎食发生时，老年患者通常用手按住颈部或胸前，并用手指向口腔。（ ）

3. 每次喂食前后不用往胃管灌注温开水。   （ ）

4. 老年人睡眠时间较长，一般在 10 h 以上。   （ ）

5. 鼻饲者需用药时，可直接将药片喂入。   （ ）

6. 注意尿液颜色和性质，发现浑浊、沉淀要及时报告医生、护士。（ ）

7. 消毒液浸泡过的物品，使用前需用无菌等渗盐水冲洗，以免消毒剂刺激人体组织。   （ ）

8. 对隔离期间老人的排泄物、分泌物应经过严格处理后再排放。   （ ）

9. 口腔护理时，昏迷老人禁忌漱口。   （ ）

10. 终末消毒处理专指死亡病人物品的消毒处理。   （ ）

情景训练：老人鼻饲饮食照料

【训练目的】 通过这样的训练，护理员能为不能通过口腔进食的老人进行鼻饲；知道鼻饲方法和注意事项；在操作过程中，能和老年人进行沟通，关爱并询问老年人的感受。

【训练方法】 运用仿真模拟进行角色扮演的方法，针对为老年人鼻饲饮食进行实践演练，并能应用到实际养老工作当中。

【情景举例】 张大妈，62 岁，因口腔溃疡不能经口进食，医生为张大妈插入鼻饲管，通过鼻饲帮助其饮食，请为张大妈鼻饲照料。

【情景过程】

护理员：张大妈，您好！我是××，为了改善您的营养状况，使您更快康复，我要对您给予鼻饲帮助您进食，好吗？

张大妈：好的，我身体感觉特别虚弱，因为疾病导致咽不下去东西好几天了，谢谢你来帮我。

护理员：不客气，那我先准备一下，您稍等。

张大妈：哦，好的。

（技能：护理员对房间环境进行评估，准备好所需物品）

护理员：张大妈，我准备好了，请您配合我。

张大妈：你放心吧。

（技能：护理员指导老人取坐位或半卧位，无法坐起者就将老人床头抬高；铺治疗巾于老人胸前，将胃管从纱布中取出；将注射器于胃管相接，抽动注射器，见胃液抽出，再慢慢把胃内容物推回去，接着注入胃内少量温开水 30 mL 左右）

（边操作边口述知识要点，尤其是操作中注意动作轻柔）

护理员：张大妈，您感觉怎么样啊？

张大妈：很好，没有其他不适。

（技能：护理员按照饮食通知单把食物吸入空的注射器内，注入胃内）

护理员：张大妈，我将食物注入您胃内了，有没有感觉不适。

张大妈：没有异常感觉。

护理员：那好，我会隔上几分钟给您注入一次，直到 200 mL 流质食物注完，期间有什么不舒服的您就说。

张大妈：好的。

（40 min 后）

护理员：张大妈，您感觉怎么样啊？

张大妈：我感觉好多了。

（技能：喂食完毕再注入少量温开水冲洗胃管；将胃管末端反折，用夹子夹紧，纱布包好并用别针固定于老人衣领旁）

护理员：张大妈，一会儿有任何不舒适您就叫我。

张大妈：谢谢你。

护理员：不客气。

（整理用物并记录）

第七章　老年人基础护理

【内容提要】

本章重点阐述老年人在雾化吸入用药、眼耳鼻外用药、压疮换药等方面的照料方法和冰袋的应用护理知识及临终关怀各方面的护理技能。

第一节　老年人用药照料

老年人是呼吸道疾病的高发人群，需要良好的治疗方法，老年人又是五官健康问题突出的人群，对五官的用药也需准确、安全。

一、学习目标

📖 知道雾化吸入法相关知识。

📖 知道压疮清洁和换药知识。

📖 能为老年人进行雾化吸入的操作。

📖 能为一期压疮老人进行护理操作。

📖 能正确实施眼、耳、鼻等外用药给药操作。

二、相关知识

针对老年人不同的病理特点，要选择合适的给药方法，某些给药方法区别于普通的口服用药和注射用药。

1. 雾化吸入给药法

吸入给药法是指用雾化装置将药液形成细小的雾滴，通过鼻或口吸入呼吸道达到预防和治疗疾病的目的。吸入的药物除了对呼吸道产生局部作用外，还可通过肺组织吸收而产生全身性疗效。常用的雾化吸入法有超声雾化吸入法、氧气雾化吸入法、手压式雾化吸入法和空气压缩式吸入法。吸入给药法应用的药物见表7-1。

表7-1 吸入给药法常应用的药物

药物性质	药物名称	作 用
抗生素	庆大霉素、可那霉素	控制呼吸道感染、消除炎症
祛痰药	α-糜蛋白酶、痰易净	稀释痰液、祛痰
平喘药	氨茶碱、沙丁胺醇（舒喘灵）	扩张支气管、解除支气管痉挛
糖皮质激素	地塞米松（与抗生素同时使用）	减轻呼吸道黏膜水肿、增加消炎效果

2.眼、耳、鼻用药知识

眼部用药用于眼睑内缘，能减轻眼部炎症引起的不适。耳部用药采用滴入耳内或涂于外耳的方法使用，能减轻耳部炎症或疼痛。鼻部用药用于鼻腔，能消除鼻腔炎症出血及减轻鼻塞。各部位主要用药种类如下。

（1）眼部用药：眼药水、眼部药膏等。

（2）鼻部用药：包括滴鼻液、鼻喷雾剂和鼻科专用中成药等。

（3）耳部用药：包括滴耳液、洗耳液、粉剂和中成药等。

眼、耳、鼻用药均属于局部用药法，且多为黏膜应用药物，使用时应注意局部不良反应的发生，加强观察。

3.压疮及压疮护理

1）压疮

压疮也称压力性溃疡，是局部组织长时间受压，血液循环障碍，造成皮肤及皮下组织持续缺血、缺氧、营养不良而致的软组织溃烂和坏死。很多老年人由于某些急慢性疾病、长期卧床或局部肢体活动不便等原因，导致皮肤出现压疮，它已成为造成老年人残疾甚至死亡的一个重要原因。

压疮多发生于受压和缺乏脂肪组织保护、无肌肉包裹或肌层较薄的骨隆突处，与卧位有密切关系，具体见表7-2。

表7-2 压疮的好发部位

卧 位	压疮好发部位
仰卧位	枕骨粗隆、肩胛骨、肘部、骶尾部、足跟等处，尤其是骶尾部
侧卧位	耳郭、肩峰、肋骨、髋骨、股骨粗隆、膝关节的内外侧、内外踝等处
俯卧位	面颊、耳郭、肩峰、女性乳房、男性生殖器、髂前上棘、膝部和足尖等处
坐 位	坐骨结节、肩胛骨、足跟等处，尤其是坐骨结节

根据疮面严重程度和侵害深度，可将压疮分为 4 期，各期表现及护理原则见表 7-3。

表 7-3　压疮的分期及护理原则

分　期	表　　　现	护理原则
一期 （淤血红润期）	红、肿、热、麻木或有触痛，解除压力 30 min 后，皮肤颜色不能恢复正常	去除危险因素，避免压疮进一步发展
二期 （炎症浸润期）	皮肤颜色转紫红，压之不褪色；局部红肿浸润、扩大，产生硬结；表皮常有水疱形成，患者有疼痛感	保护皮肤，预防感染
三期 （浅度溃疡期）	表皮水疱破溃，露出潮湿红润的疮面，有黄色渗出液流出；感染后表面有脓液覆盖，致使浅层组织坏死，溃疡形成，疼痛加剧	清洁疮面，促进愈合
四期 （坏死溃疡期）	坏死组织发黑，脓性分泌物增多，有臭味；感染向周围及深部组织扩展，侵入真皮下层和肌肉层，可深达骨骼；严重者可引起败血症，危及患者生命	去除坏死组织，促进肉芽组织生长

2）压疮的清洁

当压疮程度较轻未出现皮肤破溃时，或压疮程度重皮肤已破溃，对破溃以外的健康皮肤都要进行皮肤的清洁，避免压疮进一步发展，预防感染的发生。方法如下。

（1）对于皮肤的清洁，使用温水，勿用肥皂，保持皮肤干燥。皮肤过于干燥者，可加润肤油在温水中使用。皮肤清洁后，可用适量的乳液或乳霜轻拍皮肤进行滋润。

（2）对大小便失禁、出汗及分泌物多的老人，应及时洗净擦干，局部皮肤涂凡士林软膏。

（3）不让老年人直接卧于橡胶单或塑料单上。

（4）保持床铺及被服清洁、干燥、平整、无褶皱、无渣屑，一旦潮湿立即更换。经常洗澡，勤换内衣、床单，服装宜宽松肥大、避免过紧。

（5）定时为老人进行温水擦浴、全身按摩。

3）压疮换药知识

换药目的：观察压疮表现，清洁疮面、更换敷料，减少感染，促进愈合。

换药方法：不同疮面处理稍有不同。

（1）红色疮面无渗出者：用碘酊消毒周围皮肤，疮面直接涂药膏。

（2）红色疮面有渗出或伴有黄色腐肉者：用注射器抽生理盐水冲洗疮面，用碘酊消毒疮面周围皮肤，覆盖无菌敷料。

（3）黑色痂皮者：可用生理盐水或 1∶5000 呋喃西林溶液清洗疮面，再用无菌凡士林纱布及敷料包扎，1～2 日更换敷料 1 次。也可用甲硝唑湿敷，或用生理盐水清洗疮面后涂以磺胺嘧啶银、呋喃西林治疗。对于溃疡较深、引流不畅者，应用 3%过氧化氢溶液冲洗，以抑制厌氧菌的生长。

三、工作内容与方法

1. 雾化吸入法

1）目的

治疗呼吸道感染；稀释痰液，帮助祛痰；改善通气。

2）准备工作

养老护理员：着装整洁、洗手，必要时戴口罩。

物品：雾化吸入器一套、保温杯、药液、热水、纸巾（或老人的干毛巾）、水温计。

环境：清洁、空气清新。

3）操作步骤

（1）安装雾化器，加药。

① 超声雾化吸入器：向水槽内加水，加入冷蒸馏水约 250 mL，其液面要浸没雾化罐底部的透声膜，接着向雾化罐内加药液，放入药液并加水稀释至 30～50 mL，将罐盖旋紧，将雾化罐放入水槽，并将盖盖紧。

② 氧气雾化吸入器：直接将药液稀释至 5 mL 注入雾化器内。

③ 手压式雾化吸入器：检查药液的量是否充足。

④ 空气压缩式雾化吸入器：遵医嘱将药液注入喷雾器的药杯内，将喷雾器和空气压缩机相连。

（2）携用物至床旁。将准备好的雾化吸入器与其他的物品携至老人床前。

（3）向老人解释操作目的和方法，待老人同意后开始雾化，并取合适卧位，铺纸巾或毛巾于老人颌下。

（4）开始雾化，雾化器的使用方法见表 7-4。

表 7-4　雾化器使用方法

雾化器	使　用　方　法
超声雾化吸入器	接通电源，指示灯亮后打开雾化开关，调节合适雾量，将面罩放于老人口、鼻上或将"口含嘴"放在老人的口中，打开定时开关，控制吸入约 15 ～ 20 min； 指导老人用口深慢吸气
氧气雾化吸入器	将雾化器和氧气装置连接； 调节氧气流量约 6 ～ 8 L/min； 指导老人手持雾化吸入器，将吸嘴放入口中，紧闭双唇，用嘴吸气，用鼻呼气，如此反复多次，直至药液被完全吸收
手压式雾化吸入器	取下雾化器保护盖，充分摇匀药液； 将雾化器倒置，接口端放入口中，平静呼气； 吸气开始时按压气雾瓶顶部，开始喷药，然后深吸气、屏气、呼气，如此反复 1 ～ 2 次
空气压缩式雾化吸入器	接通电源，打开压缩机，调节雾量大小，嘱老人包紧口含器，指导老人雾化吸入

（5）雾化结束，取下用物，先关闭雾化器开关，再关闭电源开关。

（6）协助老人擦干净面部，恢复舒适体位。整理用物。

① 超声雾化吸入器：把水槽内水倒掉并擦干水槽，将"口含嘴"（或面罩）、雾化罐及螺纹管浸泡在消毒液中约 1 h，清洗消毒后备用。

② 氧气雾化吸入器：一次性雾化吸入器按规定处理。

③ 手压式雾化吸入器：雾化器放在阴凉处保存，其塑料外壳要用温水清洁。

④ 空气压缩式雾化吸入器：定期清洗喷雾器，发现喷嘴堵塞，应反复清洗或更换。

⑤ 操作后洗净双手。

4）注意事项

（1）操作前检查雾化器各部件是否完好，有无松动、脱落情况。

（2）操作中随时注意观察老人的反应，如有不适可暂停吸入，适当休息；有痰液时，应让老人咳出。

（3）操作后：指导老年人正确有效咳痰，并予以拍背协助排痰。

2.耳内用药

1）目的

将药物滴入耳内，治疗耳道疾患。

2）准备工作

养老护理员：着装整洁、洗手。

物品：药物、棉签、棉球、纸巾。

环境：清洁、空气清新。

3）操作步骤

（1）向老人解释操作，协助老人取侧卧位或坐位头偏向健侧，患耳向上。

（2）护理员先用棉签将耳道内分泌物擦拭干净。

（3）一手将老人的耳郭向后上方牵拉，使耳道变直，另一只手持滴瓶将2～5滴药液顺外耳道壁滴入耳内。

（4）用手指轻轻按压耳屏数次，使药液充分、均匀地进入耳道。

（5）用棉球塞入外耳道口，防止滴入耳道内的药液外流。

（6）操作完毕用棉球或纸巾为老人擦净局部。

（7）协助老人恢复舒适体位，整理用物并洗手。

4）注意事项

（1）注意观察老人用药时的反应，如有不适应停止操作。

（2）滴管不可接触外耳道壁，以免污染药液。

3.眼部用药

1）目的

用于治疗眼部疾患，如结膜炎、沙眼等。有涂眼药膏和滴眼药水两种方法。

2）准备

养老护理员：着装整洁，洗手。

用物：眼药水（眼药膏）、玻璃棒、棉球、纸巾。

环境：清洁、光线明亮。

3）操作步骤

（1）滴眼药水法

①查对药水的名称及质量，协助老人取舒适卧位（坐位或仰卧位将头后仰）。

②确定病眼，嘱老人眼向上看，一手持滴管或药瓶距离眼睑 1～2 cm，另一手食指轻轻将患眼的下眼睑向下牵拉暴露下眼睑。

③将眼药水滴在下眼皮内 1～2 滴，再用手指轻轻提捏上眼皮，然后放松手指。

④滴后让老人闭眼 3～5 min，嘱老人眼球上下左右转动，药液会均匀布满眼内，用棉球或纸巾擦去溢出的眼药水，如图 7-1 所示。

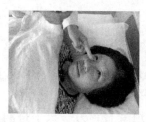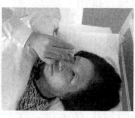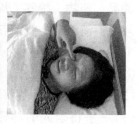

图 7-1　眼部用药

（2）涂眼药膏法

①让老人取坐位或仰卧位，头略后仰，眼向上看。

②手持玻璃棒，将眼药膏适量直接挤在玻璃棒的一端。

③确定病眼，嘱老人眼向上看，一手食指轻轻将患眼的下眼睑向下牵拉暴露下眼睑。另一手持玻璃棒与眼睑平行，将玻璃棒上的眼药膏涂在下眼睑内。无玻璃棒时可以直接将药膏挤入下眼睑内。

④涂完后用棉签或棉球轻轻擦去外溢的药膏，叮嘱老人闭眼数分钟。

⑤整理用物，洗手。

4）注意事项

（1）如眼部有分泌物，应用棉签或消毒过的手帕将分泌物擦去再用药。眼药膏一般在睡前涂，起床后擦拭干净。

（2）眼药水不能直接滴在角膜面。双眼滴药时，先滴健眼，再滴患眼。

（3）滴药时滴管或眼药瓶距眼睑 1～2 cm，不可触及眼睫毛，以防污染药水。

（4）眼药水、膏不能和其他药水、膏存放在一起，以免拿错，误点入眼。

（5）多种眼药水不可同时滴入，应间隔开。

4.鼻部用药

1）目的

协助老人安全、正确地滴鼻药。用于治疗鼻炎、鼻塞等。

2）准备

养老护理员：着装整洁，洗净双手。

用物：药水、清洁的纸巾（干净毛巾）等。

环境：清洁，光线明亮。

3）操作步骤

（1）向老人解释滴鼻药的方法，与老人共同查对药液的名称及药品质量，嘱咐老人先轻轻擤出鼻分泌物。

（2）协助老人取头靠椅背坐位或仰卧位，肩下垫一软枕。

（3）嘱老人头向后仰，使鼻孔向上，一手扶持老人头部，另一手拿鼻药瓶在距离鼻孔 1～2 cm 处将药液滴入两侧鼻腔各 2～3 滴，再用手指轻按鼻翼，使药液在鼻腔内扩散到鼻甲部。

（4）待老人休息 3～5 min 后再让老人坐起，擦净老人的面部。

（5）整理用物，洗手。

4）注意事项

（1）滴药时滴管或药瓶应放于鼻孔上方，不可接触鼻孔以免污染药液。

（2）注意观察老人用药后的反应。

（3）不可用油剂滴鼻，以免吸入肺内，刺激呼吸道。血管收缩剂（如麻黄碱）不能连续使用 3 天以上，否则会出现反跳性充血，使黏膜充血加剧。

5.一期压疮的护理

对于一期压疮，多采取增加翻身次数的方法，避免局部过度受压；避免摩擦、潮湿和排泄物的刺激；改善局部血液循环，可采用湿热敷、红外线或紫外线照射等方法来改善皮肤情况。

1）目的

去除危险因素，避免压疮进一步发展。

2）准备

养老护理员：着装整洁，洗净并温暖双手。

用物：根据老人的需要准备热水、毛巾、润肤液、大枕、50% 的酒精溶液、红外线灯等。

环境：清洁，关闭门窗。

3）操作程序

（1）携物品至老人床旁，向老人做好解释。

（2）协助老人翻身侧卧，使老人背向护理员。在老人背部、胸前及两膝间放软枕，使老人安全、舒适。

（3）分别掀起老人的衣服、裤子，暴露身体受压处，其他部位用盖被遮盖避免受凉。查看受压部位皮肤颜色，再用手触及皮肤，检查皮肤湿度、温度及感觉有无改变。

（4）清洁皮肤。将浴巾铺垫于老人身下，用湿热毛巾擦净全背的皮肤污渍、汗渍，双手掌蘸适量润肤液涂于背部并擦干净。

（5）促进皮肤的血液循环。将红外线灯灯头移至受压部位的斜上方或侧方，如有保护罩的灯头可垂直照射，灯距一般为 30～50 cm，以老人感觉温热为宜，每次照射的时间为 20～30 min。若压疮已经形成，由于皮肤受损，不应进行皮肤的局部按摩，以防造成进一步的损害。

（6）将大枕垫于老人背部，腿下及两膝之间用海绵垫衬垫，按老人的要求帮助调整好卧位，整理床铺被褥。

（7）整理用物，洗手，记录老人皮肤的情况，包括翻身时间、皮肤受压及护理情况等。

4）注意事项

（1）一期压疮的老人应加强翻身，至少每 2 h 翻身 1 次，必要时 1 h 翻身一次。每次翻身时必须仔细评估老人的皮肤，做好动态观察，建立翻身记录卡（图 7-2），以便及时发现异常情况。

翻　身　卡			
日期：　　月　　日	时间	卧位	签名
护理要求			
签名			
护士签名：			

图 7-2　翻身记录卡

（2）翻身时应将老人身体抬起，不可强力拖、拉、推，以防损伤老人的皮肤。

（3）避免局部过度受压。在骨隆突处垫海绵垫褥、气垫褥、水褥等，或在身体空隙处垫软垫、枕头、海绵垫等，使支撑体重的面积加大，从而降低骨隆突部位皮肤所受到的压力。

（4）对营养不良的老人应注意饮食的调节，提供高蛋白、高维生素的饮食，并注意保持充分的液体摄入。

（5）在使用红外线灯时注意保护老人的眼睛，可用湿纱布遮盖眼部或戴有色眼镜。在照射过程中随时观察皮肤情况，以出现桃红色均匀红斑为合适剂量，如出现紫红色，应立即停止照射，局部涂凡士林保护皮肤。

（6）对长期卧床不能自理的老人，应给予心理支持。

第二节　冷热应用护理

冷疗法是临床常用的物理治疗方法，作用广泛。护理员应及时、有效地评估老人局部或全身状况，正确应用冷疗法，满足老年人身心需要。

一、学习目标

📖 知道冰袋使用和温水擦浴的基本知识。

📖 能正确测量体温。

📖 能使用冰袋、温水擦浴的方法为老年人进行物理降温。

二、相关知识

1. 冷疗基本知识

冷疗法是用低于人体温度的物质，作用于机体的局部或全身，以达到止血、止痛、消炎和退热的治疗方法。

1）冰袋的使用

冰袋主要用于降温退热，消炎止痛，冷敷止血，以及用于运动过程以外的碰伤、扭伤、摔伤等。

冰袋降温属于身体局部用冷，一般不引起全身反应。用冰袋时需将冰袋全部面积作用于老人的皮肤，但不能与老人皮肤直接接触，以免冻伤，应在冰袋外包一块大毛巾或治疗巾。冰袋是为高热的老人降温所用，一般将冰袋置于前额、头顶部，或体表大血管处如颈部、腋下、腹股沟等处。冰袋使用时间最长不超过 30 min，休息 1 h 后可再次使用，以利于局部组织复原。使用冰袋 30～60 min 后应为老人测量体温，若体温降至 39℃时，可停止使用冰袋。

2）温水擦浴

温水擦浴一般将水温调节至 32～34℃，主要是为高热老人降温。温水擦浴属于湿热法，因水比空气导热性能强，渗透力大，比冰袋降温效果好。因此在使用温水擦浴时，水温须比干热疗法高。温水擦浴属于全身用热，容易引起全身反应，因此特别注意擦浴过程中对老年人的观察，如有不适停止擦浴，并且注意保暖。同时为提高降温效果，在擦浴的同时将冰袋置于头部，以助降温，防止擦浴时全身皮肤血管收缩、脑血流量增多而致头痛。热水袋置于足底，以促进足底血管扩张利于散热，并使老人感到舒适。一般擦浴的时间不超过 20 min。

3）冰袋和温水擦浴的禁忌

（1）局部血液循环不良：加重血液循环障碍，出现组织变性和坏死，如休克、大面积组织受损。

（2）慢性炎症或有深部化脓病灶：使局部血流减少，妨碍炎症复发。

（3）对冷过敏者、心脏病或体质虚弱的老年人。

（4）冷疗的禁忌部位：①枕后、耳郭、阴囊处，以防冻伤；②腹部，以防腹泻；③心前区，以防引起反射性心率减慢、心房或心室纤颤、房室传导阻滞；④足底，以防反射性末梢血管收缩而影响散热或一过性冠状动脉收缩。

2. 体温的测量

为观察冷热疗的应用效果，无论是冷疗还是热疗法，使用之后都应及时为老年人测量体温，一般于应用冷热疗 30 min 后测量。

1）体温及生理变化

正常体温常通过三种方式测量，测量部位分别是口腔、直肠、腋窝。其中，口腔正常温度值 36.3～37.2℃，平均温度 37℃；直肠正常温度值 36.5～37.7℃，平均温度 37.5℃；腋窝正常温度值 36～37℃，平均温度 36℃。

异常体温包括体温过高和体温过低。体温过高又称发热，发热程度的判断多以口腔温度为例，低热 37.3～38.0℃；中等热 38.1～39.0℃；高热 39.1～41.0℃；超高热 41.0℃以上。人体最高的耐受热为 40.6～41.4℃，高达 43℃则有生命危险。体温过低分为轻度 32～35℃；中度 30～32℃；致死温度 23～25℃。

2）测量

（1）使用体温计测量。体温计包括玻璃水银体温计、电子体温计、可弃式体温计及其他体温计，如红外线体温计、奶嘴体温计等，最常应用的是玻璃水银体温计。它由三部分组成，即球部、玻璃管和内部连接两者的真空毛细管。体温表球部装有水银，在球部和内部真空毛细管的下端之间有一凹槽部分，使水银遇热膨胀后不能回缩，从而保证测量温度的正确性，体温计的玻璃管外带有刻度，指示温度范围 35～42℃，每 1℃之间分成 10 个小格，每一小格为 0.1℃，在 0.5℃处用较粗的线标记，在 37℃处则有醒目的红色标记。

玻璃水银体温计根据测量的部位不同，分为口表、肛表、腋表，构造有所不同。口表玻璃管呈三棱镜状，球部细长；肛表玻璃管呈三棱镜状，球部粗短；腋表玻璃管呈扁平状，球部细长，如图 7-3 所示。

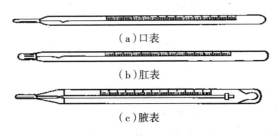

（a）口表

（b）肛表

（c）腋表

图 7-3　玻璃水银体温计

（2）测量体温的方法。根据测量的部位不同，分成口温测量法、腋温测量法、肛温测量法。测量方法见表 7-5。

表 7-5　体温测量方法

测量部位	口　温	腋　温	肛　温
具体操作	①将口表水银端放于舌下热窝； ②嘱咐病人紧闭双唇，用鼻呼吸，切勿咬体温计	①擦干腋下的汗液，体温计水银端放在腋窝处； ②体温计紧贴皮肤，曲臂过胸，夹紧	①选择合适的卧位，如侧卧、俯卧、屈膝俯卧等，便于暴露肛门； ②润滑肛表水银端，插入肛门 3～4 cm
时　间	3 min	10 min	3 min
禁忌证	婴幼儿、精神异常、昏迷、口腔疾患、口鼻手术、张口呼吸的人	腋下有创伤、手术、炎症，腋下汗液较多，肩关节受伤，极度消瘦的人	直肠、肛门疾患或手术，腹泻、心肌梗死

三、工作内容与方法

1. 冰袋使用

1）目的
为高热老人降低体温，促进舒适。

2）准备工作
养老护理员：着装整洁。洗净双手。
物品：冰袋、布套、冰块、脸盆、温度计、笔、本子、表。
环境：清洁，温暖。

3）操作步骤
（1）取小冰块数个，用水冲去棱角，将冰块及少量的冷水（约一杯）装入冰袋内约 1/2 满（或冷水袋内灌冷水 1/2 满或 2/3 满）。

（2）冰袋放平排除气体，夹紧袋口，擦干冰袋（冷水袋）上的水渍。确定无漏水后装入布套。

（3）携冰袋至老人的床边，向老人解释使用冰袋的原因及方法，将冰袋置于老人的头顶或体表大血管经过处。

（4）观察冷疗的情况，若冰块融化应根据需要进行更换。

（5）用后将冰水倒净，开口倒挂晾干。

（6）用冷30 min后，撤掉冰袋。协助老人取舒适体位，为老人测量体温。

（7）记录：包括时间、方法、温度、老人的反应等。

4）注意事项

（1）用冷过程中随时观察冰袋有无漏水、冰块是否融化，便于及时更换。随时观察老人的反应，如出现皮肤苍白、青紫等，立即停止用冷。

（2）冰袋使用时间最长不超过30 min。

（3）使用冰袋30 min后应为老人测量体温，若体温降至39℃时，可停止使用冰袋。

2. 温水擦浴

1）目的

使高热老人体温降低。

2）准备工作

养老护理员：衣着整洁、洗手、戴口罩。

用物：脸盆、温水（32～34℃）、小毛巾、大浴巾、温度计、冰袋加套、热水袋加套、清洁衣裤，温度计、笔、本子、表。

环境：清洁、温暖，无对流风。

3）操作步骤

（1）携用物至床旁，向老人解释操作内容。

（2）关门窗用屏风遮挡老人，松开被角。置冰袋于头部，热水袋于足底。

（3）协助老人脱去上衣，暴露擦拭部位，将大浴巾垫于上肢的下方。

（4）把小毛巾浸入温水中，取出拧至半干，手套状缠在手上，边擦边按摩，每侧肢体擦拭3 min。上身擦拭顺序：颈外侧→上臂外侧→手背；侧胸→腋窝→上臂内侧→手掌。擦拭完毕，用大浴巾擦干后穿上衣。

（5）协助老人脱去裤子，在下肢的下方垫大浴巾擦拭。同上身擦拭法操作，擦拭顺序：髋部→大腿外侧→足背；腹股沟→大腿内侧→内踝；股下→腘窝→足跟。擦拭完毕，用浴巾擦干后穿裤子。

（6）擦拭完毕，移开热水袋，协助老人躺卧舒适，清理用物。

（7）擦拭 30 min 后测体温，记录时间、部位、体温、老人的反应。体温降至 39℃以下，撤去头部冰袋。

4）注意事项

（1）擦拭腋下、肘窝、腘窝、腹股沟处可反复多擦几遍，适当延长时间，以促进散热。

（2）随时观察老人的全身及局部反应，如皮肤出现青紫、面色苍白、寒战等必须停止。

第三节 临 终 关 怀

生、老、病、死是人类自然发展的客观规律，死亡是生命过程的最后一个阶段。作为护理员，在老人将到达人生终点的时刻应了解老人的心理和生理反应，提供身心两方面护理，提高临终老年人的生命质量；同时对临终老年人的家属给予安慰和指导，使其早日从悲伤中解脱。

一、学习目标

📖 知道临终老年人不同心理阶段的护理要点。

📖 能运用肢体语言为临终老年人提供慰藉支持的方法。

📖 能为临终老年人及家属提供精神安慰支持的方法。

二、相关知识

临终又称濒死，它是指由于各种疾病或损伤而造成人体主要器官功能趋于衰竭，经积极治疗后仍无生存希望，生命活动即将终结的状态。

临终护理是对那些已失去治愈希望的老人在生命即将结束时所实施的一种积极的综合护理，是临终关怀的重要组成部分。其目的是尽最大努力减轻老人痛苦，缓和其面对死亡的恐惧与不安，维护其尊严，提高生命质量，使临终老人安宁平静地度过人生的最后旅程。

1.临终照料基本知识

1）临终老人心理反应阶段

在生命即将逝去时，心理反应是十分复杂的，通常临终老人会经过以下五个心理反应阶段。

（1）否认期。对即将到来的死亡，老人常常会感到震惊和否认，认为

"不，不是我，可能搞错了"，易产生猜疑或侥幸心理，四处求医。这个阶段为期短暂，可能持续数小时或几天，有些人则会持续否认直至死亡。

（2）愤怒期。当病情趋于加重，否认难以维持，老人常会愤怒地想"为什么是我，老天太不公平"。处于此期的老人常常表现出生气与激怒，甚至将怒气转移到医护人员和家属身上，或拒绝治疗。

（3）协议期。愤怒的心理消失后，老人开始接受自己生命即将消逝的现实。为延长生命，许愿或做善事，变得很和善，愿意努力配合治疗，以换取生命的延续。

（4）忧郁期。老人清楚地看到自己将失去所爱的一切与生命本身，任何努力都无济于事，因而表现出明显的忧郁和深深的悲哀，可能有哭泣等哀伤反应。此时老人很关心家人和自己的身后事宜，愿意所爱的人守候在身边。

（5）接受期。老人此时已做好接受死亡降临的准备，情绪显得平和、镇定，已看不出恐惧、焦虑和悲哀，精神和肉体均极度疲劳、衰弱，常处于嗜睡状态，情感减退，对外界反应淡漠。

上述5期变化因个体差异并非绝对前后相继，它们可能交叠，可能提前或推后，亦可能停留在某一阶段。

2）临终老人不同心理阶段的精神安慰护理要点

（1）否认期。否认是抵御严重精神创伤的一种自我保护。此期中，护理员应与老人坦诚沟通，既不要揭穿老人的防卫，也不要对老人撒谎，要了解老人对自己病情的认知程度，维持他们的适度希望，缓解其心灵创痛，并因势利导、循循善诱，使其逐步面对现实。

（2）愤怒期。应把愤怒看作是一种健康的适应性反应，对老人是有益的。不能把老人的攻击看作是针对某个人并予以反击，养老护理员应对老人不礼貌行为忍让克制，同时也应做好家属的工作，共同给予老人关爱、宽容和理解。护理上尽量做到细致、动作轻柔、态度和蔼可亲，从而得到老人的谅解。

（3）协议期。此期老人尽量用合作和友好的态度来试图推迟和扭转死亡的命运，因此，护理员应理解这个时期的心理反应对老人是有益的，应抓住时机，主动关心老人，使其配合用药，从而减轻痛苦、控制症状。

（4）忧郁期。忧郁和悲伤对临终老人是正常的，应允许其用自己的方式表达悲哀，尽力安抚和帮助他们，允许家属陪伴，让老人有更多的时间和亲人待在一起，并尽量帮助老人完成未完成的事宜。

（5）接受期。老人预感到死亡即将来临时，对病情不再有侥幸和猜疑心理，对死亡不再有恐惧感，进入平静、安详、友善和冷漠的状态，很少提出要求，但内心是很矛盾的，口头上说不需要人帮助，而在非语言行为方面却希望得到安慰和支持，护理人员要注意一言一行所传递的信息，在护理时与老人拉一会儿手，递一个同情的眼神，就能使老人得到心理满足和安慰，使其平静地离开人世。此期护理员不应过多打搅，不要勉强与之交谈，保持适度的陪伴和支持，要尊重老人的信仰，保证老人临终前的生活质量。

3）临终老人家属心理特征

作为临终老人的家属，在老人临终阶段往往消耗了大量体力和精力，精神上遭受到种种不良因素的刺激，表现出各种各样的心理特征，主要有以下几种。

（1）惊讶。当得知亲属患绝症后，十分惊讶，难以接受既成的事实。

（2）悲痛。当自己的亲人突然患上绝症，会很怀念曾经的美好与幸福，会感慨万千，非常悲痛。

（3）委屈。家属虽无端受到老人的指责、深感委屈，但又怕争辩会导致老人情绪更坏，加速病情恶化，只能委曲求全。

（4）害怕。意识到失去亲人，温暖的家庭将遭破坏，会产生恐惧不安的心理。

（5）矛盾。他们明知老人已无任何治愈的希望，但还是会到处打听有何新药秘方，盼望奇迹出现；对医护人员寄予厚望；请求医护人员尽量抽些时间多与老人谈心，以缓解老人恐惧、忧虑、悲观绝望等心理。

2. 临终照料注意事项

（1）掌握好临终关怀的护理原则

①护理为主的原则。临终时期应以减少老人痛苦，提高老人终末阶段的生命质量进行全面护理为主，而不是以延长老人生命的治疗为主。

②提高临终生活质量为主的原则。临终也是生活，是一种特殊类型的生活，应正确认识和尊重老人最后生活的价值，提高其生活质量是对老人最有效的服务。

③注重心理的原则。临终老人的心理活动极其突出和复杂，护理员必须加强自身修养和心理素质的培养，在临终老人面前始终表现出冷静、大方、认真负责的态度，为老人提供良好的心理支持。

④伦理关怀的原则。和普通人相比，临终老人应得到更符合伦理、体现人道的关怀和照顾。护理员应给临终老人充分的理解、同情，尊重老人选择死亡的权利，维护其死亡的尊严。

（2）护理员注重运用肢体语言为临终老人提供精神慰藉。

（3）有家属直接参与拟定护理计划和实施护理措施，要注意家属的心理变化及对家属的安抚。

（4）护理质量不能迅速达到要求或病情恶化，家属可能出现不合作态度，应平静对待，并迅速提高护理质量。

三、工作内容与方法

1. 运用肢体语言为临终老年人提供慰藉支持

按照沟通所使用载体不同，沟通可分为语言性沟通和非语言性沟通。通过身体运动、面部表情，利用空间、声音和触觉产生的沟通为非语言沟通。在与老年患者的交流和沟通中，非语言沟通往往显得比语言沟通更富有感染力。肢体语言沟通为非语言性沟通的一种形式，指经由身体的各种动作，从而代替语言借以达到表情达意的沟通。对于临终老人，护理员一定要注重运用肢体语言进行沟通和护理。

1）端庄的仪表和稳重的举止

老年人临终时大都具有焦虑、恐惧心理，希望由资历深、技术高的医护人员提供服务。护理员端庄的仪表、沉着稳重的举止可在一定程度上消除老年患者的疑虑，能够在急、危、重症患者面前表现出镇定，从而取得老人的信赖与配合。

2）关注的目光

在人际沟通中，通过面部表情传达的信息，更容易为人们觉察和理解。如护理员对老人亲切的微笑，可使老人从中获得慰藉。老人临终时自尊、自卑心理比较明显，护理员可以坐（蹲）在老人的床边，投以关注的目光、坚定的表情，使老人感受到尊重和关心，增加信赖感，会更积极配合医护人员治疗。

3）身体的姿势和步态

若护理员动作粗暴，会给老人带来厌烦和恐惧心理。沉着、冷静、敏捷、娴熟的护理技术，可给老人留下安全、信任感，使老人情绪得以平静。

4）耐心倾听

临终的老年人往往对治疗失去信心，变得狂躁、不讲理，甚至责骂医护人员，拒绝治疗。此时，护理员不应对老人产生厌烦情绪，应是适时地沉默，同时耐心、投入地倾听，使老人压抑的情感得到释放。老人会感到护理员很能体会自己的心情，真心听取自己的想法，自己的愿望得到尊重。

5）适时适地的握手、抚摸

护理员可握住老人的手，耐心倾听对方诉说，通过皮肤的接触满足老人的心理需求，用无言的交流表现出对老人的理解和爱，使他们有安全感、亲切感。抚摸是一种无声的语言，可以交流关心、理解等情感。审慎地、有选择性地使用抚摸对沟通是有促进作用的。老年人临终时大多经历了否认、愤怒、协议、抑郁、接受等心理过程，精神极度脆弱。因此，对老年人的心理支持往往比生理上的治疗更重要，此时，非语言行为往往比语言更有效。

2. 临终老人家属的精神安慰支持要点

对临终老人家属在老人临终阶段及死亡后的关怀服务是临终关怀的重要组成部分。家庭对临终老人生活是否舒适、安宁具有重要作用。同时家属本人在整个临终关怀阶段尤其是老人去世后也经历着痛苦的感情折磨，也需要安抚和关怀。因此，护理员需要对临终老人家属给予精神安慰支持，促进其心理的健康发展。

（1）了解他们的生理状况和心理状态，用真诚、关心的态度和良好的护理行为面对家属，重视对老人的照护和重视对家属的关怀照护一样重要。

（2）关注家属照顾老人的需要，让家属陪伴在老人身旁。

（3）必要时提供适当场地让临终老人家属发泄悲痛，倾听家属表达自己的感情，劝说他们在老人面前控制悲伤的情绪。

（4）为家属提供有关护理知识与方法，允许他们为老人做适当的护理，使其在照料亲人的过程中获得心理慰藉，让老人感到亲情的温暖。

（5）动员老人的社会关系，如亲朋好友、单位领导、同事等关心家属，为家属分忧并解决他们的实际困难。

本章小结

1. 对痰液黏稠、呼吸不畅的老人进行雾化吸入法，稀释痰液，有助于痰的排出。护理时要注意观察老人的耐受情况，正确使用各种雾化吸入器。

2. 长期卧床的老年人是压疮的高发人群，对这部分人群应避免诱发因素，细致护理改善老人皮肤状况。

3. 能为老年人眼、耳、鼻应用外用药，并掌握方法及注意事项。

4. 对高温老人使用冷疗应避开禁忌部位，及时测量体温，观察降温的效果。

5. 临终关怀是老人在生命即将结束时所实施的一种积极的综合护理，在老人临终时护理员应学会应用肢体语言对老人提供慰藉、支持，同时还应对老人家属提供精神安慰和支持。

练 习 题

一、选择题

1. α-糜蛋白酶应用于吸入给药的作用为（　　　）。

　　A. 控制呼吸道感染　　　　　　　　B. 稀释痰液、祛痰

　　C. 扩张支气管　　　　　　　　　　D. 减轻呼吸道黏膜水肿

2. 最常用的吸入给药法为（　　　）。

　　A. 超声雾化吸入法　　　　　　　　B. 氧气雾化吸入法

　　C. 手压式雾化吸入法　　　　　　　D. 空气压缩式吸入法

3. 下列选项中（　　　）不是导致压疮的原因。

　　A. 压力　　　　B. 营养不良　　　　C. 潮湿环境　　　　D. 外伤

4. 压疮炎症浸润期皮肤主要表现为（　　　）。

　　A. 红、肿、热、痛　　　　　　　　B. 表皮常有水疱形成

　　C. 表皮水疱破溃　　　　　　　　　D. 皮肤组织坏死

5. 对于一期压疮处理错误的是（　　　）。

　　A. 增加翻身次数，避免局部过度受压

　　B. 改善局部血液循环

　　C. 避免摩擦、潮湿和排泄物的刺激

　　D. 提倡局部按摩

6. 雾化吸入时，嘱咐老人吸气方式最好为（　　　）。

　　A. 深慢吸气　　　　B. 浅快吸气　　　　C. 正常呼吸　　　　D. 以上都是

7. 为老年人滴眼药水时应（　　　）。

　　A. 手持滴管或药瓶距离眼睑 3～5 cm 滴药水

　　B. 滴药后让老人闭眼睛 1 min

　　C. 滴药后，嘱老人眼球不要转动

　　D. 老人取舒适坐位或仰卧位将头后仰

8. 腋下体温测量的时间是（　　　）min。

　　A. 2　　　　　　　　B. 5　　　　　　　　C. 10　　　　　　　　D. 15

9. 不属于冷疗禁忌部位的是（　　　）。

　　A. 腹部　　　　　　B. 心前区　　　　　C. 足底　　　　　　D. 腹股沟

10. 一般临终老人最早出现的心理反应期为（　　　）。

　　A. 愤怒期　　　　　B. 忧郁期　　　　　C. 否认期　　　　　D. 协议期

二、判断题

1. 压疮多发生于受压和缺乏脂肪组织保护、无肌肉包裹或肌层较薄的骨隆突处。 （　）

2. 摩擦力是引起压疮的最主要原因。 （　）

3. 眼药膏一般在午睡或晚睡前涂，起床后擦拭干净。 （　）

4. 血管收缩剂（如麻黄碱）不能连续使用3天以上，否则会使黏膜充血加剧。 （　）

5. 长期卧床的老人应每3h翻身1次。 （　）

情景训练：为老人使用冰袋

【训练目的】 通过训练，护理员能为老人进行湿热敷，知道湿热敷知识及注意事项。操作中和老年人沟通，锻炼沟通能力。

【训练方法】 运用仿真模拟进行角色扮演的方法，针对湿热敷进行实践演练，并能应用到实际养老工作当中。

【情景举例】 王奶奶，62岁，肺炎，体温达到40.3℃，持续2天，请为其进行冰袋降温。

【情景过程】

护理员：王奶奶，您好！我是××，由于您体温较高，接下来我将使用冰袋来帮助您降温，好吗？

王奶奶：好的。

（技能：护理员按步骤做好冰袋）

护理员：奶奶您躺好，下面我会把冰袋分别放在您的额头、腋窝下，如果有不适，您就告诉我。

王奶奶：嗯。

（技能：护理员将冰袋放置妥当）

护理员：王奶奶，冰袋降温需要30 min，在这期间您如果感觉不舒适请及时叫我，好吗？

王奶奶：好的，谢谢你。

（技能：期间注意观察冰袋有无漏水、冰块是否融化，便于及时更换。随时观察老人的反应，如出现皮肤苍白、青紫等，立即停止用冷）

30 min后。

护理员：王奶奶，您感觉好些了吗？

王奶奶：好多了，身上没那么热了，头也不怎么痛了。

护理员：那好，为了了解冰敷的效果，我给您量一下体温。

王奶奶：好的。

（技能：护理员为老人测量体温。）

护理员：王奶奶，您的体温降到 38.6℃，可以不用冰袋冷敷了。

王奶奶：体温降下去这么多啊，太好了。

护理员：那您注意休息，如有其他需要，随时叫我。

王奶奶：好的。

（技能：整理用物，记录）

第八章　老年人康复护理

【内容提要】

本章主要概述老年人在康乐活动照护中如何加强健身器材的安全使用及如何完成床上体位的更换，老年人穿脱衣训练及体位转移的基本方法。

第一节　老年人康乐活动照护

老年人在康乐活动中如何保护自己及康复器材的安全使用，卧床期间养老护理员如何进行良好的康复照料。

一、学习目标

📖 知道老年人常用的健身器材的使用知识及注意事项。
📖 知道老年人肢体活动方法及相关知识。
📖 能指导老年人使用健身器材进行功能锻炼。
📖 能帮助老年人床上转换卧位活动。

二、相关知识

1. 老年人使用健身器材锻炼的原则

老年人使用健身器材健身是保健的方法之一，在计划选择健身器材进行锻炼前，应该先由医师评估其健康与体能水平，确保老年人锻炼安全有效之外，还应遵循老年人使用健身器材锻炼的原则。

1）重视老年人与锻炼相关的心理

由于老年人体质弱、体能差、意志力减弱或伤痛困扰，老年人在锻炼时往往会产生急躁、怕出洋相等负面情绪，还有的老年人因达不到预期的锻炼目标而沮丧等，使老年人锻炼不能起到预期的健身效果而半途而废。对此，养老护理员应给老人制订科学的健身计划，同时关注老年人可能出现的负面情绪，使其保持良好积极向上的心态。

2）讲究科学合理的方法

每次使用健身器材训练都有一定的顺序。

（1）锻炼前要做好准备活动，冬天或环境温度低时尤为重要，热身 10～15 min 左右，一定要把各个关节活动开，预防运动对老年人伤害。

（2）运动之后要做放松整理活动。因运动后毛细血管扩张，若原地不动，身体远端的血液就无法回流，有高血压和心脏病的老年人，运动后缓冲 10 min 左右。

（3）训练中要杜绝老年人的安全隐患，老年人属于弱势群体，使用健身器材运动时，一要掌握好运动的量，经常参与体育锻炼而又有经验，可以适当增加运动量，以老年人脉搏不超过 110～120 次 /min 为宜；二要掌握好运动时间，老年人每次锻炼的时间最好在 40 min 左右，以不少于 30 min，但不超过 1 h 为宜；三要掌握好运动过程中不适，如有头晕、胸痛、呼吸困难、腹痛、心悸、脸色苍白、盗汗等情形时，应立即停止运动。

3）选择安全合理的健身器械

能选对健身器材，对老人来说运动和健康是可以一举两得的。例如老人患有全身肌肉僵硬或是腰部肌肉疼痛，跑步机是很好的训练器材。

（1）功能合理。由于老年人生理机能的逐渐衰退，对健身器材的选择，要满足老年人的行为功能需求，还要符合老年人的心理和审美需求。

（2）简洁适用。由于老年人行动较不灵敏，对健身器材的选择，要避免出现尖锐角、突出物，功能和形态应恰如其分，还要避免机械性的冰冷。

（3）易学易用。由于年龄的因素，对健身器材的选择，应操作简单化或自能化，要一看就会，或者稍加适应和指点就会用。让老人能够充分地信任和使用。

（4）安全可靠。由于老年人反应能力的降低，对健身器材的选择，要杜绝安全隐患问题，需要有更高的安全性能方可使用。

4）保持体能运动锻炼的全面平衡

长期单纯一种器械的锻炼，容易造成老年人体能的片面发展，老年人体能平衡训练是多种方面的运动。应据老年人状况如年龄、疾病等有针对性、选择性地进行薄弱环节的练习，以弥补不足。

（1）重视有助于心血管健康的有效锻炼。专家们认为，目前，心血管疾病已成为威胁老年人身体健康的头号杀手，有意识地锻炼心血管对老年人就显得格外重要。专家们建议有条件的老年人每周都应从事不同类型的运动 3～5 次、每次 30～60 min，强度从温和至稍稍剧烈，确保心血管得到有效锻炼，如游泳、慢跑、散步、骑车等。

（2）重视传统观念的改变。传统的观念是老年人不适宜从事力量训练，参加运动弊多利少，其实适度的力量训练对减缓骨质流失、肌肉的萎缩、维持各器官的正常功能均有着积极作用。高龄老人要尽可能多地参与锻炼，久坐（卧）不动即意味着加速老化。老年人应选择轻量、安全度高、副作用较小的运动，如举小沙袋、握小杠铃、拉轻型弹簧带等。

2. 健身器材的类型

健身器材就是人们用来健身的器械，是为提高身体机能而达到锻炼身体的某一个或某些部位目的的专用锻炼用器械。健身器材能够锻炼肢体、增加身体的柔韧性、促进血液循环，增强记忆力、健脑益智、防止老年性痴呆。

健身器材可分为室内健身器材和室外健身器材两类。

1）室内健身器材

由于使用方便简单，老年人非常喜欢使用室内健身器材来进行健身运动。适合老年人使用的室内健身器材有 3 种类型，即全身性、局部性和小型健身器械。

（1）全身性健身器材。这类健身器材体积较大，功能较全，如多功能跑步机（图 8-1）在跑步机（图 8-2）的基础上增加了划船、蹬车、腰部旋转、按摩等功能，包括功能健身器、综合训练器等。

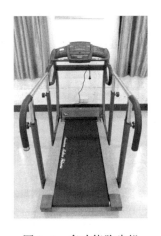 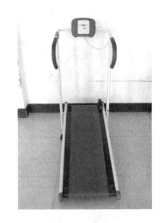

图 8-1　多功能跑步机　　　　图 8-2　跑步机

（2）局部性健身器材。这类健身器材包括划船器、跑步机、楼梯机（图 8-3），以及重锤式手指训练器（图 8-4）、提踵练习器等；多属专项训练器械，结构小巧，功能相对单一，主要侧重局部肌群的锻炼。

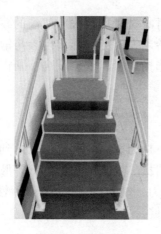

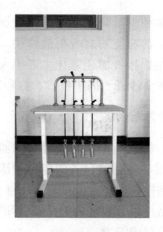

图 8-3　楼梯机　　　　　　图 8-4　重锤式手指训练器

（3）小型健身器材。这类健身器材体积虽小，却可以使老人进行有效的身体锻炼。

老人健身器材的重点应放在局部性健身器材和小型健身器材（图 8-5）上，如哑铃、壶铃、弹簧拉力器和胶带拉力器、握力器健身球、弹簧拉力器等。

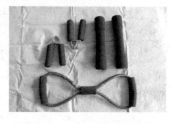

图 8-5　小型健身器材

2）室外健身器材

室外健身越来越普及，主要有 4 种类型的健身器材，即伸展类、扭腰类、有氧器材和力量器材。

（1）伸展类：如伸腰背器（图 8-6）、压腿器（图 8-7）、单杠等器材。

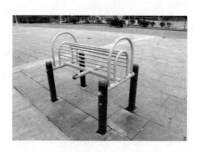

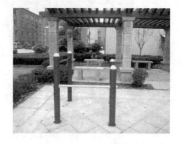

图 8-6　伸腰背器　　　　　　图 8-7　压腿器

使用这类健身器材时，老年人对自己要求不宜过高。因为老年人肌肉软组织含水量少，有的老年人骨质疏松，可能会损伤腰椎。因此，尽量不要使用伸腰训练器，确需使用要十分小心；过度压腿对老年人的股骨头、脊柱会产生伤害。

（2）扭腰类：如扭腰器（图8-8）、扭腰踏步机等器材。使用扭腰类健身器材时，尽量要以慢、柔的动作扭腰。老年人的腰比较僵硬，过度扭腰会造成脊椎周围小肌肉拉伤、对脊椎有影响。

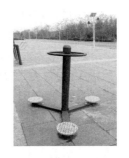

图8-8　扭腰器

（3）有氧器材类：常见的有跑步机（图8-9）、踏步机（图8-10）、健身车、椭圆机等。目前国际流行并获得高度评价的是有氧健身运动，是保持身心健康最有效、最科学的健身方式，也越来越受到大家的喜爱。但由于城市环境的限制，很多人无法享受脚踩泥土、贴近大自然的跑步，所以跑步机就成了健身者特别是想快速减肥的女性的首选。

有氧运动是在氧气充分供给的情况下进行的运动锻炼。即在运动过程中，人体吸入的氧气与人体需求的氧气是相等的，达到生理上的平衡状态。老年人使用有氧器材时，如果加大步幅和运动强度，且运动时间较长，是相当危险的。老年人应该重复多做一些低强度的有氧运动。

（4）力量器材类：常见的有单双杠、训练椅、腹肌板、杠铃杆、哑铃、蹬腿器等。这类器材使用简单、占地面积小，老年人使用力量器材的主要目的是刺激肌肉。在使用的过程中，适度的运动锻炼，才是给自己最好的健康保证。

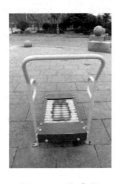 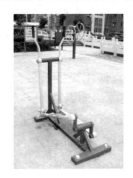

图8-9　跑步机　　　　　图8-10　踏步机

握力器是利用弹簧的反作用力增强握力和前臂肌群的专门器械（图8-11）。该器械小巧实用，操作方便，有独到之处。

3.老年人肢体活动项目选择

1）老年人肢体活动的目的
应选择老年人自己喜欢且可维持低冲击性的

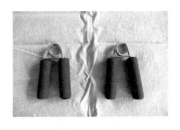

图8-11　握力器

运动项目，最好参加一个运动团体，大家一起运动，互相鼓励和关怀，进而达到运动交友的目的。

2) 老年人肢体活动项目

（1）太极拳。柔中带刚，重心的不断转移有助于肌肉的协调和平衡，是很好的运动。但因多在屈膝的状态下移转重心，单脚承重，关节的负荷很大，因此膝关节有问题者不适合。

（2）瑜伽。可以增加肌肉的柔软度，但一定要缓慢进行，每个人的柔韧度不同，不要心急、不要和别人比，否则很容易拉伤。

（3）韵律舞、社交舞。适合喜欢舞蹈，不喜欢机械化、制式化动作的老人。

（4）其他。快走、骑脚踏车、游泳可酌情选择。但慢跑、爬山时膝关节的负荷较大，不太适宜老年人。

4. 注意事项

（1）老年人使用健身器材应注意检查器材是否完好，有无损坏；健身器材应按规定操作，不得随意移动器材；如有不懂应咨询管理人员；使用完后应将器械放回安架上。

（2）在使用健身器材时，最好护理员在场以防发生意外。

（3）有严重高血压、心脏病、糖尿病、腰、肩、颈酸痛、手脚关节扭伤等个别健康问题的老年人，应由医师评估其健康与体能水平，在专业的治疗师指导下运动，并随身携带相关药物，以防发生不测。

（4）老年人不宜使用晃摆旋转健身器材，老年人平衡能力差，协调性弱，腿脚步履缓慢，肢体移动迟钝，不宜做溜冰、荡秋千及各种旋转等动作。

（5）老年人不宜低头或头倒置向下、弯腰、头后仰、左右侧，因这些动作会使血流方向迅速改变，而老年人血管壁变薄，弹性差，易发生血管破裂而引起脑出血。

三、工作内容与方法

养老护理员根据老人的身体状态，为其选择简单易学、实用、方便、没有冲击性、强度级别合适的健身器材。

1. 帮助老年人使用健身器材进行功能锻炼

1) 跑步机

跑步机是养老机构常备的、国际最流行的、评价最高的有氧健身器材。是保持老年人身心健康最有效、最科学的健身方式，有单功能跑步机和多功能跑步机两种。

应用目的：增强老年人的心肺功能、髋关节和上下肢肌肉力量协调能力。

使用方法：老年人在使用时，先打开电源，根据老年人个体情况调节好传送带速度，然后让老年人迈上跑步机，两脚分开，站在左右踏板上，双手握住横杠，开始跑步或走动，两腿前后交叉自然摆动，并随时根据老年人身体情况进行调整。在老年人没有完全熟练使用前，养老护理员应在旁指导监护，防止发生意外。

注意事项：运动前先做些伸展运动，餐后1 h方可运动；运动时双腿摆动幅度不宜过大，避免拉伤肌肉，运动量逐渐加大；运动后不要马上进食。

2）扭腰器

扭腰器是老年人喜爱的健身器材（图8-12）。

应用目的：使老年人腰部、背部、髋部肌肉放松，增强腰部的灵活性和柔韧性。

使用方法：两手握扶手，双脚站稳后向左、右转动。扭腰时，幅度不要超过180°，一般用3～4 s完成一次为宜，少数老年人可用1～2 s。停稳后双手方可松开扶手。

注意事项：老年人的腰比较僵硬，要量力而行，尽量控制好扭腰的幅度，速度要慢，动作要轻柔，否则有扭伤腰肌和导致椎间盘突出的风险。

3）划船器

划船器是以模拟划船动作而设计的健身器材，对老年人锻炼尤为有益（图8-13）。

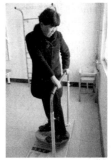

图8-12　扭腰器

应用目的：增强手臂力量、背阔肌和动作协调能力，有效增加脊柱各个关节的弹性和韧性，缓解腰背酸痛。

使用方法：技术动作非常简单，锻炼时老年人屈腿坐在凳上，双手扶握把手，脚蹬踏板，模拟划船，手足同时用力，双臂向两侧后划，双腿伸直腰后仰，模拟划船动作，每一个蹬伸动作一定要到位连贯，让脊柱的各个关节和背部肌肉，在身体前屈和后伸的过程中最大范围地活动。

注意事项：餐前餐后勿运动，注意用力要领和动作的连贯性，动作间不要停顿，防止跌倒。

4）漫步机

漫步机（图8-14）是老年人欢迎的伸展类有氧健身器

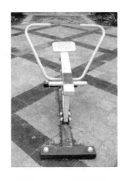

图8-13　划船器

材，操作简单容易、动作省力，老年人可以自如地掌握运动频率，能达到多种锻炼的效果。

应用目的：用于锻炼腿、腰、腹部肌肉及心肺功能。

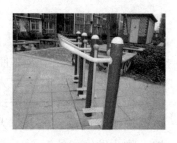

图 8-14　漫步机

使用方法：在使用漫步机时，让老年人站在左右踏板上，两脚分开，双手握住横杠，最佳摇摆幅度应在 45° 左右，最佳频率应为 3～4 s/ 次。有的老年人在进行"太空漫步"时，喜欢双腿一起摇，这样重心不稳，一旦失手摔下受伤是很危险的。

注意事项：摇摆幅度切勿过大，因老年人肌肉韧性差，幅度过大易拉伤脊柱周围的肌肉，易导致髋关节韧带松弛，引发脱臼。

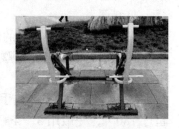

图 8-15　健骑机

5) 健骑机

健骑机（图 8-15）是常用的小型健身器中的精品，集健身、娱乐、康复于一体的有氧运动器械。最适合老年人使用。

应用目的：增强心肺功能，提高上下肢、腰背腹部肌肉力量和四肢协调能力，能有效地减轻运动对踝、膝和背部造成的劳损，对四肢及腰背酸痛有康复作用。

使用方法：老年人应正坐在健骑机坐垫上，两手握住把手，挺胸抬头，两脚蹬住脚蹬板；然后用力向下蹬，同时双臂向身体后拉，两脚蹬至两腿伸直，身体尽可能向后伸展，再在自重的作用下慢速还原。

注意事项：腰椎间盘突出者、严重心脑血管疾病和高血压患者均严禁使用健骑机。老年人上下器械时应注意不要踏空或摔倒。

6) 蹬腿器

俗话说，"人老腿先老"，因此蹬腿器对于加强腿部肌肉锻炼很重要（图 8-16）。

应用目的：增强腰腿部肌肉力量及下肢的运动能力。

使用方法：坐在蹬腿器的座椅上，腰背靠在靠背上，两手扶握把，两脚踏在脚蹬板；两腿用力蹬腿即将完全伸直时，以自身体重为动力，缓慢地返回到起始位置。反复蹬腿训练 5～8 min，还可根据连续蹬腿的次数作为评分标准，如果连续蹬腿 20 次、30 次、40 次、50 次，分别记录成绩为差、中、良、优。

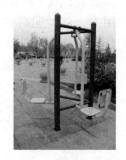

图 8-16　蹬腿器

　　注意事项：要用脚后跟蹬踏板来发力，而不要用前脚掌；返回速度不要太快。有关节疾病者不宜使用蹬腿器。

　　7）哑铃

　　由于年龄的增长，老年人的力量开始下降，神经系统功能开始退化，进行哑铃练习很适合老年人，不仅可以有意识地去控制肌肉的活动，还能很好地保持大脑的功能（图8-17）。

　　应用目的：帮助老年人保持肌肉弹性，增加关节稳定性；保持大脑的功能，可有效预防老年痴呆症。

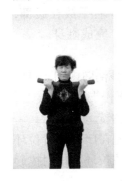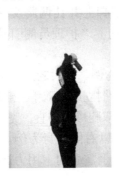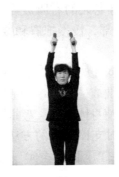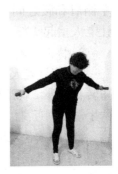

图8-17　哑铃的使用

　　使用方法：双手握住哑铃，然后弯曲两臂将哑铃送至脑后；双手握住哑铃上举，在双臂紧贴头部两侧的状态下，使手臂尽力往上伸展；双手握住哑铃，在两臂紧贴身体的状态下将哑铃往上抬起，保持上身不动；两脚分开与肩同宽，上身微前倾，双手各握一个哑铃，两臂向两侧展开，在此状态下重复手臂往内侧弯曲后再伸直的动作，使整个手臂都用力。

　　注意事项：哑铃重量要适中，切忌超重，否则容易拉伤肌肉；在锻炼中要与呼吸节奏配合起来，保证体内氧气供应充足。

　　2. 床上转换体位法

　　1）协助翻身方法

　　（1）协助一般老年人翻身法。养老护理员站在老人肩和腰之间，先帮助老人调整正确的姿势，即协助老人双膝并拢屈起，并尽量使脚跟靠近臀部，抬起头肩及双臂。养老护理员将手放在老人的膝盖外侧轻轻向养老护理员一侧引导。

　　（2）协助偏瘫老人翻身法。以右侧偏瘫为例。嘱咐老人将健侧膝屈曲，用健侧的手协助举起双臂，抬起头和肩后，养老护理员把手轻轻放在老人的膝盖和上举的上臂上，慢慢将手臂和膝盖向养老护理员一侧引导，对肩关节活动不便的老人，养老护理员一手轻轻放在屈起的膝盖上，另一手放在肩部引导老人向自己身前翻身。

（3）协助下半身瘫痪老人翻身法。以左侧翻身为例。养老护理员将老人右侧的脚放在左脚上，嘱咐老人双手相握并向右侧上举，从右斜上方果断地向左斜下方用力摆动，同时抬头，上半身扭转带动下半身，使腰和瘫痪的双腿转向左侧，养老护理员在腰部协助引导。

（4）协助四肢瘫痪老人翻身法。以左侧翻身为例。养老护理员站在老人的左侧肩和腰之间，将老人的右脚放在左脚上并让两脚交叉，右手放在腹部，让老人抬起头部、肩部，慢慢把肩和腰向养老护理员侧引导，完成翻身。

2）协助坐起方法

（1）指导老人坐起的方法。以右侧卧为例。嘱咐老人屈左膝倒向内侧，身体扭转右侧卧，双腿弯曲成"V"形，一侧的肘立起，双手一起慢慢支撑起上半身，两手慢慢靠近身体，使身体坐直，弯曲的双腿慢慢伸直，完成坐起动作。

（2）指导老人单肘支撑翻身的方法。以右侧起身为例。先在床旁安置拉环或拉力绳。嘱咐老人打开手臂呈60°，右手掌心向上用力握住拉环，单肘撑起身体。

（3）协助老人坐起的方法。以右侧卧坐起为例。嘱咐老人将右臂伸展到适宜的角度，养老护理员握住老人的左手，顺着伸展开的手臂的角度引导，沿着床边移动，使老人单肘撑起，配合老人的肘部伸直，使身体稳定，当上半身完全起来后，放好双手。

如果老人臂力不足，可先让老人右臂外展成适宜的角度，左手抱住养老护理员的颈部，养老护理员的右手抱住老人的颈部，并将老人的头部稍微靠向自己，左手移向老人的手背将其固定住，使老人的肘部伸直，嘱老人头向前探出，防止向后跌倒，然后支撑老人的身体，使其坐起。

第二节　老年人功能锻炼

日常活动训练是指人在独立生活中反复进行的、最必要的基本活动，包括进食、更衣、如厕、出入卫生间及从事各项家务活动等。

一、学习目标

📖 能操作老年人穿脱衣训练方法。

📖 能识别老年人体位移动知识。
📖 能操作老年人进行站、坐、行走等活动的训练。

二、相关知识

1. 老年人穿脱衣训练的目的

养老护理员应指导健康老年人自行穿脱衣。
帮助肢体活动障碍的老年人，进行穿脱衣训练。

2. 注意事项

(1)帮助老人选择大小、松紧、厚薄适宜的衣物，以使穿脱方便，穿着舒适。
(2)给偏瘫老人穿衣，先穿患肢；脱衣时先脱健肢。
(3)袜子和鞋应放在固定位置，方便老年人取放。

3. 老年人体位移动知识

1)变换体位的目的
(1)协助老人更换体位，使老人舒适。
(2)更换体位可促进血液循环，减轻局部组织受压，以防压疮的发生。
(3)加强肌肉张力，防止肌肉萎缩和关节拘挛。
(4)增加肺活量，防止坠积性肺炎的发生。
2)更换体位时老人心理准备
①向老人说明下一步要做什么，以取得配合。
②养老护理员要有自信，情绪稳定。
③更换体位过程中要观察情况，与老人保持沟通，应用必要的技巧。
3)注意事项
(1)根据病情、康复治疗和护理的需要选择适当的体位及转换的方式、方法和间隔时间。
(2)体位转换前，应向老人及家属说明体位转换的目的和要求，以取得理解和积极的配合。
(3)在体位转换的操作中，应做到动作协调、轻稳，并鼓励老人尽可能发挥自己的能力，同时给予必要的协助和指导。对使用导尿管和引流管的老人，应先固定好导管，以防脱落，并注意保持导管通畅。

（4）体位转换后，要确保老人舒适、安全，并保持肢体的功能位。必要时使用软枕、海绵垫或其他助具支撑。

三、工作内容与方法

1. 老年人穿衣训练

老年人因肢体功能障碍，造成衣物穿脱困难，只要能保持坐位平衡，有一定的协调性和准确性，就应指导他们进行穿脱衣物的训练，以维持老年人独立生活的能力。

1）穿脱开襟上衣训练

（1）穿衣训练。老人取坐位，用健手找到衣领，将衣领朝前平铺在双膝上，患侧袖子垂直于双腿之间。用健手将患肢套进衣袖并拉至肩峰→健侧上肢转到身后，将另一侧衣袖拉到健侧斜上方→穿入健侧上肢→整理并系好扣子。

（2）脱衣训练。过程相反，用健手解开扣子→健手脱患侧至肩下→脱健侧至肩下→两侧自然下滑脱出健手→再脱出患手。

2）穿脱套头上衣训练

（1）穿衣训练。老人取坐位，用健手将衣服平铺在健侧大腿上，领子放于远端，患侧袖子垂直于两腿之间。用健手将患肢套进袖子并拉到肘以上→再穿健侧袖子→健手将套头衫背面举过头顶，套过头部，整好衣服。

（2）脱衣训练。老人取坐位，先将上衣推至胸部以上→再用健手拉住衣服背部→从头转到前面→脱出健手→最后脱患手。

3）穿脱裤子训练

（1）穿裤训练。老人取坐位，健手置于腘窝处将患腿抬起放在健腿上。用健手穿患侧裤腿，拉至膝以上→放下患腿，全脚掌着地→穿健侧裤腿，拉至膝上→抬臀或站起向上拉至腰部→整理系紧。

（2）脱裤训练。老人取站立位，松开腰带，裤子自然下落→坐下抽出健腿→抽出患腿→健腿从地上挑起裤子→整理好待用。老人平衡功能不良者取坐式或卧式训练穿脱衣裤。

4）穿脱袜子和鞋训练

（1）穿袜子和鞋训练。老人取坐位，双手交叉将患腿抬起置于健腿上→用健手为患足穿袜或鞋→放下患腿，全脚掌着地，身体重心转移至患侧→再将健腿放在患腿上→穿好健足的袜子或鞋。

（2）脱袜子和鞋训练。顺序与上相反。

2.老年人移位的照护

1）站起的照护

（1）协助从座位站起的方法。嘱咐老人双手绕在老人的颈部，护理员轻轻扶住老人的腰部，一侧膝弯曲接近地面，引导老人的身体前倾，嘱咐老人脚向后收，头向前探出，抬起臀部，此时轻轻拉老人腰部，膝盖慢慢伸直，与老人一同朝正上方站起，当老人完全站稳后方可松开支撑的手。

（2）指导从地上站起的方法。利用箱子站起时，先将箱子放在身体的侧后方，嘱咐老人双手在身体侧面着地，身体扭转，慢慢改变方向，臀部抬起采取俯身爬行姿势，一手放在箱子上，另一手也放在箱子上，一侧膝盖立起，双手支撑身体，双膝慢慢伸直，身体向箱子靠近，松开双手站起。

（3）协助从地上站起的方法。嘱咐老人双臂向前伸出，双手自然垂于身前，护理员轻轻扶住老人的腰部向斜上方稍稍推出，嘱咐老人低头、抬起臀部，取四点站立爬行的姿势。护理员用一只手抓住老人腰部向上拉，嘱咐老人一侧膝盖先立起，另一侧膝盖后立起，呈四点站立爬行体位，双手分别离地放在膝盖上，慢慢伸直站起。

2）老年人行走护理

老年人站起后，护理员搀扶老人保持站立姿势。鼓励老人迈步前行，护理员配合老人步调前移。在前行过程中，护理员要手臂使力撑住老人肢体，防止其因双腿乏力而摔倒。

本章小结

1.老年人应选择适合自身的健身器材进行锻炼，用公共健身器材进行健身活动，一定要充分了解健身的各方面健康安全知识，才能防范出现运动损伤。

2.为锻炼老年人自我照护能力，护理员应指导老人进行穿脱衣训练；对老年人的坐、立、行困难者给予必要的帮助。

练 习 题

一、选择题

1.运动前暖身运动时间应为（　　　　）。

　　A. 30 min　　　　B. 20 min　　　　C. 10 min　　　　D. 不需要

2. 下列选项不正确的是（　　　）。

　　A. 不要空腹运动。因为活动会消耗大量的能量，空腹锻炼极易发生低血糖

　　B. 用餐前后 1 h 内不宜运动

　　C. 浓雾天气、大风天、空气污染较为严重等天气最好不到室外做运动

　　D. 运动中有头晕、胸痛、心悸、脸色苍白、盗汗等情形时，应休息一会儿再运动

3. 偏瘫老人穿衣，应（　　　）。

　　A. 先穿患肢　　　　　　　　　　B. 先穿健肢

　　C. 两侧肢体一起穿　　　　　　　D. 以上都是

4. 下列选项中（　　　）不是公共场所的健身器材。

　　A. 组合单杠　　　B. 旋转健腰器　　　C. 单人健骑器　　　D. 投篮器

5. 下列说法不正确的是（　　　）。

　　A. 根据病情、康复治疗和护理的需要选择适当的体位及转换的方式、
　　　方法和间隔时间

　　B. 体位转换前，应向老人及家属说明体位转换的目的和要求，以取得
　　　理解和积极的配合

　　C. 体位转换的操作中，应做到动作协调轻稳，必要时可拖拉

　　D. 体位转换后，要确保老人舒适、安全，并保持肢体的功能位。必要
　　　时使用软枕、海绵垫或其他助具支撑

二、判断题

1. 老人在运动前要有 10 min 左右的暖身运动，运动后也要有 5 ～ 10 min 的缓和运动。　　　　　　　　　　　　　　　　　　　　　　（　　　）

2. 帮助老人选择大小、松紧、厚薄适宜的衣物，以使穿脱方便，穿着舒适。　　　　　　　　　　　　　　　　　　　　　　　　　　　（　　　）

3. 更换体位可促进血液循环，减轻局部组织受压，预防压疮的发生。　　　　　　　　　　　　　　　　　　　　　　　　　　　　　（　　　）

4. 更换体位过程中要观察情况，与老人轻松交谈，应用必要的技巧。　　　　　　　　　　　　　　　　　　　　　　　　　　　　　（　　　）

5. 穿裤训练中，老人取站位。　　　　　　　　　　　　　　　（　　　）

情景训练：帮助老人床上转换卧位和穿脱衣服

【训练目的】

通过这样的训练，护理员能为偏瘫老人进行翻身并能观察有无异常情况；知道翻身所需间隔时间和注意事项；在操作过程中，能和老年人进行沟通，关爱并询问老年人的感受。

【训练方法】

运用仿真模拟进行角色扮演的方法，针对进行床上转换卧位和帮助老年人穿脱衣服训练进行实践演练，并能应用到实际养老工作当中。

【情景举例】

张爷爷，76岁，50天前因右侧脑出血导致左侧偏瘫，住院治疗27天后转入单城老年公寓。张爷爷现为仰卧位，请帮助张爷爷由仰卧位转换为侧卧位和穿脱衣服训练。

【情景过程】

护理员：张爷爷，您好！躺了一个多小时了，累不累呀？我来帮您翻翻身吧，别担心，您看我已洗手剪了指甲，您感觉室内的温度合适吗？是否开窗通风？一会翻身您尽量按我说的做，好吧？

张爷爷：嗯。

（先将老人身体移向左侧，左上肢放在胸前，右肘关节屈曲90°，右手放在枕旁，将头转向右侧，左膝关节屈曲脚踩床面，护理员一手放在老人的左肩部，另一手放在左髋部，嘱老人一起用力翻向右侧。）（上述动作如果能够自行完成，即让张爷爷自行完成，不能完成部分由护理员帮助完成）

护理员：张爷爷，没什么不适吧？

张爷爷：嗯，没有。

（注意检查骨突部位的皮肤有无红肿破损等异常现象，并对其进行按摩）

护理员：张爷爷，谢谢您的配合，咱们完成了翻身，您表现得非常棒，您先休息一会，我记录完情况，咱们练习您左侧肢体（瘫痪）穿脱衣服好吗？（边说边整理床铺。给老人取舒适卧位）

护理员：张爷爷，您好！由于您左侧肢体（瘫痪）活动不便，我帮助您用右侧手穿脱上衣好吗？

张爷爷：好的，能自己穿太好了，每次还要麻烦别人帮忙真不好意思。

护理员：那好，张爷爷，您先坐起来，我拿一件您的上衣放在您旁边。

张爷爷：哦，好的。

护理员：那现在您照着我的指示做好吗？

张爷爷：好的，你说吧。

（技能：护理员指导老人用健手找到衣领，将衣领朝前平铺在双膝上，患侧袖子垂直于双腿之间。用健手将患肢套进衣袖并拉至肩峰→健侧上肢转到身后，将另一侧衣袖拉到健侧斜上方→穿入健侧上肢→整理并系好扣子）

护理员：张爷爷，现在您穿好上衣了，接下来我教您脱上衣好吗？

张爷爷：好的。

（技能：护理员指导老人用健手解开扣子→健手脱患侧至肩下→脱健侧至肩下→两侧自然下滑脱出健手→再脱出患手）

护理员：张爷爷，这是我告诉您的穿脱衣方法，您感觉怎么样？

张爷爷：很好，容易掌握，也很方便。

护理员：好的，您按照我说的多练习，穿脱衣服不成问题，有什么困难可以告诉我。

张爷爷：目前没有，谢谢你。

护理员：您别客气，我应该做的。

第四部分　养老护理员(高级)

第九章　老年人生活照料

【内容提要】

本章重点阐述老年人进食困难、排泄异常、呕吐的观察及护理要求和注意事项。

第一节　老年人饮食照料

护理员要具备一定的饮食和营养方面知识，做好老年人饮食护理。

一、学习目标

📖 知道影响老年人饮食的因素。
📖 能识别老年人进食进水困难的基本原因。
📖 能为老年人不良饮食习惯提出改善建议。
📖 能检查老年人治疗饮食的落实情况。

二、相关知识

老年人由于各种原因，饮食受到影响，会出现营养不良、消瘦等健康问题。

1.影响老年人饮食因素

1)生理因素

老年人味觉功能下降，特别是对苦味和咸味的感觉灵敏度显著下降，同时多伴有嗅觉功能减退，不能或很难嗅到饮食的香味，所以老年人嗜好味道浓重的菜肴；由于关节病变和脑血管障碍等引起关节挛缩、变形，肢体的麻痹、震颤加大了老年人自行进食的困难程度；牙齿缺失以及咀嚼肌群的肌力低下影响了老年人的咀嚼功能，严重限制了其饮食摄取量；老年人吞咽反射能力下降，易误咽，甚至窒息；消化吸收功能下降，导致食物中的营养无法被吸收，特别是当摄入大量的蛋白质和脂肪时，容易引起腹泻；老年人易发生便秘，而便秘又会引起腹部饱胀感、食欲缺乏等，对饮食摄取造成影响。除此之外，疾病也是影响食物消化吸收的重要因素。

2）心理因素

食物摄入异常常见于厌世或孤独者、入住养老院或医院而感到不适应者、精神状态异常者等类型老人。排泄功能异常而又不能自理的老年人，往往会有意识自己控制饮食的摄入量。

3）社会因素

老年人的社会地位、经济实力、生活环境以及价值观等对其饮食影响很大。生活困难导致可选择的饮食种类、数量的减少；而营养学知识的欠缺可引起偏食或反复食用同一种食物，导致营养失衡；独居老人或者高龄者，即使没有经济方面的困难，在食物的采购或烹饪上也可能会出现问题；价值观对饮食的影响也同样重要，有"不劳动者不得食"信念的老年人，由于自己丧失了劳动能力，会在饮食上极度地限制着自己的需求以至影响健康。

2. 老年人饮食指导

老人饮食的整体要求有三点，即三个平衡。

（1）质量和数量上要平衡。俗话说：早上要吃好（质量），中午要吃饱（数量），晚上要吃少（数量）。这是质量与数量上的平衡。

（2）饮食结构上要平衡。调适饮食结构，即荤素、粗细粮、水陆物产、谷豆物搭配合理。调适质量结构，即"四低、一高、一适当"，低脂肪、低胆固醇、低盐、低糖，高纤维素饮食，适量蛋白质。

（3）饮食时间上要平衡。一日三餐是中国人的习惯，老人饮食要根据自身的特点来定，总体原则是"少食多餐（即量少、次数多于三餐）"，以利于消化吸收，减轻消化器官的压力。

3. 老人饮食基本特点"六宜六不宜"

1）宜淡不宜咸
食物过咸易增加肾脏负担，导致水肿、血管收缩和血压上升。
2）宜软不宜硬
由于老人脾胃功能减弱，牙齿的咀嚼能力较弱，故宜软不宜硬。
3）宜素不宜荤
食入荤腥过多，会引起脂肪堆积，导致动脉硬化。老人要忌大肉大荤，限食动物内脏、动物油，以植物油、鱼类、瘦肉为宜。

4）宜少不宜多

老人消化功能减弱，少食一来可以防止肥胖，二来又能减轻胃肠负担，因此，宜少食多餐，少而精的饮食。

5）宜温不宜冷

老人易肾虚，以热食为好。另外，由于脏腑功能减弱等特点，尽量不要饮食过凉，酷暑时冷饮、冰镇水果等都不宜多食。

6）宜鲜不宜陈

老人脏腑功能较弱，容易受伤、发病，因此，饮食以新鲜为好，陈食易变质。

三、工作内容与方法

1. 老年人进食进水困难（吞咽困难）基本原因识别

1）食管癌

此病易发生于40岁以上的男性，常有家族史，并有经常进干食、热食或硬食的习惯，进食时如有阻塞或胸骨后不适感，应考虑食管癌的可能。胃镜检查或食管钡剂造影可确诊。

2）贲门痉挛

贲门的肌肉，发生痉挛，导致食物、水难以进入胃内而造成吞咽困难。此病多见于老年人，因上了年纪后，常易发生贲门部平滑肌神经萎缩，造成贲门部肌肉正常活动功能紊乱。

3）反流性食管炎

本病是食管下端括约肌功能障碍，胃内容物（主要是胃酸）反流入食管，引起食管下端黏膜损伤。吞咽困难是因胃酸腐蚀性很强，造成食管黏膜溃疡，溃疡愈合后形成瘢痕使食管狭窄所致。

4）非特异性食管炎

本病与饮食、营养和口腔卫生等有关，主要病理变化是食管黏膜发生充血、水肿、粗糙和增厚等炎性改变。

此外，引起吞咽困难的疾病还有：食管憩室、食管"良性"狭窄、食管受压、重症肌无力、舌咽迷走神经麻痹、硬皮症和缺铁性吞咽困难等。

如遇以上病症时，护理员应及时协助老人就医确诊，以便进行针对性治疗。

2.指导老年人培养健康的饮食习惯

老年人往往有一些不良的饮食习惯，护理员应及时发现老年人饮食的"误区"，提出改善建议，帮助老人建立起良好的饮食习惯。

（1）粗细搭配。长期进食精食的人，血管硬化，患高血压的风险增加。粗粮中含有多种人体需要的微量元素及植物纤维素，例如铬、锰在全谷类、豆类、坚果类中含量较高，若经过加工精制以后，这两种元素就大大降低了。植物纤维素能增加胆固醇的排泄，使血胆固醇含量降低。食物过于精细，纤维素太少，不容易产生饱腹感，往往造成过量进食而发生肥胖。护理员应指导老人在饮食上做到粗细搭配，将粗粮和精粮按比例进食。心血管疾病老人进食粗粮比例可适当提高。

（2）晚餐过迟。晚饭时间过迟，特别是进食难消化的食物，会加重胆固醇在动脉壁上的沉积，促使动脉硬化的发生。另外，饱腹也会影响睡眠而导致入睡困难。应指导老人尽量将晚餐时间提前，宜6点钟左右，如果睡觉迟，晚餐时间亦可推迟。晚餐不应吃得太多，难以消化食物如肉类，应尽量减少摄入。

（3）少食多餐。调查发现每日就餐次数在3次或3次以下的人群，肥胖、胆固醇偏高者相对较多。而每日就餐为5次或5次以上的人群中，肥胖、胆固醇偏高者相对较少。因此，应指导老年人少食多餐。

（4）种类齐全。有些老人只吃清淡素食，不吃肉，鸡蛋、牛奶等，有些则相反。如果绿叶蔬菜吃得少，常会发生维生素C缺乏，而维生素C可以降低胆固醇，减轻或防止动脉硬化。如果豆制品吃得少，就会减少胆固醇在粪便中的排泄。为改善挑食偏食习惯，膳食制作应从营养构成全面、卫生、无害等方面考虑。选料要新鲜，品种要齐全，尽量翻新花样，做到荤素搭配、粗细粮结合。由于老人的嗅觉与味觉不太敏感，可在饮食的颜色上做到悦目，菜肴中添加的作料和调味料要浓些，应尽量使饭菜"香气扑鼻"，这样可以刺激老人的食欲。

（5）少食肥甘。过多地食用动物油、肥肉和一些富含胆固醇的食物，如猪肉、猪肝、皮蛋、蟹黄、奶油等，易造成血脂升高，但并非要绝对禁食上述食物。糖分摄入太多，过剩的部分就会转化为脂肪。随着血脂增高，冠状动脉发生血栓的机会也就增多。正常人吃高糖饮食3周后，血液中甘油三酯含量可升高1倍多。若给高血脂病人吃高糖饮食，甘油三酯甚至增加4～5倍。因此，老年人在饮食中应尽量减少肥甘食物的摄入。

（6）烟酒成癖。大部分心血管、肺部疾病与吸烟有密切关系。长期过度饮酒，会引起胃、肝脏的病变，如胃炎、酒精肝。饮酒还会减弱心脏功能，如长期大量喝啤酒的人，心脏容易变得肥大。酒精能影响人的脂类代谢，并使机体从血中清除脂类的能力降低，从而增加动脉粥样硬化及冠心病的发病机会，护理员应指导老年人戒烟戒酒。由于烟酒的成瘾性，许多人戒断后很快又重新接触烟酒。因此，护理员要指导老人家属做好监督工作，还应对老人提供心理支持，增强戒烟戒酒的信心。

3.检查老年人治疗饮食落实情况

为确保老年人各种治疗饮食的正确应用，养老护理员应及时检查老年人治疗饮食的落实情况。

1）明确检查目的

通过检查，增强养老护理员责任感和认真工作的态度，促进老年人及其家人对治疗饮食的掌握，确保老年人治疗饮食措施的全面落实。

2）明确检查对象

（1）养老护理员对老年人治疗饮食要点是否正确掌握、准确应用。重点是治疗饮食具体实施过程。

（2）老年人及其家人是否掌握治疗饮食的基本内容。

3）明确检查步骤

养老护理员应根据治疗饮食的适用范围、饮食原则及方法的具体要求详细制定检查步骤。

（1）检查治疗饮食与老年人的疾病状态是否符合。

（2）检查治疗饮食具体的使用方法是否正确。

（3）检查老年人及其家人对老年人常见疾病的饮食要求是否掌握。

（4）检查老年人及其家人对常见食物的作用及对疾病的影响是否了解。

4）明确督查方法

（1）评估老年人的疾病特征及营养状况。包括阅读病历、与老年人及家属交谈、身体评估等。

（2）检查老年人的食谱。

（3）计算老年人食谱中各类食物的营养指标。

（4）提问老年人及其家属。

（5）制定调查表。

（6）要求老年人或其家属复述演示。

5）总结

总结检查结果，并根据结果有针对性地进行改进和健康教育。

第二节　老年人排泄照料

老年人二便受到衰老、疾病的影响会出现异常，并引起各种并发症，护理员在照顾老年人排泄时应密切观察二便特点，找出原因，及时处理。

一、学习目标

📖 知道老年人排便、排尿困难的分析。
📖 知道老年人呕吐物观察方法及注意事项。
📖 能识别老年人二便异常的基本原因。
📖 能识别老年人呕吐物的异常变化并及时采取应对措施。

二、相关知识

分析老年人出现排尿、排便困难现象，应着重分析排尿、排便困难的原因，老年人出现同一种排泄异常可能有不同原因，护理员应全面把握，从中分出主次，及时应对。

1.老年人排尿困难分析

很多疾病可导致老年人出现排尿困难，可以是细菌感染的炎症、生理性退变、外伤并发症、结核，也可以是泌尿系统良性肿瘤和癌变。但无论是何种病因，只要能及时发现并进行有效治疗，都可获得较好效果。

1) 伴有无痛性血尿的排尿困难

（1）肿瘤。主要由膀胱或肾肿瘤糜烂，出血较多形成凝血块堵塞尿道所致。绝大多数膀胱癌及肾癌老人都有过无痛性血尿史。有些老人首次发生无痛性血尿后，症状亦会自然消失，恢复排尿通畅，常被老人误认为"病已痊愈"。但当数月或数年后再次"复发"时，肿瘤已为晚期。55 岁以上老年人发生伴有无痛性血尿的排尿困难，应及时到医院就诊，争取早期治愈。

（2）前列腺肥大（增生）排尿困难。开始时为夜间尿频，逐渐发展成白天小便次数也增多，尿流变细、流速缓慢。饮酒、劳累是造成排尿困难、血尿、尿潴留的常见诱因。血尿较肿瘤病变轻，多为显微镜下血尿，肉眼血尿少，伴有排尿灼热感。B超检查能准确检测病变程度、有无并发症及早期癌变，为制订合理治疗方案提供根据。

（3）结石下移，堵塞膀胱颈口影响排尿。老人常于正常排尿中途突然感到会阴深部发胀不适，随之出现尿流中断，或滴出血性尿，经卧床休息或翻身侧转之后，又可恢复小便通畅。B超及膀胱镜检查，均可迅速确诊，容易治愈。

（4）慢性后尿道炎引起排尿困难。患者均为女性，病史长，并有反复发作的尿频、尿痛、尿急等慢性后尿道炎、膀胱炎病史，药物疗效差。小便后擦纸上可见新鲜血迹。

2）伴有痛性血尿的排尿困难

（1）常为膀胱结石由于排尿过程中掉入后尿道堵塞造成。其特点是小便中途突然发生会阴部及尿道剧痛、尿流中断，或仅有少量血性尿滴出，男性多见。宜立即停止小便、卧床，部分患者便可自行缓解，排尿恢复通畅；也可肌肉注射解痉止痛药，待止痛后，将结石取出。

（2）由后尿道、膀胱三角区急性炎症引起的排尿困难，以老年妇女居多。先有尿频、轻度尿痛，未能及时治疗，症状便迅速加重并出现排尿困难、血尿。

3）药源性排尿困难

老年人身体状况差，服药较多，容易出现副作用，其中以便秘和小便困难最多见。

（1）主要经肾排泄并易在尿内形成结晶体的药物，如磺胺类制剂，如果用量较大、持续时间较久、饮水量不足，药物便可在尿内产生过饱和结晶沉积，堵塞泌尿道引起排尿困难、血尿，严重时会发生急性肾衰竭。

（2）老年人易患胃肠道疾病疼痛，常用的解痉止痛药对膀胱的逼尿肌都有松弛作用。但用量稍多，即可发生膀胱排尿困难，甚至大量尿潴留。必须使用这类药物时，要严格控制每次用量，疼痛缓解后立即停药。

（3）引起大便秘结的药物（如止泻药、四环素族药物等）用药较多，用药时间较长时，粪便可在直肠内形成硬块并压迫膀胱颈，妨碍尿道内口正常排尿。发生上述情况时，应停药或改变治疗方法，并设法排出直肠内粪块，小便即可恢复正常。

老年人排尿困难可导致泌尿系感染、急性尿潴留、肾积水、继发肾衰竭尿毒症，危及生命安全，应及早找到病因并设法治愈。

2. 老年人排便困难分析

正常排便包括产生便意和排便动作两个过程。进餐后通过胃结肠反射，将粪便向结肠远端推进。当直肠被充盈时，肛门内括约肌松弛，同时，肛门外括约肌收缩，使直肠腔内压升高，引起便意。便意的冲动上行到达大脑皮质，在条件允许时，相关肌肉协调舒缩，促使粪便排出。老年人排便困难常为下列因素引起。

1）饮食因素

饮食过少、食品过精过细、纤维素和水分不足等因素都会使肠蠕动变慢，不能及时将食物残渣推向直肠，在肠内停留时间延长，水分过多吸收而使粪便干燥，引起便秘。

2）排便动力不足

排便时不仅需要肛门括约肌的舒张、肛提肌向上向外牵拉，而且还需要膈肌下降、腹肌收缩、屏气用力来推动粪便排出。体弱、久病卧床的老年人，肌肉收缩力减弱，腹压降低而使排便动力不足，使粪便排不干净，粪块残留，发生排便困难。

3）拖延大便时间

不能做到定时排便，由于偶发事件干扰、情绪紧张等，拖延了大便时间。患有肛裂和痔疮等肛门疾病的老人，由于恐惧疼痛、害怕出血、不敢大便而拖长大便间隔时间。这都可能形成习惯性排便困难。

4）水分损失过多

大量出汗、呕吐、腹泻、失血及发热等均可使水分损失，代偿性引起粪便干结。

5）精神因素引起的排便困难

精神上受到强烈刺激、惊恐、情绪紧张、焦虑或注意力高度集中等会使便意消失，形成排便困难。

6）药物影响引起的排便困难

服用碳酸钙、氢氧化铝、阿托品、普鲁本辛、碳酸铋等可引起排便困难。另外，长期滥用泻药，使肠壁神经感受细胞的应激性降低，即使肠内有足量粪便，也不能产生正常蠕动及排便反射，从而导致顽固性排便困难。

7）其他因素

神经系统障碍、内分泌紊乱、维生素缺乏等亦可引起排便困难。

三、工作内容与方法

1. 识别老年人二便异常基本原因

1）便秘

老年人由于肠道蠕动能力下降，排便动力不足易导致粪便滞留在肠道内。另外，由于活动、药物、饮食、精神因素等也会对老年人的排便产生影响。

一旦发生便秘，应尽快找出便秘的原因，采取相应的措施。要解除老年患者的思想顾虑和心理压力，与医疗护理人员配合。纠正不良的生活规律，养成定时排便的良好习惯。调整饮食，适当增加含纤维素多的食物，如粗粮、芹菜、菠菜、豆芽菜、水果等。适当增加饮水量，促进肠蠕动，保持胃肠道足量水分，软化大便。适当增加食物中脂肪含量。在老年人身体状况允许的情况下，可进行适量的体育活动，促进肠蠕动。

2）腹泻

老年人发生腹泻和以下几个方面有关。

（1）消化系统功能减退，如牙齿的老化、消化腺的分泌减少。

（2）胃肠道充血的疾病，如结肠炎、痢疾、消化道的各种癌症、甲状腺功能亢进等。

（3）饮食不当，如进食胃肠道过敏的食物，精纤维过多，过于油腻的食物。

（4）滥用药物，如导泻药、广谱抗生素等药物。

（5）精神心理因素，如过分紧张、焦虑、忧郁等。

发生腹泻后，要加强饮食护理。老年人应以进食营养丰富、易消化吸收、少渣少油的食物为原则。腹泻严重时，可吃清淡的流质食物，如米汤、面汤、果汁等，或考虑短期禁食。必要时给予静脉补充营养和水分；恢复期宜给予少渣少油半流质饮食，如细面条、稀粥；腹泻停止后，吃软食，如菜泥、瘦肉末、稀饭等。腹泻严重时营养不能满足机体的需要，老年人应卧床休息，减少能量的消耗。

3）尿失禁

尿失禁是指老年人不能自我控制排尿，尿液不自主流出。发生尿失禁与下列因素有关。

（1）排尿器官功能减退，控制排尿肌肉松弛，尿液溢出。

（2）急性泌尿系统感染、老年性阴道炎等疾病。

（3）大脑皮质控制排尿能力消失或意识障碍，如昏迷、瘫痪。

（4）排尿神经中枢机制失调。

（5）使用某些药物，如镇静剂或利尿剂。

（6）精神心理因素及环境因素，如惊吓、打击过度或环境陌生而不适应。

发生尿失禁，首先要查明原因，以便对症治疗和护理。在身体状况允许的情况下，坚持适当的运动锻炼，如收腹提肛动作，加强盆底肌肉紧张度。老年人有尿意时应及时排尿，不应憋尿，长时间外出，应事先排空尿；到一个新环境时，应先了解厕所的位置等。要防止皮肤糜烂和褥疮，尿失禁者应保持皮肤清洁、干燥，以防长时间潮湿或尿液刺激引起皮肤糜烂、褥疮。对于顽固性尿失禁者，放置导尿管，保持引流通畅，防止泌尿系统感染。保持被褥整洁、干燥，垫油布、尿垫，浸湿后及时更换。

4）尿潴留

老年尿潴留患者膀胱极度充盈，但尿液不能自行排除，小腹疼痛，十分痛苦。造成尿潴留主要有以下几个原因。

（1）由于中枢神经系统疾病和功能障碍，如脑卒中、昏迷、脑瘤、脊髓肿瘤和脑脊髓挫伤等。

（2）由药物引起的排尿障碍，如颠茄、阿托品等药物。

（3）机械性尿潴留：由于尿道堵塞或尿道周围的机械压迫而引起排尿障碍。如膀胱结石、尿道结石而堵塞尿道；因前列腺炎、前列腺肥大而压迫尿道和尿道外伤、尿道狭窄等。

（4）反射性尿潴留：由于腹部外伤、手术等的刺激，引起反射性尿潴留，如腹腔、肛门或直肠手术后，往往发生尿潴留。

发生尿潴留时应首先要安慰好老人，使其消除紧张焦虑情绪，然后采取诱导排尿法。常用方法有：①热敷下腹部膀胱区，引起排尿；②手握冰块或将手放入冷水内引导排尿；③在旁边设流水声诱导排尿；④采用温水坐浴、冲浴会阴部、小腹部等，可使肌肉松弛而促进排尿。

2. 老年人呕吐的照料

（1）护理员见到老年人呕吐时，应保持镇静，安慰老人。

（2）协助老人取适当体位。老人身体尚可，应立即协助其坐起，身体前倾面朝下。卧床老人取侧卧位，或将头偏向一侧，并用容器接取呕吐物。

（3）保持呼吸道通畅。呕吐物误入气管可导致呛咳，甚至引起窒息。若少量呕吐物呛入气管，轻拍老人背部可促使其咳出。量多时，应迅速用吸引器吸出，发生窒息则需进行口对口人工呼吸或气管切开术。

（4）密切观察老人面色、呼吸、神志，以及呕吐物的色、量、气味等，必要时留取呕吐物标本。

（5）老人呕吐停止后，及时清洁老人的口腔及面部，检查耳内、颈部有无流入呕吐物。

（6）及时处理污物，必要时更换老人衣服、床单，擦洗地面等，通风消除异味。

本章小结

1. 老年人饮食受到生理、心理、社会因素的影响，护理员应了解相关特点，指导老年人进行健康饮食。

2. 老年人由于各种原因，容易出现二便排出困难，严重影响老人生活，护理员应找出影响因素，帮助老年人改善。

3. 老年人呕吐时，要注意观察呕吐物的量、颜色、气味及伴随症状并防止呕吐物误入气管引起呛咳。

练 习 题

一、选择题

1. 老年人嗜好味道浓重的菜肴是因为(　　)。
  A. 味觉功能下降　　　　　　　　B. 口味变重
  C. 视力下降　　　　　　　　　　D. 吞咽反射能力下降

2. 老年人饮食时间调整应(　　)。
  A. 一日三餐　　B. 少食多餐　　C. 少食多休息　　D. 饥饿即进餐

3. 便秘是由于(　　)的原因导致的。
  A. 老年人吃得过少　　　　　　　B. 老年人吃得过多
  C. 老年人内分泌功能衰退　　　　D. 老年人消化功能衰退

4. 尿潴留是由于(　　)的原因导致的。
  A. 老年人内分泌功能衰退　　　　B. 老年人泌尿系统功能衰退
  C. 老年人喝水过少　　　　　　　D. 老年人喝水过多

5. 诱导尿潴留的老人排尿方法正确的是(　　)。
  A. 让老人听节奏感强的音乐　　　B. 让老人听流水声
  C. 让老人运动运动　　　　　　　D. 让老人多休息

6. 下列营养物质中，对预防便秘有较好作用的是(　　)。
  A. 纤维素　　　B. 微量元素　　C. 维生素　　　　D. 脂类

7. 呕吐伴有腹痛常见疾病是(　　)。
  A. 腹腔疾病　　B. 脑肿瘤　　　C. 脑膜炎　　　　D. 脑炎

8. 以下不是老年人排尿困难的原因的是(　　)。
  A. 前列腺肥大　　　　　　　　　B. 尿路结石
  C. 磺胺类药物大量使用　　　　　D. 活动减少

9. 呕吐物观察，下列选项中错误的是（　　　）。

A. 若出现红色，说明有出血

B. 黄绿色，提示含有胆汁

C. 有腐臭味，表示食物在胃内停留过长

D. 苦味提示胃内出血

10. 老年人饮食应（　　　）。

A. 宜软不宜硬　　B. 宜素不宜荤　　C. 宜温不宜冷　　D. 以上都是

二、判断题

1. 老年人食物调味品应注意少用盐和糖。（　　　）

2. 中枢性呕吐一般与进食有关。（　　　）

3. 腹泻次数越多，应越多饮水。（　　　）

4. 腹泻期间应注意腹部保暖。（　　　）

5. 尿失禁因尿液的刺激，易导致臀部及会阴部皮肤发生皮疹、炎症。（　　　）

情景训练：为老人做饮食指导

【训练目的】　通过训练，护理员能为老人进行饮食指导，提出改善建议。多和老年人沟通，锻炼沟通能力。

【训练方法】　运用仿真模拟进行角色扮演的方法，针对改善老人不良饮食进行实践演练，并能应用到实际养老护理工作当中。

【情景举例】　王大爷，66 岁，172cm，83kg，喜食肉食、甜食，请为其进行饮食建议。

【情景过程】

护理员：王大爷，您好！我是××，为了改善您的不良饮食习惯，使您更加健康，我要与您交流一下饮食改善的建议，好吗？

王大爷：那太好了，我有好多方面都不了解。

护理员：那好，王大爷，您平时喜欢吃哪些食物？

王大爷：我喜欢吃面食、肉类还有甜食。

护理员：面食是指白面做的食物吗？粗粮做的食物吃得多吗？

王大爷：对，像馒头。我不喜欢粗粮做的面食，窝头、杂面饼这些极少吃。

护理员：这样是不对的，粗粮中含有多种人体需要的微量元素及植物纤维素，若经过加工精制后这些元素就大大减少了。食物太精细，纤维素太少的话，容易发胖，而且血管硬化、高血压的发病率也会增高，所以要做到粗细搭配，不能只吃精粮。

王大爷：嗯，我知道了。

护理员：还有，肉食吃太多了也会导致肥胖，而且肉类不易消化，会加重胃肠负担，所以饮食中还应多吃些清淡的素食，能够摄取丰富的维生素，促进健康。甜食摄取过多，久了也会容易肥胖，而且还容易患高血脂，影响健康。

王大爷：看来，我这些饮食习惯都是错误的啊。

护理员：是的哦，王大爷，其实很多人饮食都不科学，存在一些影响健康的问题。一会我给您做一张知识宣传卡片，您可以自己按照上面指导科学饮食。

王大爷：太好了，谢谢你呀，你真是个有心人。

护理员：不客气，这是我应该做的，您稍等。

（技能——制作健康宣传卡片）

护理员：卡片做好了，您还有其他需要吗？

王大爷：没有了，谢谢你呀。

护理员：不客气，再见！

王大爷：再见！

第十章　老年人基础护理

【内容提要】

本章重点阐述老年人在消毒防护和应急救护方面的护理照料，养老护理员在组织老年人实施这几大领域活动中的要求和注意事项。

第一节　老年人消毒防护

养老护理员应了解老年人消毒隔离、消毒液配置的基本知识，帮助老年人正确进行消毒防护护理，并能监测消毒效果。

一、学习目标

📖 知道老年人消毒隔离技术的基本知识。

📖 知道试纸使用及检测技术。

📖 能正确配制消毒试剂，实施老年人房间消毒。

📖 能对老年人房间进行紫外线消毒。

📖 能监测老年人房间的消毒效果。

二、相关知识

1. 消毒隔离技术知识

1）消毒技术知识

消毒是指杀灭或清除病原微生物，使之达到无害化的处理。常用的消毒技术有以下几种。

（1）物理消毒法

①热力消毒法。利用热力破坏微生物生理结构从而达到消毒目的，是应用最早、效果可靠、使用最广泛的方法。热力消毒法分干热法和湿热法两类。前者由空气导热，传热较慢；后者由空气和水蒸气导热，传热快，穿透力强。

干热法有燃烧法和干烤法两种。湿热消毒法主要为煮沸消毒法，适用于耐湿、耐高温的物品，如金属、搪瓷和橡胶类等。

②光照消毒法。又称辐射消毒，主要利用紫外线的杀菌作用，使菌体光解、变性而死亡。常用方法为日光暴晒法和紫外线灯管消毒法。

③微波消毒法。利用电磁波使物品温度迅速上升，达到消毒的作用。常用于食物及餐具的消毒。

(2)化学消毒灭菌法。常用的化学消毒试剂有以下几种。

灭菌剂：能杀灭一切微生物(包括芽孢)，包括：甲醛、戊二醛、环氧乙烷、过氧乙酸等。

高效消毒剂：可杀灭一切细菌繁殖体(包括分枝杆菌)、病毒、真菌及孢子，如含氯制剂、过氧化氢。

中效消毒剂：能杀灭细菌芽孢以外的各种微生物的消毒剂，如乙醇、碘酊等。

低效消毒剂：只能杀死细菌的繁殖体、亲脂病毒和某些真菌的消毒剂，如：新洁尔灭。

常用的消毒方法有以下几种。

浸泡法：食具、餐具、衣物等。浸泡前将消毒物品洗净擦干，浸没在消毒液内，注意打开物品的轴节或套盖，管腔内注满消毒液。

擦拭法：桌面、各种物体表面、马桶等。擦拭时选择消毒过的毛巾或抹布进行擦拭。

喷雾法：用于地面、墙壁、环境消毒，注意使物品表面湿透。

熏蒸法：在消毒间或密闭的容器内进行，要确保房间内无人。

2)隔离技术知识

隔离技术包括洗手及消毒手，戴口罩，穿、脱隔离衣。

(1)洗手技术。通过洗手清除护理员手上的污垢和致病微生物，切断通过手传播感染的途径。

洗手时打开水龙头，调节水流，湿润双手及手臂；取适量洗手液，均匀涂抹搓擦双手及前臂至腕上 10 cm，持续 15 s；按洗手六步法搓擦双手 1 min (图10-1)；用净流动水冲净双手，可避免污水沾污双手。同时腕部要低于肘部，使污水流向指尖；用烘手机或小毛巾将手擦干，小毛巾要保持干燥，每日消毒。

(2)手的消毒技术。护理员接触污染品或感染老人后，手被大量细菌污染，仅一般洗手并不能达到预防交叉感染的要求，必须在洗手后再进行手的消毒。

①涂擦消毒法。用消毒剂依次涂擦双手。方法为：手掌对手掌、手背对手掌、指尖对手掌、两手指缝相对互擦，每一步骤重复 3 次，自干。

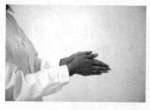
（a）第一步　洗手掌

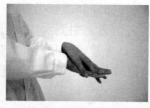
（b）第二步　洗手背

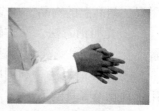
（c）第三步　洗指缝

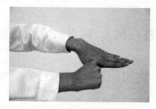
（d）第四步　洗拇指

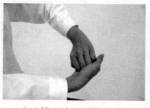
（e）第五步　洗指关节

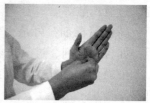
（f）第六步　洗指尖

图 10-1　六步洗手法

②浸泡消毒法。双手完全浸入消毒液液面下，在液面下互相揉搓 2 min（揉搓顺序按涂擦方法）。消毒剂要求作用速度快，不损伤皮肤及产生过敏反应。消毒时间不能少于 2 min，自干。

（3）戴口罩。将口罩覆盖于口及鼻部，上段绳带越过耳朵绑于头顶，下段绳带绑于颈后，确定口罩下部半遮住嘴巴，检查有无漏气。戴上口罩后，口罩不可以悬挂于胸前，不可以用污染的手触摸口罩，手不可接触口罩污染面。始终保持口罩的清洁干燥，发现潮湿应立即更换。一次性口罩使用不超过 4 h，纱布口罩 2～4 h 更换一次。口罩用后要及时取下并将污染面向内折叠，放入胸前小口袋或小塑料袋内。

（4）穿、脱隔离衣（图 10-2）。当护理患传染病或机体抵抗极低的老人时，保护护理员和老人，防止病原微生物播散，避免交叉感染，护理员应穿隔离衣。

隔离衣应长短合适，扣带齐全，无破洞。隔离衣内面及领子保持清洁避免污染，穿隔离衣时护理员应着装整齐，戴口罩，取下手表，洗手，卷袖过肘。隔离衣每日更换消毒，浸湿、污染随时更换，脱下的隔离衣挂好对齐，如挂在污染区则清洁面不外露，穿好隔离衣后只能在规定范围内活动，不能进入清洁区。

①穿隔离衣：护理员手持衣领取下隔离衣，将内面朝向自己，一手持衣领，一手伸入袖内穿好，同法穿另一侧衣袖。扣好衣领、袖口。将隔离衣一

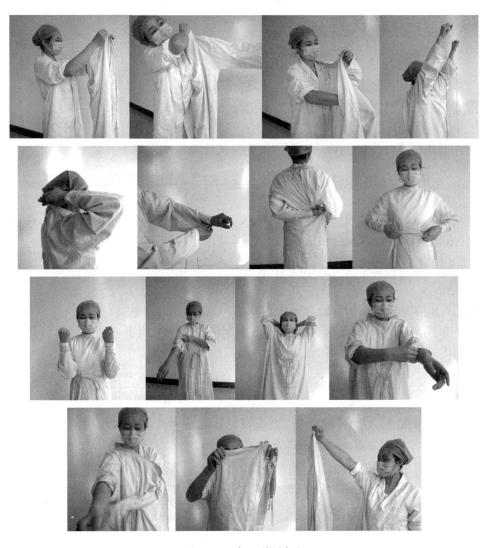

图 10-2　穿、脱隔离衣

边的衣襟向前拉并捏住衣边，同法捏住另一边，在身后对齐向一侧折叠，一手压紧衣襟，一手将腰带拉至背后，双手在背后交叉，腰带拉回到前面打结。

　　②脱隔离衣：松开腰带，在前面打活结。解开袖口，将袖子塞好并消毒手。双手解领口，一手伸入另一侧衣袖口内拉下袖子过手，用袖子遮盖的手垫隔离衣拉下另一衣袖过手。双臂退出衣袖，两手提衣领对齐衣边（污染面在内）挂在衣钩上备用。

2. 消毒液配制方法及注意事项

对日常用物进行消毒，应根据消毒对象选择不同种类、浓度的消毒液。消毒液原液浓度较高，护理员在实际运用中必须将其加以稀释，配制成适宜浓度的消毒液使用，才会取得较好的消毒效果。

（1）配制方法

①用消毒片配制消毒液：可用下述公式计算所用消毒剂片数。

$$所需消毒剂片数 = \frac{拟配消毒液浓度（mg/L）\times 拟配消毒液量（L）}{消毒剂有效含量（mg/片）}$$

例：拟配 5 L 含溴（或含氯）消毒液，浓度为 500 mg/L，所用消毒片有效溴（或氯）含量为 500 mg/片，需加几片消毒片？

解：所需片数 = $\dfrac{500（mg/L）\times 5}{500（mg/片）}$ = 5 片

即配 5 L 消毒液，需用有效含量为 500 mg/片的消毒片 5 片。

②用其他固体消毒剂（如消毒粉）配制消毒液：可用下述公式计算所用消毒剂质量。

$$所需消毒剂质量 = \frac{拟配消毒液浓度（mg/L）\times 拟配消毒液量（L）}{消毒剂有效含量（mg/g）}$$

例：拟配 2 L 含溴（或含氯）消毒液，浓度为 400 mg/L，所用消毒剂有效溴（或氯）含量为 200 mg/g，需加几克消毒剂？

解：所需质量 = $\dfrac{400（mg/L）\times 2（L）}{200（mg/g）}$ = 4 g

即配 2 L 消毒液需用有效溴（或氯）含量为 200 mg/g 的消毒剂 4 g。

③把浓消毒液稀释成所需浓度消毒液：可用下述公式计算所需消毒液原液量（mL）和加水量（mL）。

$$所需浓消毒液量（mL）= \frac{拟配消毒液浓度（\%）\times 拟配消毒液量（mL）}{浓消毒剂有效含量（\%）}$$

$$加水量 = 拟配消毒液量（mL）- 所需浓消毒液量（mL）$$

例：用 15% 过氧乙酸配制 0.3% 过氧乙酸 5 L，需用多少 15% 过氧乙酸和多少水？

解：所需 15% 过氧乙酸（mL）量 = $\dfrac{0.3\% \times 5000（mL）}{15\%}$ = 100 mL

即用 15% 过氧乙酸 100 mL。

$$加水量（mL）=5000（mL）-100（mL）=4900\ mL$$

即将 100 mL 浓过氧乙酸加入 4900 mL 水中即可。

例：将已配成的 2000 mg/L 的二溴海因消毒液稀释成 500 mg/L 的消毒液 10 L，需用多少消毒液原液？用多少水？

解：所需原消毒液量（mL）= $\dfrac{500（mg/L）\times 10000（mL）}{2000（mg/L）}$ =2500 mL

$$加水量（mL）=10000（mL）-2500（mL）=7500\ mL$$

即将 2500 mL 消毒液原液，加入 7500 mL 水中即成。

（2）注意事项

①调配或使用时应打开门窗，保证空气通畅，配置时注意防护，可戴口罩和帽子。

②消毒液要现配现用，稀释液常温下保存不宜超过 2 天。

③稀释液要加盖密闭保存，放在通风处。

④让老人了解消毒液配制的目的，并使其远离配制区域。

3. 试纸使用及检测技术

1）有效氯含量测定（试纸法）

（1）消毒剂溶液有效成分浓度在测定范围内时，取试纸浸于消毒液中，即刻取出，30 min 内在自然光下与标准色块比较，读测定值。

（2）消毒剂溶液浓度高于试纸测定范围时，可先稀释消毒剂，再进行测定。

（3）注意试纸浸湿后超过 1 min，颜色逐渐消退，结果不准确。

2）戊二醛浓度测定（试纸法）

（1）从小瓶中取出一条试纸。

（2）将指示色块完全浸没于戊二醛溶液，1 s 内取出。

（3）横置于瓶盖上，注意不要将色块面朝下，以免受到污染。

（4）等候 5～8 min 读取结果。

3）紫外线强度照射指示卡监测法

开启紫外线灯 5 min 后，将指示卡置紫外灯下垂直距离 1 m 处，有图案一面朝上照射 1 min（紫外线照射后，图案正中光敏色块由乳白色变成不同程度的淡紫色），观察指示卡色块的颜色，将其与标准色块比较，读出照射强度。

三、工作内容与方法

1. 老年人居室的紫外线消毒

1）目的

利用紫外线杀菌灯（图 10-3）产生的紫外线，透过灯管的石英玻璃辐射到周围空间，经 5～7 min 后，空气中的氧气在紫外线的作用下电离成臭氧，以此杀灭空气中及物体表面的微生物。

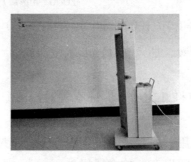

图 10-3　紫外线灯管

2）准备

养老护理员：衣帽整洁、洗手、戴口罩，必要时戴墨镜。

物品：紫外线杀菌灯、消毒房间或需杀菌的物品、记录本、笔。

环境：清洁、宽敞。

3）操作步骤

（1）消毒前，室内打扫干净，并关闭门窗，停止人员走动。

（2）推紫外线杀菌灯进室内，轻轻抬高紫外线灯管，调节消毒的有效距离（不超过 2 m）。

（3）打开紫外线灯开关，养老护理员离开房间，灯亮 5～7 min 后开始计时。

（4）消毒时间到，将紫外线杀菌灯移至其他位置，重新调整紫外线杀菌灯的方位，按上述方法继续消毒。

（5）全室消毒完后，关闭紫外线杀菌灯开关。

（6）整理用物，记录紫外线杀菌灯的杀菌时间。

4）注意事项

（1）应经常保持灯管清洁，灯管表面应经常用乙醇棉球轻轻擦拭以除去灰尘和污垢。

（2）由于紫外线对人的眼睛和皮肤有刺激作用，同时，照射过程中产生的臭氧对人体亦不利，故照射时人应离开房间，必要时戴防护镜、穿防护衣。老人若在室内，需用纱布、眼罩遮盖老人双眼，用被单遮盖身体，以免引起炎症。

（3）由于紫外线穿透力差，消毒物品时将物品摊开或挂起，并定时翻动，使其表面受到直接照射。

（4）紫外线消毒的适宜温度为 20～40℃，适宜湿度为 40%～60%。

（5）紫外线的消毒时间须从灯亮 5～7 min 后开始计时，关灯后，如需再开启，应间歇 3～4 min，照射后要开窗通风。

（6）紫外线杀菌灯使用过程中由于其辐照强度逐渐降低，故应每隔 3～6 个月定时检测，凡使用时间超过 1000 h 需更换灯管。

（7）定期进行空气培养，以监测灭菌效果。

2.配制消毒液并对老人房间消毒

养老护理员在消毒前必须把片剂和粉剂配成消毒液，用液体消毒剂时，也需将消毒液稀释成所需浓度，并选择合适方法为老人房间实施消毒。

1）目的

正确配制消毒液，为老人房间实施消毒，杀灭房间病原微生物，避免感染的发生。

2）准备工作

养老护理员：衣帽整洁、洗手、戴口罩。

物品：消毒剂原液、白开水或自来水（一般用白开水，消毒便器可用自来水）、带盖清洁的容器、计量用具（量杯、汤匙或其他可用于计量的用物）、盛消毒液的容器、消毒的毛巾或抹布。

环境：清洁、宽敞、明亮、整洁、通风良好。

3）操作步骤

（1）确定消毒的对象：包括老人居室地面、室内物品、空间等。

（2）选择合适的消毒试剂。

①常用于居室物体表面的化学试剂，"84"消毒液、乙醇、过氧乙酸等。

②常用于居室环境的化学消毒液：过氧乙酸、乙醇、食醋。

（3）配制消毒液

①将备好的凉白开水倒入计量容器中。

②按照计算所得测量水量，并倒入带盖的清洁容器中。

③检查消毒液的名称、剂量、浓度、有效期。

④将消毒液倒入计量容器中。

⑤按照计算所得测量消毒液的量，并倒入带盖的清洁容器中，与已测量好的白开水混匀。

⑥将带盖的清洁容器盖严，并在容器外粘贴标签，做好标记，待使用。

⑦清洗计量容器，整理用物，洗手。

4）注意事项

①根据房间以及房间的用物性质或不同微生物的特性，选择合适的消毒剂。

②正确配制好浓度，掌握好剂量，盛于专门的容器中。

③选择合适的消毒方法。

④掌握好消毒的时间。

⑤消毒完毕后开窗通风 30 min，在使用具体用物前用无菌生理盐水冲净消毒后的物品，避免消毒剂进入人体。

⑥监测消毒的效果，合格后方可使用。

3. 老年人居室消毒监测

1）目的

监测老人居室消毒效果，降低和控制感染的发生，促进老年人的健康。

2）准备工作

养老护理员：衣帽整洁、洗手、戴口罩、戴无菌手套。

用品：普通营养琼脂平板、试纸。

环境：清洁、减少走动、停止清扫工作。

3）操作步骤

（1）室内空气的消毒结果监测。要求空气中的细菌总数 $\leqslant 500 \text{ CFU/m}^3$（CFU/m^3 为菌落形成单位，指单位体积中的活菌个数。在活菌培养计数时，由单个菌体或聚集成团的多个菌体在固体培养基上生长繁殖所形成的集落，以其表达活菌的数量）。

①采样时间：消毒处理后，操作前进行采样。

②采样方法为平板暴露法。

室内面积 $\leqslant 30 \text{ m}^2$ 时，设内、中、外对角线 3 点，内外两点距墙 1 m；室内面积 $> 30 \text{ m}^2$ 时，设东、西、南、北 4 角及中央 5 点，其中东、西、南、北均距墙 1 m。将直径为 9 cm 的普通营养琼脂平板放在室内各采样点处，采样高度为距地面 1.5 m，采样时将平板盖打开，扣放于平板旁，暴露 5 min，盖好立即到有关部门送检。

③质控标准：细菌总数 ≤500 CFU/m³（或 10 CFU/ 平板），未检出金黄色葡萄球菌、溶血性链球菌为消毒合格。

（2）物体和环境表面消毒

①采样时间：在消毒处理后进行采样（或是在灭菌处理后，存放有效期内采样）。

②采样面积：被采表面 <100 cm²，取全部表面；被采表面 >100 cm²，取 100 cm²。

③采样方法有以下几种。

压印采样法：采用一个直径为 5.6 cm（面积约为 25 cm²）的消毒塑料专用平皿，倾注营养琼脂培养基，并使培养基高出平皿边缘 1～2 mm，凝固后置4℃冰箱保存待用。采样时将平皿上的琼脂表面直接压贴在被检物体表面 10～20 s 后送检。置于 37℃的培养箱中培养 24～48 h，计算并鉴定细菌。

棉拭子法：用 5 cm×5 cm 的标准灭菌规格板，放在被检物体表面，采样面积 >100 cm²，连续采样 4 个，用浸有含相应中和剂的无菌洗脱液的棉拭子 1 支，在规格板内横竖往返均匀涂擦各 5 次，并随之转动棉拭子；剪去手接触部位，将棉拭子投入 10 mL 含相应中和剂的无菌洗脱液试管内，立即送检。门把手等不规则物体表面用棉拭子直接涂擦采样，采样后送检。

④质控标准：一般老年人房间菌落总数 ≤10 CFU/cm²，并未检出致病菌为消毒合格；传染病老年人房间菌落总数 ≤15 CFU/cm²，并未检出致病菌为消毒合格。

4）注意事项

（1）采样方法要准确，采样后及时送检。

（2）室内空气的消毒监测时，采样前要关好门、窗，在无人走动的情况下，静止 10 min 进行采样。

（3）将监测结果记录在专用记录簿上，保留 2 年。

第二节　应 急 救 护

对于突发情况和危重病的老年人，要求养老护理员能用基本知识为老年人进行病情观察，并为老年人进行应急救护。

一、学习目标

📖 知道危重老年人的病情观察的方法。

　　📕 知道海姆利克氏操作技术及基础知识。

　　📕 知道止血、固定与包扎技术的基础知识。

　　📕 知道吸氧、吸痰、心肺复苏的护理技术及基本知识。

　　📕 能对老人外伤出血、烫伤、摔伤等意外做出初步的应急处理。

　　📕 能配合医护人员对摔倒骨折的老人进行初步固定和搬移。

　　📕 能对心脏骤停止的老人采取必要的应急措施。

　　📕 能遵医嘱对老人进行氧气吸入操作。

　　📕 能对跌倒的老人采取应对措施。

二、相关知识

1. 危重老年人的病情观察

　　凡病情严重、随时可能发生生命危险的老年人均称为危重老年人。

　　对于危重老年人，观察病情变化是养老护理员护理工作的一项重要内容，也是一项系统工程，它贯穿于护理的全过程。

　　1）观察方法

　　（1）直接观察法：视诊、听诊、触诊、叩诊、嗅觉、询问。

　　（2）间接观察法：通过与医生、家属、亲友的交流，阅读病理、检验报告及其他相关资料，获取有关病情的信息，借助仪器，提高观察效果。

　　2）观察内容

　　（1）基本情况观察

　　① 发育与体型：以老人年龄、身高、体重等情况来判断体格形态的变化。

　　② 饮食与营养：注意观察老人的食欲、食量、进食后反应、饮食习惯等情况。

　　③ 面容与表情：疾病会使人的面容与表情发生变化，通常表现为痛苦、忧虑、疲惫或烦躁等。某些疾病发展到一定程度会出现特征性面容与表情，如急性病容、慢性病容、贫血病容等。

　　④ 体位：体位是指个体在卧位时所处的状态。老人的体位与疾病有密切的联系，危重老年人由于不能自行调整或变换肢体的位置，呈被动卧位。

　　⑤ 睡眠：观察睡眠的深度、时间，有无难以入睡、失眠或睡眠中易醒等现象。

　　⑥ 皮肤与黏膜：皮肤和黏膜常可反映某些全身疾病。主要观察其颜色、温度、湿度、弹性及有无出血、水肿、囊肿等情况。

　　⑦ 呕吐物：呕吐是胃内容物或一部分小肠内容物，由于胃肠逆蠕动增加，

进入食管，通过口腔排出体外的现象。应注意观察呕吐的次数、发生时间、方式及呕吐物的性状、量、色、气味及伴随症状等。

（2）生命体征的观察。生命体征是机体内在活动的一种客观反映，是衡量机体身心状况的可靠指标，包括体温、脉搏、呼吸、血压。

（3）意识状态的观察。危重老人常会出现意识障碍。意识障碍是指个体对外界环境刺激缺乏正常反应的一种精神状态。一般可分为以下几种。

①嗜睡。嗜睡是最轻度的意识障碍。老人处于持续睡眠状态，但能被言语或轻度刺激唤醒，醒后能正确、简单而缓慢地回答问题，但反应迟钝，刺激去除后又很快入睡。

②意识模糊。表现为思维和语言不连贯，对时间、地点、人物的定向力完全或部分发生障碍，可有错觉、幻觉、躁动不安或精神错乱。

③昏睡。老人处于熟睡状态，不易唤醒。经压迫眶上神经、摇动身体等强烈刺激可被唤醒，醒后答话含糊或答非所问，停止刺激后即又进入熟睡。

④昏迷。昏迷属最严重的意识障碍，可分为：浅昏迷〔意识大部分丧失，无自主运动，对声、光无反应，对疼痛刺激（压迫眶上缘）有痛苦表情及躲避反应。瞳孔对光反射、角膜反射、眼球运动、吞咽反射、咳嗽反射等可存在反应。呼吸、心跳、血压无明显改变，有大小便失禁或潴留〕；深昏迷（意识完全丧失，对各种刺激均无反应。机体仅能维持循环与呼吸的最基本功能，呼吸不规则，血压下降，大小便失禁或潴留）。

（4）瞳孔的观察。观察瞳孔着重于两侧瞳孔的形状、对称性、边缘、大小及对光反应。正常瞳孔呈圆形，两侧等大等圆，位置居中，边缘整齐，在自然光线下，直径为 2～5 mm。双侧瞳孔缩小，常见于有机磷农药、氯丙嗪、吗啡等中毒。双侧瞳孔散大，常见于颅内压增高、颅脑损伤及濒死状态。

（5）心理状态。心理状态的观察应从老人对健康的理解、对疾病的认识、人际关系、平时角色及处理问题的能力、对疾病和住院的反应、价值观、信念等方面来观察其语言和非语言行为、思维能力、认知能力、情绪状态、感知情况等是否正常，有无记忆力减退、思维混乱、行为怪异等情况及有无焦虑、绝望、抑郁等情绪反应。

（6）特殊检查或药物治疗的观察。

①特殊检查的观察：如各种造影、内镜检查、穿刺检查均会对老人造成不同程度的创伤，护理员要注意观察检查后的生命体征，防止并发症的发生。

②药物治疗的观察：对各种药物应密切观察老人服药后的不良反应。

2.海姆利克氏急救法基础知识

"海姆利克氏急救法"（图10-4）是美国学者海姆里斯发明的一种简便易行、人人都能掌握的急救法。此操作主要应用于噎食的紧急救助。其具体操作方法是：意识尚清醒的老人可采用立位或坐位，抢救者站在老人背后，双臂环抱老人，一手握拳，使拇指掌关节突出点顶住老人腹部正中脐上部位，另一只手的手掌压在拳头上，连续快速向内、向上推压冲击6～10次（注意不要伤其肋骨）。

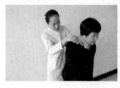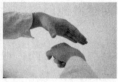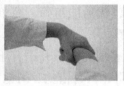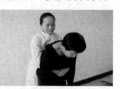

图10-4　海姆利克氏急救法示意图

昏迷倒地的老人可采用"卧位腹部冲击"；抢救者骑跨在老人髋部，按上法推挤脐上部分。由于腹内压力突然升高，膈肌抬高，使气道压力迅速加大，肺内空气被迫排出，使阻塞气管的食物（或其他异物）上移并被驱出。如果无效，隔几秒后，可重复操作一次。

海姆利克氏急救法还可以用来自救。如果发生食物阻塞气管时，旁边无人，或即使有人，老人往往已不能自行呼救，老人必须迅速利用两三分钟左右神志尚清醒的时间自救。此时可自己取立位姿势，下巴抬起，使气管变直，然后使腹部上端（剑突下，俗称心窝部）靠在一张椅子的背部顶端或桌子的边缘，或阳台栏杆转角，突然对胸腔上方猛力施加压力，也会取得同样的效果，使气管食物被冲出。

海姆利克氏急救法虽然有效，但也有副作用，如肋骨骨折、内脏的受损，因此如无必要，不要使用。在使用本方法后应对老人进行检查。

3.吸氧方法及相关知识

1）吸氧的基本知识

氧气吸入是指通过给氧，提高动脉血氧浓度，纠正由各种原因造成的缺氧状态，促进组织代谢，以维持机体生命活动的治疗方法。

（1）缺氧分类

①低张性缺氧：吸入气体中氧分压过低，外呼吸功能障碍，见于慢性阻塞性肺部疾病、先天性心脏病。

②血液性缺氧：血红蛋白数量减少或性质改变，见于严重贫血、CO中毒。

③循环性缺氧：血液灌注不足或循环速度减慢，组织供氧量减少，见于心衰、休克、动脉痉挛。

④组织性缺氧：组织利用氧的能力异常，见于氰化物中毒。

（2）给氧方式的分类。详见表10-1中所列。

表10-1　给氧方式的分类

分类方法	名　称	吸氧流量或吸氧浓度	适 应 证
按吸氧流量	低流量给氧	吸氧流量≤4 L/min	
	高流量给氧	吸氧流量>4 L/min	
按吸入氧浓度	低浓度给氧	吸氧浓度<40%	适用于低氧血症伴二氧化碳潴留患者，如慢性阻塞性肺疾病（Chronic Obstructive Pulmonary Disease, COPD）、慢性呼衰（Ⅱ型呼衰）
	中浓度给氧	吸氧浓度40%～60%	适用于如肺水肿、心肌梗死、休克等
	高浓度给氧	吸氧浓度>60%	适用于单纯缺氧而无二氧化碳潴留的患者，如急性呼吸窘迫综合征（Acute Respiratory Distresssyndrome, ARDS）、心肺复苏后的生命支持阶段
按给氧时的压力	常压氧疗		
	高压氧疗	在特殊加压舱内，以2～3 kg/cm² 的压力给予100%吸入	主要适用于CO中毒、气性坏疽

吸氧浓度和氧流量的关系：吸氧浓度（％）＝21+4×氧流量（L/min）

2）吸氧方法

（1）吸氧常用的装置

①氧气筒及氧气表装置如图10-5所示。

②中心供氧装置：医院氧气集中由供应站负责供给，设管道至病房、门诊等处。供应站有总开关控制，各用氧单位配氧气表，打开流量表即可使用。

③氧气枕（图10-6）：长方形的橡胶枕，枕内充满氧气，与湿化瓶连接好即可用。

（2）吸氧的方法

①鼻导管法：分为单侧鼻导管和双侧鼻导管法。双侧鼻导管法老年人常用。

②鼻塞法：分为单侧鼻塞法和双侧鼻塞法。此法刺激性小，老人较为舒适，且两鼻孔可交替使用。

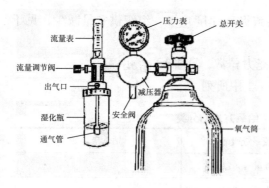

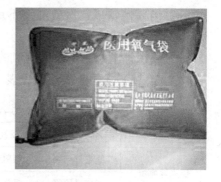

图 10-5　氧气表装置　　　　　　　　图 10-6　氧气枕

③面罩法：将面罩连接在供氧装置上，流量调至 6 ～ 8 L/min，接好氧气，将面罩置于老人口鼻部，固定。氧气自下输入，呼出的气体从面罩两侧孔排出，用于病情较重，氧分压明显下降者。

④氧气枕法：主要用于家庭氧疗、危重老人的抢救与转运。

4. 吸痰护理技术及知识

吸痰是指用吸痰装置经口腔、鼻腔、人工气道将呼吸道的分泌物吸出，以保持呼吸道通畅，预防吸入性肺炎、肺不张、窒息等并发症的一种方法。主要用于危重、昏迷及麻醉后等各种原因引起的不能有效咳嗽的老年患者。

1）吸痰的基本知识

（1）常用的吸痰装置

①中心吸引装置：多在各大医院使用，吸引管道连接到病室床单位，使用时接上吸痰导管，开启开关，即可吸痰。

②大号注射器吸痰法：在没有中心吸引装置、电动吸痰器时使用。一般用 50 mL 或 100 mL 注射器连接导管抽吸。

③电动吸引器：是最常用的方法。吸引器接通电源后，通过马达工作产生的负压将痰液吸出。

（2）电动吸引器的构造与原理。电动吸引器（图 10-7）由马达、偏心轮、气体过滤器、压力表、安全瓶、储液瓶组成。安全瓶、储液瓶是两个 1000 mL 的容器，瓶塞上有两个玻璃管。接通电源后马达带动偏心轮，从吸气孔吸出瓶内空气，并由排气孔排出，不断

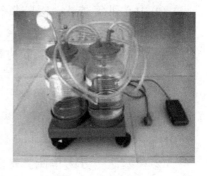

图 10-7　电动吸引器

循环转动，使瓶内产生负压，将痰液吸出。

2）吸痰技术

（1）首先评估老人意识及呼吸状态（有无缺氧症状），痰液黏稠度及痰量，口腔及鼻有无损伤，帮助老人安排舒适卧位。

（2）准备用物，包括电动吸引器、电插板、治疗盘内置 0.9% 生理盐水、无菌吸痰管（12～14 号、气管插管者用 6 号吸痰管）、无菌盘内置无菌纱布及无菌血管钳，必要时还可备开口器、压舌板、舌钳等。

（3）接通吸引器电源，打开吸引器开关，调节负压压力（40～53.3 kPa），将吸痰管与吸引器导管连接，用导管试吸盐水通畅即可。

（4）让老人头转向自己，昏迷者用压舌板协助老人张口，脚踏开关，吸引器运转，同时手持止血钳夹闭导管，并持导管插入口腔及咽部。

（5）一手折住吸痰管末端，同时另一手持止血钳夹挟吸痰管伸入口腔及咽喉。

（6）开放导管吸引痰液（顺序为：口腔颊部→咽部→气管的分泌物），左右旋转导管改换吸引方向并逐渐从内向上提出吸引痰液（动作轻柔以免损伤组织）。

（7）退出导管，抽吸盐水冲净导管内痰液，再进入口腔吸引，如此反复直至痰液吸净。

（8）吸痰完毕，为老人擦净面部，吸痰完毕关闭电源。

（9）整理用物（吸痰管取下浸泡入消毒剂中 30 min，清洗导管，再消毒导管后备用），洗手。

（10）注意事项

①每次吸痰时间不宜超过 15 s，防止呼吸道黏膜受损。

②如果痰液黏稠，需要做超声雾化吸入以助稀释痰液有利吸出，叩背以帮助老人排痰。

③操作过程中随时洗净面颊部分泌物，观察分泌物的性状、颜色及数量。

④储液瓶中的液体应及时倾倒，以免液体被吸入马达损坏机器。吸引器连续使用不应超过 2 h。

5. 心肺复苏术基本知识

心肺复苏术（CPR）指当任何原因引起的呼吸和心搏骤停时，在体外所实施的基本急救操作和措施，其目的是保护脑和心脏等重要脏器，并尽快恢复自主呼吸和循环功能，尤其是脑组织。

完整的心肺复苏术由三个阶段组成，即基础生命支持、进一步生命支持、高级生命支持（BLS–PLS–ALS）。养老护理员一旦发现有老人发生了心跳呼吸骤停，应尽快启动5环生命链，即立即识别并启动急救系统，尽早实施心肺复苏，早期电击除颤，有效的高级生命支持，完整的心搏骤停后治疗。5个环节要环环相扣。

基础生命支持又称现场心肺复苏，是抢救老人最首要也是最重要的阶段。包括A（开放气道）、B（人工呼吸）、C（胸外心脏按压）3个主要步骤。

具体的操作顺序是C–A–B，即立即胸外心脏按压，然后开放气道，人工呼吸。实施抢救以后及时判断复苏的效果，可从老人的瞳孔、面色、神志、脉搏和呼吸5个方面来判断。若瞳孔缩小、对光有反应，面色转红，神志渐清，脉搏在停止胸外按压时仍然有搏动，平均动脉压超过8kPA（60 mmHg），并有了自主呼吸，说明心肺复苏有效。

6.胸外心脏按压和人工呼吸的基本知识

1）胸外心脏按压

老人发生心脏骤停后应立即施行胸外心脏按压，维持并恢复老年人循环系统功能，保证重要脏器的供血。

（1）按压的部位。胸骨切迹两横指上。护理员用一手的食指和中指触摸颈动脉，沿老人靠近护理员一侧的肋弓下缘，向上滑行到两侧肋弓的汇合点，即胸骨下切迹。将中指定位于下切迹处，食指与中指并拢。另一手的掌根紧靠食指放在胸骨上，即胸骨的中1/3与下1/3段的交界处。使手掌根的长轴与胸骨的长轴重合，以保证按压的力量在胸骨上，避免造成肋骨骨折。然后，再将定位手的掌根放在另一手的手背上，使两手掌根重叠，十指相扣，手心翘起离开胸壁，保持下压力量集中于胸骨上（图10-8）。

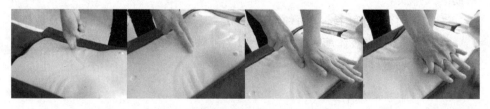

图 10-8　按压部位定位

（2）按压时老人体位。去枕仰卧位。

（3）按压的技术与要求。护理员的上半身前倾，两肩要位于双手的正上方，两臂位于老人胸骨正上方，双肘关节伸直，利用上身重量垂直下压（图10-9）。

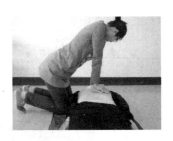

图 10-9　垂直下压

（4）按压深度。胸骨下陷至少 5 cm，按压后迅即放松，使胸部自行复位，保证每次按压后胸部弹回，尽可能减少胸外按压的中断。如此反复，按压与放松时间要大致相等。

（5）按压频率。至少 100 次 /min，一般 100～120 次 /min。

2）人工呼吸

观察到老人胸廓无起伏时，应立即施行人工呼吸。开放气道以保持呼吸道通畅是进行人工呼吸前的首要步骤。如果气道不通畅，可导致人工呼吸无效，后期处理（如用药、除颤、脑复苏等）也将失败。因此，确保呼吸道通畅是复苏术的关键。

（1）开放气道的方法

① 仰头举颏法。护理员将一手掌小鱼际（小拇指侧）置于老人前额，下压使其头部后仰，另一手的食指和中指置于颏外的下颌骨下方，将颏部向前抬起，帮助头部后仰，气道开放。必要时拇指可轻牵下唇，使口微微张开，如图 10-10 所示。

② 仰头抬颈法。老人仰卧，护理员一手抬起老人颈部，另一手以小鱼际侧下压老人前额，使其头后仰，气道开放，如图 10-11 所示。

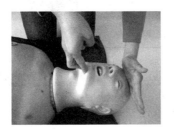
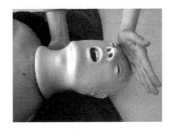

图 10-10　仰头举颏法　　　　　　图 10-11　仰头抬颈法

③ 双手抬颌法（图 10-12）。老人平卧，护理员用双手从两侧抓紧老人的双下颌并托起，使下颌骨前移，同时两拇指可将下唇下拉，即可打开气道。此法适用于颈部有外伤者，以下颌上提为主。

（2）人工呼吸的方法

① 口对口法（图 10-13）。在保持气道开放的同时，护理员用压在老人前额的手的拇指和食指，捏紧其鼻孔，以防吹气时气体从鼻孔溢出。深吸一口

气后，张口用双唇包严老人的口唇，以防漏气，然后缓慢而持续地将气体吹入。吹气完毕，放松捏鼻的手，并侧转头吸入新鲜空气，同时观察老人胸部。如果吹气有效，老人胸部会膨起，并随着气体的排出而下降。然后再做下一次吹气。

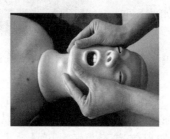　　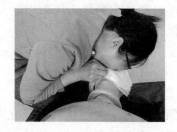

图 10-12　双手抬颌法　　　　　图 10-13　口对口人工呼吸

②口对鼻法。口对鼻吹气用于不适宜口对口吹气的情况下，如牙关紧闭、口不能张开、口对口密封困难、口腔周围严重外伤等。但鼻出血或鼻阻塞时禁用口对鼻吹气。

③简易呼吸器法（图 10-14）。可将简易呼吸器放置老人口鼻处，一手压住面罩，另一手挤压球囊，并观察胸廓是否起伏。如有充足氧气供应，充气量可给予 400～600 mL（单手挤压），送气 1～2 s 以上，频率 12 次 /min。如果没有供氧，则应给予 700～1000 mL（双手挤压），2 s 以上，且使胸部有效上抬。

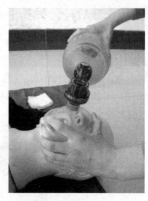

（3）吹气频率。成人 14～16 次 /min，每次吹气时间为 1～1.5 s。

（4）吹气量。800 mL，充分吹气一般不超过 1200 mL。吹气量少则通气不足，若吹气量过大、流速过多过快，会使空气进入胃部引起胃膨胀，易导致呕吐、误吸。

图 10-14　简易呼吸器法

7. 止血、包扎、固定技术与基本知识

1）止血的技术与基本知识

（1）指压止血法

①适应证：适用于中等动脉出血，以及较大范围的静脉和毛细血管的出血。

②操作要点如下。

用拇指、手掌、拳头等压迫伤口近心端动脉经过骨骼表面的部位，使血管压闭，中断血液，临时止血。根据出血的部位以及压迫的动脉不同，分为不同的方法。

颞动脉压迫止血法：用于头顶及颞部动脉出血。方法是用拇指或食指在耳屏前方颧弓根部的搏动点，即颞动脉搏动处，将动脉压向颞骨。

颌外动脉压迫止血法：用于颜面部的出血。方法是用拇指或食指在下颌角前约半寸外，下颌骨下缘、咬肌前缘的面动脉的搏动点，将动脉压向下颌骨上。

颈总动脉压迫止血法：常用在头、颈部大出血而采用其他止血方法无效时使用。方法是在气管外侧，胸锁乳深肌前缘，将伤侧颈动脉向后压于第五颈椎横突上。但禁止双侧同时压迫，以免引起缺氧。

锁骨下动脉压迫止血法：用于腋窝、肩部出血。方法是用拇指在锁骨上凹摸到动脉跳动处，其余四指放在老人颈后，以拇指向下内方压向第一肋骨。

肱动脉压迫止血法：用于前臂出血。方法是在老人上臂的前面或后面，压迫肱二头肌内侧沟中部的搏动点，用拇指或四指指腹将动脉压向肱骨干。

尺、桡动脉压迫止血法：用于手部出血。方法是压迫手腕横纹上、外方向的内外侧搏动点，即尺、桡动脉的搏动点，将动脉分别压向桡骨和尺骨。

股动脉压迫止血法：用于大腿出血。方法是压迫腹股沟中点稍下处，及股动脉的搏动点，用拇指或拳头用力将动脉压向耻骨。

胫前、后动脉压迫止血法：用于足部出血。方法是压迫足背中部近脚腕处胫前动脉的搏动点，以及足跟内侧与内踝之间胫后动脉的搏动点处。

③注意事项：此方法较专业，属于应急措施，但效果有限，应当根据出血情况及时改用其他止血法。

（2）加压包扎止血法

①适应证：适用于小动脉以及小静脉或毛细血管的出血。

②操作要点：是指伤口覆盖无菌敷料后，再用纱布、棉花、毛巾、衣服等折叠成相应大小的垫，置于无菌敷料上面压迫即可止血。若效果不满意，再用绷带、三角巾等紧紧包扎，以停止出血为度。包扎时敷料要垫厚，压力要适当，包扎范围要大，同时要抬高患肢，避免因静脉回流受阻而增加出血。没有无菌敷料，可用消毒卫生巾、餐巾等代替。但伤口内有碎骨片时，禁用此法，以免加重损伤。

（3）止血带止血法

①适应证：适用于四肢大动脉的出血。

②操作要点如下。

用橡皮管或胶管止血带将血管压瘪而达到止血的目的。常用的止血带有橡皮止血带、充气式止血带，以充气式止血带较好。如遇到四肢大出血，需要止血带止血，而现场又无橡胶止血带时，可在现场就地取材，如三角巾、布条等布止血带、绷带、线绳或麻绳等。常用的止血带止血方法有以下几种。

橡皮止血带止血法：在伤口的近心端，用棉垫、纱布或衣服、毛巾等作为衬垫后再上止血带。一般左手拿橡皮带头端，右手将长的尾端拉紧绕肢体一圈后压住头端，并交与左手中指和食指，然后两指挟，顺着肢体在止血带下方拉出部分，形成活结，保证不松垮。

勒紧止血法：用布止血带止血时，将布折叠成带状，勒紧伤肢并扎两道。第一道作为衬垫，第二道压在第一道上适当勒紧止血。

绞紧止血法：可将三角巾折叠成带状，平整地绕伤肢一圈，两端拉紧打活结，然后用小木棒、笔杆、筷子等做绞棒，提起绞紧，再将木棒一头插入活结小套内，固定即可。用线绳或麻绳止血时，可同法绞紧固定。

（4）填塞止血法：将消毒的纱布、棉垫、急救包填塞、压迫在创口内，外用绷带、三角巾包扎，松紧度以达到止血为宜。

（5）屈曲肢体加垫止血法：适用于四肢非骨折性创伤的动脉出血的临时止血措施。当前臂或小腿出血时，可于肘窝或腘窝内放纱布、棉花、毛巾作垫，屈曲关节，用绷带将肢体紧紧地缚于屈曲的位置。

2）包扎的技术与基本知识

包扎得法有压迫止血、保护伤口、防止感染、固定骨折和减少疼痛等作用。常用的包扎材料有三角巾和绷带，也可以用其他材料代替。

（1）三角巾包扎法

①头部包扎：将三角巾的底边折叠两层约二指宽，放于前额齐眉之上，顶角拉向后颅部，三角巾的两底角经两耳上方，拉向枕后，先作一个半结，压紧顶角，将顶角塞进结里，然后再将左右底角到前额打结（图10-15）。

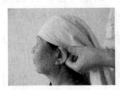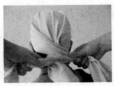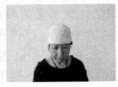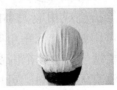

图10-15　三角巾头部包扎

②面部包扎：在三角巾顶处打一结，套于下颌部，底边拉向枕部，上提两底角，拉紧并交叉压住底边，再绕至前额打结。包完后在眼、口、鼻处剪

开小孔。

③胸背部包扎：取燕尾巾两条，底角打结相连，将其连接置于一侧腋下的第四根肋骨处，另外两个燕尾底边角围绕胸背部在对侧打结。然后将胸背燕尾的左右两角分别拉向两肩部打结。

④膝关节包扎：三角巾顶角向上盖在膝关节上，底边反折向后拉，左右交叉后再向前拉到关节上方，压住顶角结。

⑤手、足包扎：手（足）心向下放在三角巾上，手指（足趾）指向三角巾顶角，两底角拉向手（足）背，左右交叉压住顶角绕手腕（脚踝部）打结（图10-16）。

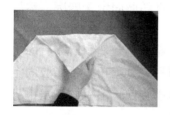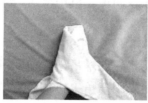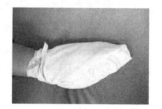

图10-16　手包扎

（2）绷带包扎

①环形包扎法：在肢体某一部位环绕数周，每一周重叠盖住前一周。常用于手、腕、足、颈、额等处以及在包扎的开始和末端固定时用。

②螺旋包扎法：包扎时，作单纯螺旋上升，每一周压盖前一周的1/2，多用于肢体和躯干等处粗细差别不大的部位。

③反折螺旋包扎法：做螺旋包扎时，用一拇指压住绷带上方，将其反折向下，压住前一圈的1/2或1/3，多用于肢体粗细相差较大的部位。

④8字形包扎法：在关节上方开始做环形包扎数圈，然后将绷带斜行缠绕，一圈在关节下缠绕，两圈在关节凹面交叉，反复进行，每圈压过前一圈1/2或1/3。多用于关节部位的包扎。

⑤蛇形包扎法：基本同螺旋包扎法，但每周不能压前周绷带，用于固定敷料及夹板。

（3）包扎时的注意事项

①动作要迅速准确，不能加重伤员的疼痛、出血和污染伤口。

②包扎松紧度适宜：包扎太紧影响血液循环，包扎太松会使敷料脱落或移动。

③最好用消毒的敷料覆盖伤口，紧包时也可用清洁的布片。

④包扎四肢时，为方便观察，指（趾）最好暴露在外面。

⑤应用三角巾包扎时，边要固定，角要拉紧，中心伸展，包扎要贴实，打结要牢固。

3）固定技术与基本知识

固定术不仅可固定骨折部位，防止骨折断端移位，造成其他严重损伤，还能对关节错位、软组织挫裂伤起到固定、止疼的作用。

（1）技术要点

①上臂骨折固定：将夹板放在骨折上臂的外侧，用绷带固定。再固定肩肘关节，用一条三角巾折叠成燕尾式悬吊前臂于胸前，另一条三角巾围绕患肢于健侧腋下打结。若无夹板固定，可用三角巾先将伤肢固定于胸廓，然后用三角巾将伤肢悬吊于胸前。

②前臂骨折固定：老人手臂屈肘90°，将夹板置于前臂外侧，然后固定腕、肘关节，用三角巾将前臂屈曲悬吊于胸前，用另一条三角巾将伤肢固定于胸廓。若无夹板固定，则先用三角巾将伤肢悬吊于胸前，然后用三角巾将伤肢固定于胸廓。

③股骨骨折固定方法有健肢固定法和躯干固定法两种。

健肢固定法：用绷带或三角巾将双下肢绑在一起，在膝关节、踝关节及两腿之间的空隙处加棉垫。

躯干固定法：用长夹板从脚跟至腋下，短夹板从脚跟至大腿根部，分别置于患腿的外、内侧，用绷带或三角巾捆绑固定。

④小腿骨折固定：用长度为脚跟至大腿中部的两块夹板，分别置于小腿内外侧，再用三角巾或绷带固定。亦可用三角巾将患肢固定于健肢。

⑤脊柱骨折固定：将伤员仰卧于木板上，用绷带将颈、胸、腹、髋及脚踝部等固定于木板上。

（2）注意事项

①有创口者应先止血、消毒、包扎，再固定。

②夹板和代替夹板的器材不要直接接触皮肤，应先用布料、棉花、毛巾等软物铺垫在夹板与皮肤之间，尤其在手臂等弯曲较大的地方，要特别加厚垫衬。

③用绷带固定夹板时，应先从骨折的下部缠起，以减少患肢充血水肿。

④夹板应放在骨折部位的下方或两侧，应固定上下各一个关节。

⑤大腿、小腿及脊柱骨折者，不宜随意搬动，应临时就地固定。

⑥固定应松紧适宜。

三、工作内容与方法

1.老年人外伤出血的应急处理

1）目的

采取有效的止血措施，减少出血量，以维护生命。在急救中止血和呼叫报告同时进行。

2）准备

养老护理员：着装整洁，洗手。

物品：橡胶止血带、4～5层纱布、棉花、毛巾或其他布带等物、笔及纸。

环境：安全、及时救护。

3）操作步骤

（1）判断情况。发现老人发生意外受伤，立即检查受伤部位的伤口情况，判断出血的性质（动脉出血为搏动性出血，血液为鲜红色且出血量大；静脉损伤出血量小，其血液为暗红色）。

（2）紧急止血。若受伤的肢体伤口出现搏动性出血时，立即抬高受伤肢体2～3 min，在出血部位的近心端皮肤上垫敷料、棉花，用橡皮止血带在肢体出血部位的近心端上约6 cm处环绕结扎（大腿或上臂应扎在上1/3处），或采取其他止血措施。

（3）观察止血情况。测量远端的动脉是否有无搏动，远端的动脉无搏动、肢体末端皮肤苍白，说明松紧适宜，止血有效。

（4）及时报告。及时拨打急救电话或通知医生，报告老人外伤发生的时间、引起外伤的原因、伤口部位皮肤状况，伤口的位置、深度、面积，出血量、程度和性质。

（5）记录。将老人安置舒适体位，在伤口部位标记使用止血带的日期及时间，受伤处盖好被子保暖。

（6）积极配合医护人员，运送受伤老人到医院救治。

4）注意事项

（1）护理员沉着冷静，并及时安慰老人。

（2）报告要全面、真实、准确、迅速，急救要快速、有效。

（3）转送老人的途中应有专人护送，并负责定时松解和上紧止血带。一般情况下每隔30～60 min放松一次，每次放松时间约1～2 min。放松时应该压迫伤口，以免出血过多。

2. 老人烧(烫)伤的及时报告与急救处理

1) 目的

使身体遭受烧(烫)伤的老人得到及时的救治，以减轻痛苦，维护生命。

2) 准备工作

养老护理员：着装整洁，洗手。

物品：干净的敷料、流动水。

环境：安全、就地及时救护。

3) 操作步骤

(1) 迅速脱离火源并处理。

火焰烧伤：迅速脱离火源，自行身体滚动灭火。查看伤情，对无伤口只有皮肤发红的轻伤，将烧伤部位浸于冷水或用冰水敷于伤处，降温 20 min（有减轻组织损伤和镇痛作用），然后晾干伤处。

沸水、蒸汽、热油烫伤：查看伤情，将烫伤部位浸于冷水或用冰水敷于伤处，降温 20 min（有减轻组织损伤和镇痛作用），对有水疱的伤口，若水疱未破，将伤处晾干，轻涂烫伤止痛膏以保护创面不污染。

化学物质引起的烧伤：迅速脱去衣物，用流动水冲洗创面，并用消毒敷料包扎。

(2) 观察烫伤情况并报告：判断烫伤的原因，烫伤部位、面积、性质，烫伤部位皮肤有无破溃、有无水疱、颜色等。

(3) 经初步处理后视伤情立即将老人送往医院（大面积和深度烧伤立即转送医院救治）。

4) 注意事项

(1) 在火场现场救护时，首先要迅速脱离火源，消除致伤因素，切勿跑动、哭叫等，以防呼吸道被烧伤。

(2) 保持创面的清洁，创面上禁止涂油类或有色药物（如紫药水等），也不可乱涂酱油、黄酱等物。尽量不弄破水疱，防止感染。

(3) 如果皮肤上的水疱已破或已剥脱，则要清洗伤口，然后用消毒凡士林纱布包扎好，并要每天更换敷料。

(4) 如果是不能包扎的部位，可采用暴露法，用消毒纱布把渗出液拭干，关键是要使创面保持干燥，减少病菌生长的机会。这样持续一周左右，受伤较轻的表面能自行愈合。

(5) 若穿着衣服或鞋袜的部位被烫伤，不可立即脱去，以免造成表面随同脱落。可先用冷水冲、泡一段时间，再脱去衣服、鞋袜。

3.老人摔伤的及时报告应急处理

1）目的

使身体遭受摔伤的老人得以及时的救治，以减轻痛苦，维护生命。

2）准备工作

养老护理员：着装整洁，洗手。

物品：无菌纱布、三角巾或毛巾、绷带等。

环境：安全、就地及时救护。

3）操作步骤

（1）迅速判断伤情。是开放型伤口还是非开放型的，是否有皮下淤血，关节功能是否受到影响，局部是否出现肢体畸形，关节活动是否受到影响，有无出血，意识状况以及其他表现。

（2）伤口处理。包扎伤口，必要时夹板固定伤肢，保持受伤部位制动。

开放型伤口：要及时止血，有条件的可用消毒后的纱布包扎，没有条件的可用干净的布对伤口进行包扎，但不论伤口大小，都必须及时送医院进行治疗，注射破伤风抗毒素。

非开放型伤口：养老员不要自行或让老人自己揉、捏、掰、拉，等急救医生赶到或到医院后让医务人员进行处理。

有异物刺入：切忌自行拔除，要保持异物与身体相对固定，送医院进行处理。

4）注意事项

（1）不要随意搬动受伤肢体，使受伤肢体保持制动，以免造成继发伤。

（2）安慰老人，缓解老人的紧张情绪。

（3）受伤初期如出现肿胀，可以用冰块或冷水进行冷敷，到恢复期以后，方可热敷。

4.配合医护人员对跌倒骨折老年人的初步固定与搬运

1）目的

配合医护人员，快速有效地固定肢体，限制其活动，并安全迅速地转运老人，使其得到及时的治疗。

2）准备工作

养老护理员：着装整洁、洗手。

物品：根据需要准备夹板、绷带或布带等。

环境：安全、及时就地抢救。

3）操作步骤

（1）在医护人员未到达前熟知老人固定与搬运的基本知识、操作方法和注意事项，提前评估在固定与搬运时需准备的用物，并把现场能用得上的用物及时找到并准备好，最大程度地做好准备工作。

（2）记录老人跌倒骨折的时间，分析老人跌倒的原因，判断意识。评估老人骨折的情况，包括骨折的部位、骨折的表现（有无局部疼痛和压痛、肿胀，有无肢体功能障碍，有无畸形）、骨折外伤（关节伤、血管神经伤、广泛软组织伤）等，并将观察的内容全面真实地反映给医护人员，有利于医护人员的现场病情评估和判断。

（3）医护人员到达后，及时评估老人的心理反应，适时做好心理护理，减轻老人的恐惧与紧张情绪，最大程度地利于医护人员开展救护。

（4）配合医护人员进行固定根据伤情、部位采取相应固定技术。

（5）遵从医护人员支配，包括固定的部位、方法、用物、搬运的方法等。搬运时根据骨折的不同部位做好相应的配合。

①怀疑颅脑受伤。应使老人头偏向健侧，协助医护人员随时测量老人的呼吸、脉搏、血压等生命体征。

②怀疑有颈椎受伤。用硬木板或担架运送，由 3～4 人一起将老人平稳地移动至担架上（移动时要使头部始终保持与躯干长轴一致，并随躯干相应转动，以防颈椎过伸、过屈和旋转，要维持颈部不动）（图 10-17）。让老人去枕平卧，头颈两侧用软枕或颈托垫好（防止在搬运过程中发生旋转活动）。盖好被褥，护送老人到医院救治，运转过程中，一人专管保护老人头颈部的固定。

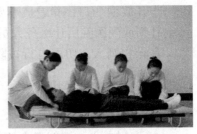

图 10-17　颈椎损伤四人搬运法

③怀疑有脊柱骨折（采取"特殊方式"搬运）。需要 2～3 人将老人平托于木板床或担架上（移动过程中，一人托住肩胛部，一人扶住腰和臀部，另一人扶住双下肢使其伸直且并拢）采取仰卧位（搬动时要保持老人脊柱平直，禁止弯腰）（图 10-18）。用三角巾或布带等物将老人绑在担架上（防止移动），盖好被褥，运送老人到医院救治。

④怀疑有四肢骨折。应将骨折的肢体固定，护送途中避免骨折的肢体移位、损伤血管、神经。

⑤怀疑有骨盆骨折。老人取仰卧位，将老人两髋部、膝关节半屈曲，膝关节下垫以背包或衣服卷，两下肢略外展（可减轻疼痛），护送老人到医院救治。

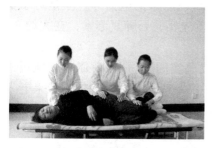
（a）滚动搬运
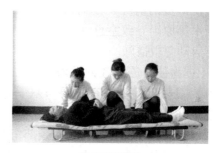
（b）平托搬运

图 10-18　特殊搬运方式

抬担架时让老人脚朝前、头朝后，两名护理人员一前一后同时抬起担架，抬的过程中行动要一致，平稳前行。

4）注意事项

（1）搬运时老人四肢不可靠近担架边缘，以免碰撞造成损伤。

（2）怀疑有颈椎受伤时，首先要有专人牵引，固定头部，并用硬木板运送。

（3）可疑脊柱骨折者，护送时必须将伤者置于硬木板上，保持脊柱的平直，不可采用拉车式搬运法（即一个人抱胸、一个人抬腿式的方法），因为这样会导致或加重脊髓损伤。

（4）护理员配合时要有条不紊，及时、准确、有效，并随时观察老人的反应与肢体的血液循环情况。

5.心搏骤停老人的应对措施

1）目的

使心搏骤停的老人恢复心跳、呼吸，生命得以维持。

2）准备工作

养老护理员：着装整洁。

物品：木板、纱布或纸巾等。

环境：安全、就地、及时救护。

3）操作步骤

（1）当发现老人突然摔倒，首先呼叫老人，以确认老人是否意识丧失，呼叫同时查看老人有无外伤。

（2）发现老人无意识立即启动急救系统，即拨打急救电话，并且要寻求他人的帮助，拨打急救电话时一定要报告五个方面内容，包括地点、发生的原因、伤病员的情况、报案人的姓名、现场可以联系的电话等。但是对于推测因溺水等原因导致窒息性骤停的老人，应首先实施心肺复苏术，在大约 2 min 后再启动急救措施。

（3）为使复苏有效，必须使老人仰卧在坚实的平面上（背靠坚硬地板或垫硬板），头不可高于胸部，要与躯干呈水平位，解开衣领及裤带。如果老人俯卧或侧卧，则应立即使其翻转成仰卧体位。搬动老人应整体搬动或整体翻转，特别是有颈椎外伤者，应防止颈部扭曲。

抢救者的位置：抢救者应双腿跪于（或立于）老人的一侧。单人抢救时，抢救者身体位于老人肩部位置，两腿自然分开，与肩同宽，两个膝盖分别在老人的头部和胸部位置，这样有利于进行吹气和按压，而不用来回移动膝部。双人抢救时，两人相对，一人跪于老人头部水平负责人工呼吸，另一人跪于老人胸部位置负责胸外心脏按压。

翻身的方法：抢救者首先跪在老人一侧的肩、颈部，将其两上肢向头部方向伸直，然后将抢救者远端的小腿放在近端的小腿上，两腿交叉，再用一只手托住老人的后头、颈部，另一只手托住老人远端的腋下，使头、颈、肩和躯干呈一整体，同时翻转成仰卧位。最后将其两上肢放回身体两侧。

（4）判断颈动脉搏动，并用手指从喉结处（气管正中部）向一侧滑动 2～3 cm 至胸锁乳头肌前缘凹陷处，触摸一侧颈动脉，触摸时间为 10 s，同时观察呼吸，老人无呼吸、无意识、无脉搏时，立即实施救护（图 10-19）。

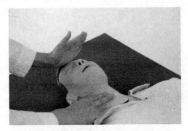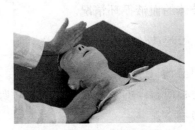

（a）找到喉结（气管正中部）　　　　（b）滑动 2～3 cm 至颈动脉

图 10-19　触摸一侧颈动脉

（5）立即将老人仰卧在地上或硬板床上，如为软床应垫硬板于背部。

（6）解开老人衣领、腰带，暴露前胸，实施胸外心脏按压。

（7）观察口腔，将老人头偏向一侧，清除口腔分泌物。

（8）判断颈部有无损伤，采取正确方法开放气道。

（9）深吸气，进行人工呼吸，吹气过程中注意观察吹气情况，胸廓是否起伏。

（10）如此反复，每次按压后再放松，使胸骨恢复到按压前的位置。放松时双手不离开胸壁。按压／通气比例为 30∶2，即按压 30 次，吹气 2 次。约 5 个循环后判断复苏效果。

4）注意事项

（1）胸外按压时急救者双臂要绷直，双肩在老人胸骨上方正中，两肘关节不得弯曲，用臂力和上身重量下压。按压应平稳、规律、不间断。

（2）口对口人工吹气时，必须将老人的口腔包绕，以免漏气导致吹气无效。吹气时注意观察老人胸廓有无抬起，胸廓上抬则表明吹气有效。

（3）持续胸外按压。若必须停止检查脉搏时，应在人工吹气和胸外按压 5 个循环或 2 min 后进行，但时间不要超过 10 s。

（4）判断心肺复苏有效指征：可触及大动脉搏动、发绀消失、肤色转红、瞳孔由大变小、收缩压大于 8 kPa（60mmHg）。

（5）复苏终止的指征：老人恢复呼吸、心跳；有专业人员接替急救工作，复苏 30 min 以上仍不能恢复；医生诊断老人死亡。

6. 协助老年人吸氧

1）目的

改善缺氧状态，使老人感觉舒适。

2）准备工作

养老护理员：着装整洁，洗手。

物品：氧气装置一套、湿化瓶（内装 1/3 或 1/2 蒸馏水或凉开水）、弯盘内放置鼻塞或鼻导管、小杯（碗）内盛温开水、纱布、棉签、胶布和氧气记录单。

环境：空气湿度、温度适宜，清洁、安静、舒适。

3）操作步骤

（1）鼻导管吸氧

①携物至老人床旁解释吸氧的目的及方法，观察老人缺氧情况。检验鼻腔有无疾患，帮助老人安排舒适卧位（仰卧、侧卧、半卧位均可）。

②检验装置。打开氧气装置总开关（逆时针方向旋转 1/4 周，即可放出氧气），逆时针方向旋转氧气流量表开关，检查导管是否通畅（将导管末端插入盛有温开水的小杯内，看到有气泡溢出说明通畅，反之不畅）。

③若导管通畅可先关闭流量表，用棉签蘸温水清洁老人的一侧鼻孔。

④输氧导管与鼻导管连接，调节氧气流量表。再次检查氧气导管是否通畅，将鼻导管前端蘸水滑润，鼻导管自清洁鼻孔插入鼻咽部（约为鼻尖至耳垂的 2/3 长度），若老人无呛咳用胶布固定导管于鼻翼两侧及面颊部。

⑤整理用物，洗手。记录用氧时间及流量并签字。

⑥在老人缺氧症状改善后遵医嘱停氧，取下鼻导管，关闭流量表再关总开关。重开流量表，放出余气后再关好。

⑦清洁老人面颊部，整理并消毒用物。

（2）鼻塞吸氧。鼻塞吸氧步骤与鼻导管吸氧相同，将鼻塞放入鼻孔时不用比量长度，直接将鼻塞塞入老人鼻前庭部即可，固定导管。

4）注意事项

（1）保持氧气导管通畅，及时排除故障。

（2）随时观察老人吸氧情况，根据病情需要随时调整用氧浓度和氧流量。

（3）注意用氧安全，做到"四防"：防热、防火、防震、防油，远离明火和热源。

（4）使用氧气时，先调节氧流量，后给老人插管。中途调节氧流量或停止吸氧时，均应先分离鼻导管或鼻塞，再调节氧流量或停氧。避免突然打开或关错开关，使大量氧气突然冲入呼吸道而损伤肺组织。

（5）氧气筒内氧气不可用尽，压力表指针将至 0.5 MPa 时，即不可使用。

（6）对未用或已用完的氧气筒，应分别悬挂"满"或"空"的标记，以便及时调换氧气筒。

（7）持续鼻导管吸氧者，每日更换导管 2 次。

7. 跌倒老人的应对措施

老年人跌倒处理应按照国家卫生和计划生育委员会于 2011 年 9 月 6 日公布的《老年人跌倒干预技术指南》实施，不要急于扶起，要分情况进行处理。

1）老人意识不清

（1）立即拨打急救电话，有外伤、出血，应立即止血、包扎。

（2）若老人呕吐，应将其头部偏向一侧，并清理口、鼻腔呕吐物，保证呼吸通畅。

（3）若老人抽搐，应将老人移至平整软地面或身体下垫软物，防止碰、擦伤，必要时牙间垫较硬物，防止舌咬伤，不要硬掰抽搐肢体，防止肌肉、骨骼损伤。

（4）如老人呼吸、心跳停止，应立即进行胸外心脏按压、口对口人工呼吸等急救措施。

（5）如需搬动，应保证平稳，尽量让老人平卧。

2）老人意识清楚

（1）询问老年人跌倒情况及对跌倒过程是否有记忆。如不能记起，可能为晕厥或脑血管意外，要立即护送老年人到医院诊治或拨打急救电话。

（2）询问老人是否有剧烈头痛或观察是否有口角歪斜、言语不利、手脚无力等提示脑卒中的情况。如有，立即扶起老年人可能加重脑出血或脑缺血，使病情加重，应立即拨打急救电话。

（3）有外伤、出血时应立即止血、包扎并护送老年人到医院进一步处理。

（4）查看有无关节畸形、肢体疼痛等提示骨折情形，如无相关专业知识，不要随便搬动老人，以免加重病情，应立即拨打急救电话。

（5）查询有无腰、背部疼痛及大小便失禁等提示腰椎损害情形，如无相关专业知识，不要随便搬动，以免加重病情，应立即拨打急救电话。

（6）若老年人试图自行站起，可协助老人缓慢起立，坐、卧休息并观察，确认无碍后方可离开。

（7）如需搬动，应保证平稳，尽量平卧休息。

本章小结

1. 防止病原微生物积聚过多对老年人造成影响，老年人居室应每日进行消毒处理，护理员应能够自行配置常用消毒液进行消毒，学会常用的消毒隔离技术，并能监测房间的消毒效果。

2. 在生活中老年人经常不小心发生烫伤、摔伤、跌倒，严重时会引起出血、骨折，养老护理员必须及时采取急救措施进行止血、包扎、固定，或实施心肺复苏术，做好急救护理，减轻痛苦，避免病情加重，使老人得到及时救治。

练 习 题

一、选择题

1. 最严重的意识障碍是（　　　）。

  A. 嗜睡   B. 意识模糊   C. 昏睡   D. 昏迷

2. 双侧瞳孔散大，见于（　　　）。

  A. 有机磷农药中毒   B. 氯丙嗪中毒

  C. 吗啡中毒   D. 颅脑损伤

3. 低流量给氧是指氧流量为（　　　）L/min。

  A. ≤2   B. ≤4   C. ≤6   D. ≤8

4. 高浓度给氧的吸氧浓度为（　　　）。

  A. >40%   B. >60%   C. >70%   D. >80%

5. 紫外线灯管的使用注意事项不正确的是（　　　）。

　　A. 灯管表面经常用乙醇棉球轻轻擦拭保持灯管清洁

　　B. 紫外线照射时人应离开房间

　　C. 紫外线的消毒时间须从灯亮 5～7 min 后开始计时

　　D. 使用时间超过 2000 h 需更换灯管

6. 止血带一般（　　　）min 放松一次。

　　A. 10～30　　　　B. 30～60　　　　C. 60～90　　　　D. 90～120

7. 怀疑脊柱骨折的老人，最适宜体位为（　　　）。

　　A. 去枕平卧位　　B. 侧卧位　　　C. 俯卧位　　　　D. 半卧位

8. 胸外心脏按压频率为（　　　）。

　　A. 60 次 /min　　　　　　　　　B. 80 次 /min

　　C. 不超过 100 次 /min　　　　　D. 至少 120 次 /min

9. 施行心肺复苏时，按压 / 通气比例为（　　　）。

　　A. 15 : 2　　　　B. 30 : 2　　　　C. 60 : 2　　　　D. 90 : 2

10. 下列选项中不属于用氧安全的"四防"的是（　　　）。

　　A. 防热　　　　B. 防水　　　　C. 防震　　　　D. 防油

二、判断题

1. 嗜睡是最轻度的意识障碍。　　　　　　　　　　　　　（　　　）

2. 动脉出血，其血液为暗红色。　　　　　　　　　　　　（　　　）

3. 电动吸引器吸痰，每次吸痰时间不宜超过 15 s。　　　（　　　）

4. 老人摔倒后应立即扶起。　　　　　　　　　　　　　　（　　　）

5. 烧伤后应尽量先将烧伤部位浸于冷水或用冰水敷于伤处。（　　　）

情景训练：为外伤出血老人初步急救

【训练目的】　通过训练，护理员能为外伤出血老人进行初步止血处理，提出外伤预防建议。多和老年人沟通，锻炼沟通能力。

【训练方法】　运用仿真模拟进行角色扮演的方法，针对老人外伤进行初步急救处理，并能应用到实际养老工作当中。

【情景举例】　李奶奶，70 岁，早晨下床不小心摔倒，膝盖皮肤蹭掉一块，伤口不深，少量出血，请为其进行初步止血急救。

【情景过程】

护理员：李奶奶，您怎么了？

李奶奶：下床时不小心摔倒了，膝盖这里皮肤磕破了。怎么办啊？

护理员：您别急，李奶奶，我看看。

李奶奶：哦，好的。

（技能：护理员对伤口进行检查，判断伤情及流血性质，同时安慰老人，缓解不安情绪）

（边操作边口述知识要点）

护理员：李奶奶，我给您检查了一下，伤口不深，出血也不多，我给您简单处理一下。您先待在这个位置，不要随意活动。我准备一下。

李奶奶：哦。那得待多长时间呀？时间长了可不行，我想休息会。

（技能：护理员准备好所需物品）

护理员：李奶奶，我准备好了，现在给您的伤口进行处理，您别紧张。

李奶奶：好的！

（技能：护理员对老人伤口进行止血，然后包扎操作）

（边操作边口述知识要点，尤其是操作中的注意点）

护理员：李奶奶，您现在感觉怎么样了？伤口还疼吗？

李奶奶：好多了，伤口不怎么疼了。

护理员：接下来您要注意休息，尽量减少活动，让伤口慢慢长好。

李奶奶：我知道了。

护理员：李奶奶，如果您感觉伤口不适或疼痛加重，要及时告诉我，再给您做进一步的治疗。

李奶奶：好的。老了腿脚不灵便了，看来好了以后要更加注意安全了。

护理员：是呀，奶奶，到了您这个年纪啊是容易发生跌伤等一些外伤，不过要是做好防护工作可以大大减少外伤发生率呢。

李奶奶：那你给我介绍一下怎样做好日常预防吧。

（技能：给老年人做好老年人外伤预防的知识健康宣教）

李奶奶：真是收获不少呀，这么多知识我真怕忘了。

护理员：那这样好不好奶奶，我给您制作一个知识宣传卡片，您什么时候想看了，或者忘记的时候随时都可以拿来看看，好吗？

李奶奶：太好了，谢谢你呀，你真是个有心人。

护理员：不客气奶奶，这是我应该做的，您稍等。

（技能——制作健康宣传卡片）

护理员：奶奶，卡片做好了，您还有其他需要吗？

李奶奶：没有了，谢谢你呀。

护理员：不客气，您先休息，我就不打扰您了。有事您就叫我，再见！

第十一章　老年人康复护理

【内容提要】

本章主要介绍了智力障碍和肢体障碍的老年人的功能康复训练，帮助老年人完成康复保健，以及帮助老年人进行各种功能锻炼，促进老年人的身心康复。

第一节　康乐活动照护

老年人肢体功能及智能退化，养老护理员通过一些活动来改善老年人的肢体功能及智力活动。

一、学习目标

📖 能识记老人健身操训练的作用和要求。

📖 能识记老人智力障碍训练的原则和要求。

📖 能辅导老年人完成健身康复操训练。

📖 能带领智力障碍老年人进行康复训练。

二、相关知识

1.健身操

1）健身操定义

健身操又名保健操，它通过人体各部的活动，促进气血调和，百脉通畅，脏腑机能旺盛，肌肉丰满，关节灵活，精神愉悦，情绪舒畅，从而防止和减缓衰老的进程，减少疾病，健康长寿。

2）健身操对老年人的作用

（1）对老年人一般情况的影响：改善老年人的精神状况、睡眠、食欲、身体姿势、体力及脊柱活动能力，提高精神活动的强度、灵敏性和均衡性；缓解精神压力。

（2）对老年人心血管的影响：可以改善血管收缩和舒张功能，促进血液脂质代谢，降低血脂，延缓血管硬化，使平静时的血压下降。

（3）对老年人呼吸系统的影响：可增加老年人肺组织的弹性，延缓肺泡老化，提高机体的呼吸功能。

（4）对老年人消化系统的影响：增强机体活动和胃肠蠕动，使消化液分泌增多，促进对食物的消化和吸收。

（5）对老年人运动系统的影响：可改善骨骼肌的弹性、韧性和强度，提高拮抗肌和对抗肌的控制，提高韧带的韧性及关节的灵活性。

3）老年健身操活动的注意事项

（1）动作幅度适中。老年健身操的动作，多半是各关节的扭动和转动，特别是肩、腰、髋三大关节扭动、转动更多。在做这些动作时，幅度不宜过大，勿剧烈跳跃、大幅度的屈体和过分突然的低头等动作。

（2）锻炼时间有规律。一般老年人做健身操的时间安排在早晨和晚上为宜。早晨空气新鲜，空气中的负离子对人的健康十分有益；晚上在乐曲的伴奏下练习健身操可消除一天的疲劳，使精神愉快，对人体紧张的生理和心理进行适宜的调整。经常参加健身操活动，增强抵抗疾病的能力和适应外界环境变化的能力。

（3）运动量适宜。老年健身操扭跳时间不宜过长，以免运动过度，给老年人的健康带来损坏。因此，从实际出发，根据自身的情况，老年人应按照科学的方法进行练习。

2. 老年智力障碍

1）老年智力障碍的定义

老年智力障碍是指由于脑功能障碍而产生的获得性、持续性智能损伤综合征。表现为至少有以下几项功能障碍：语言、记忆、视空间技能、情感或人格认知。主要发病人群为阿尔兹海默症（老年性痴呆）、血管性痴呆症病人。

2）智力障碍训练原则

智力障碍训练应遵守以下原则。

（1）自立性原则。

（2）个别化原则。

（3）小步、多重复原则。

（4）功能性原则。

（5）充分发挥潜能的原则。

（6）参与性原则。

3）老年智力障碍训练的要求

（1）要根据老年智力损伤的不同方面，确定不同的康复训练方法。

（2）根据老人的具体情况选择训练的难度。如果难度太高，一方面老人无法完成，另一方面加重了老人的精神负担，造成不良情绪反应；老人不但会拒绝配合训练，有的甚至会产生心理阴影。

（3）对老人的进步，适时地给予强化。因为适时的鼓励和肯定可以增加老人活动的信心，更好地坚持完成康复活动。

三、工作内容与方法

1. 常用的健身康复操

1）颈腰椎病患的健身康复操

（1）要求。每天早晨、上午、下午和晚上各进行一次训练，每组动作重复做 3 次，锻炼时以身体感觉有一点累为宜，循序渐进，持之以恒。

（2）做法

①顶天立地式。

站式：两脚站立与肩同宽，两臂自然下垂或手扶固定物，双目微闭，呼吸自然，全身放松，然后逐步使身体越站越直，头向上顶，双脚踏地有力，牙渐咬紧、会阴部稍向内提紧，使头部、颈椎、脊椎和双腿都绷直、绷紧，保持绷紧状态一会儿后全身逐渐放松。

卧式：全身放松仰卧后，逐渐使身体越躺越直，头和脚向两端越拉越直，使头部、颈椎、脊椎和双腿都绷直绷紧，保持绷紧状态一会儿后全身逐渐放松。

②扁担式。两脚分立与肩同宽，两臂向两侧水平伸直，手指向上，掌心向外，双目微闭，全身放松。然后双手手掌逐渐用力向外推（感觉双臂如扁担一样坚实用力），同时逐渐使身体越站越直，头向上顶，双脚踏地有力，牙渐咬紧、会阴部稍向内提紧，使头部、颈椎、脊椎和双腿都绷直绷紧，保持绷紧状态一会儿后全身逐渐放松。

2）帕金森病患的健身操

（1）要求。要坚持每天一次，每次做 30～40 min，可根据老人的体质调整时间；训练完成时，如果稍感头晕，需缓慢起身；开始康复操前，在地板上放一块地毯、一个枕头、一张椅子。应注意的是：如果老人有严重的关节炎和疼痛，或者近 6 个月内做过膝关节或髋关节手术，不要做以下运动。

（2）做法如下。

第一步：在开始训练前，确保膝关节可以正常活动；将受病情影响较重一侧的膝关节放地板上〔图11-1（a）〕。

第二步：再将另一侧膝关节放在地板上〔图11-1（b）〕。

第三步：跪在地板上后，依次向后移动膝关节。使双侧上肢能撑于地板上，处于爬行姿势〔图11-1（c）〕。

第四步：向后移动到准备躺卧的位置。确保有足够的空间伸展腿和手臂〔图11-1（d）〕。

第五步：缓慢放低一侧臀部贴近地板，呈半坐姿势。此动作可能会使身体有些过于伸展，但只要不感到疼痛，可继续。进行下一个动作前，确保能够站起来〔图11-1（e）〕。

第六步：将身体完全放低，翻转侧卧在地板上，并将头部舒服地依靠在事先准备好的枕头上。准备再开始锻炼〔图11-1（f）〕。

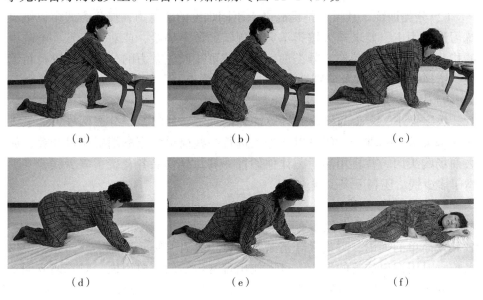

（a）　　　　　　　　（b）　　　　　　　　（c）

（d）　　　　　　　　（e）　　　　　　　　（f）

图11-1 帕金森病患健身操

2. 常用智力训练疗法

1）记忆力康复方法

老年性痴呆患者近期记忆受损，但大部分远期记忆仍然保存。通过有意识反复的记忆训练，可延缓衰退，促进智力的恢复。这些具体方法包括以下几项。

（1）瞬时记忆。护理员可以念一串不按顺序排列的数字，从三位数起，每次增加一位。如：125，2334，51498……念完后立即让老人复述，直至不能复述为止。

（2）短时记忆。给老人几件物品，如苹果、饭碗、手机、钢笔等，然后马上收起来，让老人回忆刚才看到了什么东西。物品数量可由少到多，逐渐增加，观看的时间可由长到短。

（3）长时记忆。不时让老人回忆一下家里亲戚朋友，原来单位同事的姓名，前几天看过的电视内容，家中发生的事情等。

2）注意力康复方法

（1）示范训练。护理员将要展现的活动通过多种感觉方式显示在老人眼前，并加以语言提示，以便老人集中注意力。如打太极拳，一边让老人看到舒展流畅的动作，一边抑扬顿挫地讲解动作要领，使老人视觉、听觉都调动起来，以加强注意力的训练。

（2）分类训练。其目的是提高老人不同难度的注意力，操作方式多以纸笔练习形式为主，要求老人按指示完成规定的图案描绘，或对录音带、电脑中的指示执行适当的动作。分类训练内容还可按照注意力的分类分别进行持续性、选择性、交替性及分别性注意项目的训练。

3）计算能力训练

数字大小、多少的概念和计算能力的训练，如将筷子分成两堆，让老人比较哪堆多，哪堆少。还可以让老人进行一些简单的家庭消费账目计算，如去商场购买回一些日用品后，让他们算一算每样物品各花费了多少钱，共消费了多少钱，还剩下多少钱。

4）语言训练

语言训练针对受损程度不同，策略和目标不同。比如发音不清楚的老人，教其发简单的词语，尽量发音清楚，也可给其看实物，比如水杯，让其说出名称。对用词很贫乏的老人，可以使用日常生活的简单用词。对忘词或词不达意的老人，不妨多鼓励老人适当多讲，不要怕说错。总之，一定要鼓励老人多交流、多表达、多理解等，不能操之过急，训练的方法和进度要因人而异，循序渐进。

5）其他有益的智力训练

智力活动内容其实非常丰富，如逻辑联想、思维的灵活性能力、分析和综合能力、理解表达能力、社会适应能力等。常用的训练方法如下。

（1）逻辑联想、思维灵活性训练。从儿童玩具中去寻找一些有益于智力开发的玩具，如按照图纸用积木搭出各种造型。

（2）分析和综合能力训练。经常让老人对一些图片、实物、单词作归纳和分类。比如拿出一些图画卡片，让老人将动物、植物、生活用品等分开归类。

（3）理解和表达能力训练。给老人讲述一些事情，讲完后可以提一些问题让老人回答。

6）在智能康复训练中应注意的问题及解决方法

（1）避免或减少老年人在智能训练中的焦虑和依赖情绪。老年人常会因记忆功能减退，所学的知识往往记不住，认识的朋友又想不起名字来等，从而产生焦虑情绪。此时要求护理员要多对老年人实施鼓励和表扬。同时为避免老年人对养老护理员的精心照顾产生依赖，训练中凡老年人能身体力行的一定让其自己去做，以便使老人从中获得信心及成就感。

（2）保持痴呆老年人居住环境的温馨和安静，避免家庭的陈设和装饰复杂化。

（3）经常与老人保持良好的沟通。尽可能地让老年人多了解外部的信息，多培养、鼓励老年人参加各种兴趣活动，不要让其处于封闭的生活环境中。

第二节　功 能 锻 炼

功能锻炼是康复护理中关键的组成部分，本节将重点介绍如何掌握老年人肢体康复活动的相关知识和具体操作方法。

一、学习目标

📖 识记老年人肢体功能康复训练的知识。
📖 识记老年人压力尿失禁功能康复训练的知识。
📖 会运用老年人肢体康复训练的具体方法。
📖 会运用老年人压力性尿失禁进行功能训练的具体方法。

二、相关知识

1. 老年人肢体功能康复训练

1）肢体功能障碍的概念及原因

（1）概念。肢体功能障碍是指某处或连带性的肢体不受思维控制运动或受思维控制但不能完全按照思维控制去行动。例如，中风病人的肢体不能受意识支配，有感觉，但没支配意识；又如帕金森症病人，肢体不受思维意识控制时，会自然地摆动，思维控制运动时，又不能自主性运动。

（2）原因。可因先天或遗传因素导致，也可在后天因工伤、交通事故、体育活动等外伤，还可因后天疾病如脊髓灰质炎、脑血管意外、糖尿病等造成。

2）肢体康复训练的注意事项

（1）动作的安排要从简单到复杂，每学习一个新动作前，务必了解其具体目的、内容、功能和正确动作要领。要循序渐进，逐步提高。

（2）要掌握适当的"度"，切勿锻炼过度，以第二天不感到疲劳为度，切忌急于求成。

（3）要防止意外伤害，预防扭伤筋骨、撕伤肌肉和韧带等事故的发生。在每次开始锻炼时，应先做充分的准备活动，以放松肌肉、韧带。开始进行新肢体功能康复锻炼动作时，应由家属在旁保护，以保证安全。

（4）强调肢体功能康复训练的系统性和连续性。应根据已经制订的计划，按规定的时间进行认真训练，不能中断。选择适当的运动，严格控制运动量，制订出合适的肢体功能康复训练计划。

（5）肢体功能训练全面和科学，兼顾各关节、肌肉及各种不同功能。

（6）做一些肢体功能康复锻炼记录，并时常加以比较、分析、研究和总结。

3）肢体功能康复训练的作用

（1）可以帮助老人恢复和补偿身体功能，增强生活自理能力和参与社会生活的能力。

（2）开展康复功能训练，可以使功能障碍对健康的影响降到最低。

2. 老年人压力性尿失禁

1）概念

压力性尿失禁是指逼尿肌收缩无力，由腹压突然增加引起的尿液不自主性漏出，表现为咳嗽、喷嚏、笑、走路、活动、跳跃等腹压突然增高情况下出现尿失禁。

老年人随年龄的增长，神经和内分泌功能下降，控制尿液的排泄能力较差，一旦精神紧张、用力咳嗽、喷嚏、大笑、举重物等骤然增加腹内压，加之尿道括约肌松弛，尿液就可能不由自主地从尿道排出。

2）压力性尿失禁的程度划分

一般分为三度：Ⅰ度，咳嗽、笑、喷嚏时发生漏尿；Ⅱ度，行走、上楼梯时发生漏尿；Ⅲ度，站立或卧位时均有尿失禁。

三、工作内容与方法

工作内容包括：帮助肢体障碍老人进行功能训练及压力性尿失禁功能训练。

1. 帮助肢体障碍的老年人进行功能训练

对肢体功能障碍的老年人肢体的功能锻炼至关重要，在不影响老年人病情的情况下锻炼越早展开越好，根据老年患者的具体情况逐步进行。

1）床上训练指导

目的：早期锻炼为了减少长期卧床带来的关节挛缩、肌肉萎缩等神经功能障碍。条件：老人生命体征稳定 24～48 h 开始。操作步骤如下。

（1）摆放体位

① 平卧位时：肩关节屈 45°、外展 60°，无内外旋；肘关节伸展位；腕关节背伸位，手心向上；手指及各关节稍屈曲，注意保持拇指的对指中间位；髋关节伸直，防止内旋外旋；膝关节屈曲 20°～30°，垫以软毛巾或软枕；踝关节于中间位，手托起足跟，足底垫软枕防止足下垂。如图 11-2 所示。

② 健侧卧位时：健手屈曲外展，健肢屈曲，背部垫软垫，患手置于胸前并垫软枕，手心向下，肘关节、腕关节伸直；患肢置于软枕上，伸直位或膝关节稍屈位 20°～30°。如图 11-3 所示。

③ 患侧卧位时：背部垫软枕，患手可置于屈曲 90° 位放于枕边，健手可置于胸前或身上；健肢伸直呈迈步或屈曲状，两下肢间最好垫软枕，以免压迫患肢。如图 11-4 所示。

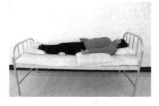 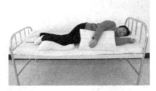 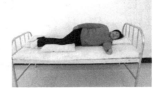

图 11-2　平卧位　　　　图 11-3　健侧卧位　　　　图 11-4　患侧卧位

（2）被动活动。适宜神志清楚和意识障碍老人，每日可进行 2～3 次。

① 肩关节屈、伸、外展、旋内、旋外等，以老人能耐受为度，不能用力过大，幅度由小到大，共 2～3 min 为宜，防肩关节脱位，如图 11-5 所示。

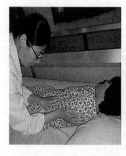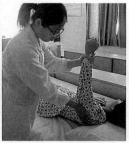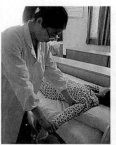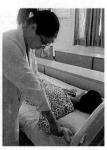

图 11-5　肩关节被动活动

②肘关节屈伸、内旋、外旋等，用力适宜，频率不可过快，共 2～3 min。

③腕关节背屈、背伸、环绕等。各方位活动 2～3 次，不可用力，以免骨折。

④手指各关节的屈伸活动、拇指外展、环绕及与其余 4 指的对指，每次活动时间为 5 min 左右，如图 11-6 所示。

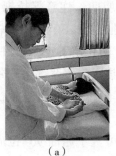　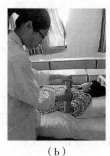

（a）　　　　　　　　　　（b）

图 11-6　手指各关节被动活动

⑤髋关节外展位、内收位、内外旋位，以老人能耐受为宜，昏迷老人外展 15°～30°，内收、内旋、外旋均为 5° 左右，不可用力过猛，速度适中，共活动 2～3 min，各方位活动 2～3 次为宜，如图 11-7 所示。

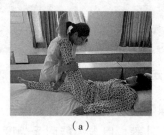　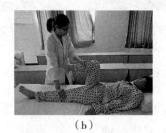

（a）　　　　　　　　　　（b）

图 11-7　髋关节被动活动

⑥膝关节屈、伸位，旋内、旋外等，共活动 4～5 min。

⑦踝关节跖骨、跖伸、环绕位等，共活动 3 min。

⑧趾关节各趾的屈伸及环绕活动，共 4～5 min。

（3）主动卧位：适宜神志清楚、生命体征平稳老人。

①双手插握：助老人将患手五指分开，健手拇指压在患手拇指下面，其余四指相应交叉，并尽量向前伸直肘关节，以健手带动患手上举，在 30°、60°、90°、120° 时，可视情况要求老人保持 5～15 min 左右，要求老人手不要晃动，不要憋气或过分用力。

②桥式运动：老人平卧，双手平放于身体两侧或上举，双足抵于床边，养老护理员压住老人双膝关节，尽量使臀部抬离床面，并保持不摇晃，两膝关节尽量并拢，如图 11-8 所示。做此动作时，抬高高度以老人最大能力为限，时间可从 2 s 开始，减至 1～2 min，每日可做 2～3 次，每次 5 下。

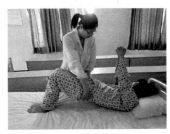

图 11-8　桥式运动

③床上移行：老人以健手为着力点，健肢为支点在床上进行上下移行。健手握紧床头栏杆，健肢助患肢直立于床面，臀部抬离床面时顺势往上或往下做移动，即可自行完成床上移行，如图 11-9 所示。

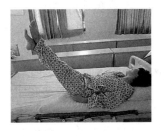 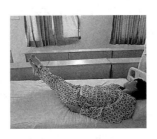 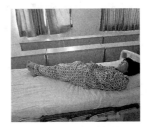

（a）健侧下肢带动患侧下肢上抬　　　（b）侧下肢移动　　　（c）臀部移动

图 11-9　床上移行

2）进行肢体的被动活动

目的：促进肢体活动，防止肌肉挛缩。

操作步骤如下。

（1）按摩。按摩手法有推法、按法、拿法、揉法、捻法、抹法、拍打法、踩跷法、捋法等。顺序应由远心端至近心端，掌握原则应先轻后重，由浅及深，由慢而快，每天 2 次，每次 15～20 min。

（2）早期活动四肢。病情稳定后要及早活动四肢，预防关节强直。做大小关节的屈伸活动，臂关节和髋关节的内旋和外展等被动活动。被动活动幅度要大，动作要轻柔，避免过度牵拉松弛的关节，每天锻炼时间不少于 1 h，活动时要观察老年患者的心率和呼吸，防止引起患者的疼痛或其他的不适。

（3）用温水浸泡四肢。用温水浸泡四肢可清洁局部皮肤，促进血液循环、增强皮肤排泄功能、预防皮肤感染和褥疮等并发症的产生。由于昏迷患者的感觉差，水温不能超过 50℃，以防烫伤局部皮肤，每天 2 次，每次 15～20 min。

2. 老年人压力性尿失禁功能康复训练

目的：帮助老年人加强盆底肌肉的功能，改善压力性尿失禁。

1）膀胱的训练方法

指导老年人识记个人排尿的时间及间隔时间，然后在此基础上逐渐延长排尿间隔时间，一般延长 15 min 左右，训练一段时间并适应后再逐步延长排尿间隔的时间，此时根据个人情况，在延长 15 min 的基础上试延长 30 min 或60 min，直至训练到正常 2～3 h 排尿即可。

2）盆底肌的训练方法

通过有意识的对肛提肌等为主的盆底肌肉的收缩与放松的训练，提高老年人排尿的控制能力。

（1）缩肛门运动：老人取立位、坐位或者卧位，试做排尿动作，先缩紧肛门约 3 s，再缓慢放松 5～7 s，一次缩肛运动约 10 s，连续做 15～30 min，每天 5～10 次，坚持 6～8 周，一般 4～6 周老人就会有改善，3 个月效果会更加明显。

（2）球类运动：球的直径约 65 cm，充气至八成满，要求老人坐在球上，使球与坐骨结节充分接触，利用球的弹性、立体性及滚动性来刺激盆底肌肉的不断收缩，使老人重获排尿功能，改善尿失禁。具体方法如下。

①滚动法：指导老人坐在球上，两腿张开，双肘略弯曲，双手自然放于两腿上，身体前倾，呼气时带球前滚，维持 5～6 s，吸气时带球滚回原位置。

②推墙法：包括直立推墙法和前倾推墙法两种。

直立推墙法：距离墙约 15 cm，指导老人坐在球上，并面向墙，两腿张开贴住墙，两手放于大腿上，上半身直立，呼气时带球前滚至墙，腰椎稍稍弯曲，暂停片刻。指导老人冥想，按肛门收缩、阴道收缩、尿道肌肉收缩的顺序进行肌肉收缩，然后呼气，带球滚回原处，两腿仍然贴墙。

前倾推墙法：距离墙约 40 cm，指导老人坐在球上，并面向墙，两腿与墙保持一定的距离，两手放于墙上与头同一高度，上半身前倾，呼气时带球前滚至墙，腰椎稍稍弯曲，暂停片刻，指导老人冥想，按尿道收缩、阴道收缩、肛门肌肉收缩的顺序进行肌肉收缩，然后呼气，带球滚回原处，如图 11-10 所示。

③横摆法：指导老人坐在球上，双臂呈水平状与肩同一高度，双手掌心相对并拢。呼气时带球向左摆动，一侧坐骨结节带球至最高点，一侧腾空。吸气时带球滚回原处。同样方法向右摆动，如图 11-11 所示。

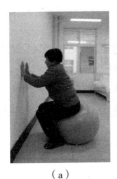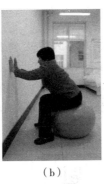　　　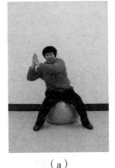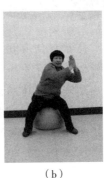

（a）　　　　　（b）　　　　　　　　　（a）　　　　　（b）

　　图 11-10　前倾推墙法　　　　　　　图 11-11　横摆法

④冥想法：指导老人坐在球上，呼气时带球滚向前，上身后倾，双手掌心相对并拢，开始冥想尿道就位于指尖。然后呼气带球滚向后，上身前倾，同时双手及手臂向两旁打开，与肩膀同一高度，有意识将尿道往后拉，如图 11-12 所示。

⑤跳臀法：指导老人坐在球上，两腿张开，双臂自然打开与肩同一高度，双手掌心朝下。呼气时双脚向下用力，双臀部跳起离开球面，膝关节弯曲约 30°，双手掌心逐渐朝上略微抬起，此时有意识将盆底肌正向上收缩提起。呼气时坐回原处。此过程 1～2 s 内完成，如图 11-13 所示。

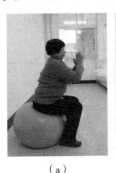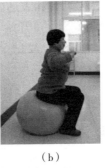　　　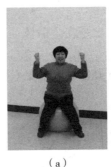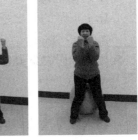

（a）　　　　　（b）　　　　　　　　　（a）　　　　　（b）

　　图 11-12　冥想法　　　　　　　　　图 11-13　跳臀法

3）生物回馈法

利用模拟的声音或视觉信号的不断反馈，来提示老人正常或异常的盆底肌肉的活动，使老人学会正确和有效地改变和控制排尿活动。此法常与盆底肌训练法综合应用，效果较好。

本章小结

1. 掌握健身操的有关知识，能够辅导老年人完成健身操训练；掌握智力障碍训练的有关知识，对存在智力障碍的老人进行智力训练。

2. 掌握肢体功能康复训练的有关知识，能够帮助肢体功能障碍的老年人进行功能训练；掌握老年人压力性尿失禁功能康复的有关知识，指导老年人进行压力性尿失禁的功能康复训练。

练 习 题

一、选择题

1. 智力障碍训练应遵守（　　　）。

　　A. 功能性原则　　　　　　　　B. 集体化原则

　　C. 自立性原则　　　　　　　　D. 小步子、多重复原则

2. 老年人在进行健身操时应注意（　　　）。

　　A. 做操幅度要适中　　　　　　B. 做操的时间越长越好

　　C. 做操时间可以想做就做　　　D. 做操最好选在中午

3. 智力训练的内容有（　　　）。

　　A. 注意力训练　　　　　　　　B. 记忆力训练

　　C. 逻辑训练　　　　　　　　　D. 理解和表达能力训练

4. 床上训练的要求是在生命体征平稳后（　　　）开始。

　　A. 24～48 h　　　B. 24～72 h　　　C. 48～72 h　　　D. 72 h 以后

5. 压力性尿失禁最常见人群是（　　　）。

　　A. 儿童　　　　　　B. 青年人　　　　C. 老年人　　　　D. 老年女性

二、判断题

1. 老年健身操扭跳时间不宜过长，以免负荷过量，给老年人的健康带来损坏。　　　　　　　　　　　　　　　　　　　　　　　　　　　　　　（　　　）

2. 老年性痴呆患者近期记忆受损，但大部分远期记忆仍然保存。通过反复的记忆训练可以治愈。　　　　　　　　　　　　　　　　　　　　　　（　　　）

3. 老年人肢体功能康复训练包括床上训练、床边活动指导、下床活动训练等。　　　　　　　　　　　　　　　　　　　　　　　　　（　　　）

4. 通过有意识的对肛提肌等为主的盆底肌肉的收缩与放松的训练，提高老年人排尿的控制能力。　　　　　　　　　　　　　　　　（　　　）

5. 对压力性尿失禁老人可进行盆底肌训练。　　　　　　　　（　　　）

情景训练：帮助肢体活动障碍老人进行功能训练

【训练目的】

培养锻炼护理员的人际沟通能力、操作能力，团队合作能力和职业精神。

【训练方法】

针对老年人肢体活动障碍，设仿真模拟场景进行功能训练，通过角色扮演，进行实践演练。

【情景举例】

合奶奶，75 岁，帕金森病造成老人肢体活动僵硬，感觉不灵便，长时间躺在床上，一周前入住单城老年公寓。作为护理员，请帮助合奶奶进行功能训练活动。

【情景过程】

护理员：合奶奶，您好！您现在腿部活动怎么样？

合奶奶：腿部的活动和感觉还是不太灵便。

护理员：您这种情况是帕金森病造成的，需要慢慢锻炼恢复，我给您介绍一种帕金森病的健康操好吗？可以帮助您改善肢体活动情况，又能使您逐渐有感觉。

合奶奶：好的，我行吗？如果行，那你一定要教会我做！

护理员：只要努力，反复练习，您肯定行的，一定能恢复得很好！您等一下，我准备好东西。

（技能：护理员准备好所需用物，在地板上放一块地毯、一个枕头、一张椅子）

护理员：合奶奶，我准备好了，接下来您照着我的指示做吧。

合奶奶：好的。

（技能：护理员指导老人将受病情影响较重一侧的膝关节放地板上；再将另一侧膝关节放在地板上；跪在地板上后，依次向后移动膝关节，使双侧上肢能撑于地板上，处于爬行姿势；向后移动到准备躺卧的位置，确保有足够的空间伸展腿和手臂；缓慢放低一侧臀部贴近地板，呈半坐姿势；将身体完全放低，翻转侧卧在地板上，并将头部舒服地依靠在事先准备好的枕头上）

　　（边操作边口述知识要点）

　　护理员：合奶奶，这样练习还可以吗？您学会了吗？

　　合奶奶：会了，很容易掌握。真是多谢你了！

　　护理员：不用谢，您挺棒的。一定要坚持做啊。我会按时提醒并帮助您的。

第十二章　老年人心理护理

【内容提要】

本章重点阐述老年人心理健康、心理异常的基本知识及老年人常见的心理异常的处理方法和老年人常见的兴趣活动。

第一节　老年人心理疏导

老年人出现一定的心理问题是一种很常见的现象，比如焦虑、抑郁、离退休综合征等，针对老年人这些问题，作为一名合格的养老护理员应该掌握老年人情绪疏导方面的技能。

一、学习目标

📖 知道老年人心理异常和心理咨询知识。

📖 会分析老年人心理异常的因素。

📖 会使用疏导老年人情绪的方法。

二、相关知识

1.老年人心理异常

1）老年人焦虑

针对老年人焦虑的问题，应采取心理治疗和药物治疗的应对方式。焦虑是一种情绪状态，一般是指因老年人受不能达到的目的或不能克服障碍的威胁，使其自尊心和自信心受挫或失败感的增加，预感到不祥，形成一种紧张不安及带有恐惧和不愉快的情绪。

具体表现为以下几个方面。

（1）主观感觉异常。主观感觉障碍是指在没有任何外界刺激的情况下，由躯体内部自发产生的不正常的感觉，包括感觉异常、自发性疼痛等。老年人的心理世界由外部转向内部，开始关注自己的身体健康，一旦身体上出现微妙变化，就会给予极大的关注，这时就会让老年人在主观感觉上发生一些变化。比如，一位老年人食欲明显下降，就开始怀疑自己是不是患了什么病，于是就多方奔走于各大医院，见医生就滔滔不绝地说：浑身难受，不能躺，不能坐，不愿吃，不能睡，不能干活等。经过检查发现，脑部CT扫描无异常，24 h动态心电图无异常，胃肠透视、胃镜检查无异常，老年人之所以会这样是因为老年人在主观感觉上存在异常现象。

（2）情绪消极。当老年人遇到一些消极的生活事件时，会整天提心吊胆、心烦意乱、注意力无法集中、缺乏安全感，对外界事物失去兴趣，严重时有恐惧情绪、恐惧预感，对外界刺激易出现惊恐反应，常伴有睡眠障碍和植物神经不稳定现象，有时也会突然感到心悸、心慌、喉部梗塞、呼吸困难、透不过气来，头晕、无力，并伴有紧张、恐惧和濒死感，或感到控制不了自己，甚至惊叫、呼救。

（3）身体症状。老年人在焦虑的时候，交感神经功能会出现亢进，而副交感神经系统相对地变成较不活跃的状态。交感神经功能的亢进会导致生理上的变化，像瞳孔放大、口容易干燥、消化功能降低、腹胀、心跳加速、血压升高、胸闷、吸气困难、过度换气、心悸、心前区不适或疼痛、早搏、颈部血管搏动感、尿频、尿急、阳痿、性欲冷淡、女性经过更年期（闭经）才会从身体上进入老年。这两种症状还会出现耳鸣、视力模糊、周身不适、头晕及晕厥感等现象。

躯体性焦虑也称为运动性不安和因交感神经功能亢进出现的躯体症状。

（4）行为方面的问题。当老年人处于焦虑状态时，身体自然处于被激活状态，可以随时准备好采取行动去战斗或逃避，因不知道威胁来自何方或隐藏何处，往往在无可奈何、束手无策的情况下，只会做出无目的、无效的动作。因此，焦虑会使人产生运动性不安，表现为搓手顿足、抓头发、摸耳朵、搓脸、双手抱胸、双手用力扭压、敲打、坐立不安、往复徘徊等，严重的焦虑症患者会出现脸部表情僵硬、面色凝重、皱眉、悲伤、愤怒、忧郁等，行动上因心思的胶着而表现出心不在焉、视而不见和听而不闻等现象。

2）老年人抑郁问题

抑郁症已经成为威胁人类健康的第四大疾病，在老年人当中更为普遍。养老护理员需掌握老年人抑郁的处理方法。

抑郁症是以情感低落、思维迟缓以及言语动作减少、迟缓为典型症状的一组情绪障碍综合征，是老年期最常见的心理障碍之一，据世界卫生组织统计，老年人患抑郁症的几率为7%～10%，尤其是那些患有躯体疾病的老年人，发生率可达50%。老年人抑郁一般表现如下。

（1）易怒。易激怒是指一种剧烈但持续较短的情感障碍，一遇到刺激或不愉快的情况，哪怕是非常轻微的事情，也很容易产生一些剧烈的情感反应。抑郁的老年人很容易生气、激动、愤怒，常跟别人发生争执，有时候反复追念着以往不愉快的事，责备自己做错了事。有时候会反复地向别人诉说自己的各种不适和痛苦，整天唉声叹气，徘徊不定，甚至捶胸顿足，捶打自己。

（2）疑病倾向。疑病一般是指对自身感觉或征象做出不切实际的解释，致使整个身心被由此产生的疑虑、烦恼和恐惧所占据的一种现象。阿拉康（1964）研究表明，60岁以上的老年抑郁症中，具有疑病症状者男病人为65.7%，女病人为62%，大约1/3的老年组病人以疑病为抑郁症的首发症状。表现为对自己身体健康的过度关心，会怀疑自己身体出现问题，尤其是消化系统方面的问题。

（3）妄想倾向。妄想是一种不理性、与现实不符且不可能实现但坚信的错误认识，主要体现在错误的判断与逻辑推理两个方面。抑郁的老年人在这个方面非常明显，梅耶斯等（1984）曾对50例抑郁的住院患者进行研究，比较了60岁以前和60岁以后发病者出现妄想症状的几率，结果发现60岁以后发病的抑郁症患者比前者有更加丰富的妄想症状。老年人常见的妄想有疑病妄想、虚无妄想、被害妄想、关系妄想、贫穷妄想、罪恶妄想等，其中疑病妄想和虚无妄想最为典型。

（4）隐匿性。老年人不良情绪很容易被家人忽视，不易被发现。特别是那些患有身体症状的老年人，往往只会注意到躯体症状而忽略了情绪问题，以致治疗时只说躯体症状而没有提及情绪症状，就好像抑郁情绪被隐匿了一样。

（5）迟滞性。抑郁的老年人通常是以随意运动缺乏和思维缓慢为特点，影响躯体及肢体活动，并发生面部表情减少、言语阻滞等现象。多数老年抑郁症患者表现为闷闷不乐、愁眉不展、兴趣索然、思维迟缓，对提问常不立即答复，屡问之，才以简短低弱的言语答复。抑郁的老年人思维内容贫乏，大部分时间处于缄默状态，行为迟缓，重则双目凝视，情感淡漠，无欲状，对外界动向无动于衷。

（6）自杀倾向。抑郁的老年人一旦遇到一些挫折，就会产生无助感或无望感，甚至会绝望，产生自杀想法。塞恩伯里研究表明，老年人有55%的病例在抑郁状态下自杀，特别是那些患有躯体症状的老年人。帕金等调查显示，自杀未遂与成功之比在40岁以下是20∶1，60岁以上者是4∶1，老年人因抑郁自杀成功的比率远远高于青年人。

（7）假性痴呆。老年痴呆并不罕见，老年痴呆的症状也很常见。老年痴呆大多数是假性的，一般表现在随做随忘、丢三落四、唠里唠叨、计算力下降、多疑猜忌、情感冷漠等。

　　3）老年人性心理问题

　　性是自然本能的表现，无论是什么阶段都存在性的问题，性生理机能在老年期也依然存在，它是老年人生活中的重要组成部分。许多科学研究成果，包括大量老年医学专家的临床和实验室的研究表明，健康的老年人普遍存在性欲，并能进行性生活，有的还能繁衍后代。虽然老年人性功能较中年人有所下降，但并不是消失，他们渴望性活动，有性兴趣，这是自然的，无需大惊小怪。

　　（1）老年人常见的性心理变化

　　①性角色的变化。老年女性的身体状况优于老年男性，因此，老年妻子对丈夫的照顾比过去多了，而且，从以前受丈夫保护转为保护丈夫，从被保护的角色变成了保护者的角色。在家庭中的管理权和发言权也比过去多了。对男子来说，进入老年以后，虽然长期的心理定势使他们仍然意识到自己是"男子汉"，并继续担任着丈夫的角色，但由于退休后社会活动的减少，家中承担的事务增多，也不自觉地在某种程度上变得婆婆妈妈起来。

　　②性生活心理变化。步入老年后，由于生理机能发生了明显的变化，性能力也随之受到某种程度的影响。许多老年人对性生活产生了迷惑和犹豫。无论男性还是女性都担心自己生理上的衰老，都想知道自己随年龄增长会发生什么变化，有没有希望保持身体健康和正常的性生活，老年人的性生活是不是还能像年轻时那样得到满足。男性对自己性能力的担心和忧虑比较明显，他们常常把自己和年轻时相比，有一点变化就感到惊慌。是不是有病了、阳痿了？年纪越来越大时，阴茎是否还能勃起？老伴会不会不满意？女性这方面相对男性的心理压力要小一些。但也会对性活动产生一些忧虑，如由于阴道干涩、性交疼痛等。

　　（2）产生这些心理变化的原因

　　①受传统观念、封建意识和社会舆论的影响。中国几千年来的传统观念和封建意识认为"无欲则长寿"，"老年人不应有性生活"，社会舆论把老年人的性活动也看成是"不正经的"、"粗俗的"，甚至是下流的。这些观念都给老年人带来极大的性压抑。

　　②受其他不良心理的影响。老年人性生活的心理压抑还受许多不良心理的影响，如衰败心理、羞耻心理、恐惧心理、禁欲心理等。由于全身各脏器不同程度的衰老，增加了心理上的衰老，对性心理产生压抑，误认为性功能丧失，性能力减退，使性生活兴趣降低，女性方面的反应较突出，拒绝过性生活。由于世俗偏见和性禁锢的束缚，认为老年人过性生活是可耻行为，往

往还要在子女面前显示自己的"圣洁",进一步导致性欲减退。另外,由于疾病造成心理负担过重,对性产生恐惧,怕加重病情而回避性生活。还由于过分相信"纵欲伤身"之说,而抑制自己的性欲望和要求。

③缺乏性知识的影响。很多老年人不了解自己的性生理以及如何协调性生活。

④夫妻性生活不和谐的影响。有些老年夫妻性生活不和谐,不能默契配合,或者丧偶后无性伴侣造成老年人的性压抑。

⑤社会角色变换的影响。许多老年人离退休后由于社会角色发生了变化,心理上不能适应现实的生活,认为自己是无用之人,对性生活的兴趣自发性减退。

4)老年人离退休综合征

离退休综合征是指老年人由于离退休后不能适应新的社会角色、生活环境和生活方式的变化而出现的焦虑、抑郁、悲哀、恐惧等消极情绪,或因此产生偏离常态的行为的一种适应性的心理障碍,这种心理障碍往往还会引发其他生理疾病、影响身体健康。

离休和退休是生活中的一次重大变动,由此,老年人在生活内容、生活节奏、社会地位、人际交往等各个方面都会发生很大变化。

(1)离退休综合征的具体表现

①无力感。许多老人不愿离开工作岗位,认为自己还有工作能力,但是社会要新陈代谢,必须让位给年轻一代,离退休对于老年人实际上是一种牺牲。面对"岁月不饶人"的现实,老年人常感无奈和无力。

②无用感。在离退休前,一些人事业有成,受人尊敬,掌声、喝彩、赞扬不断,一旦退休,一切化为乌有,退休成了"失败",由有用转为无用,如此反差,老年人心理上便会产生巨大的失落感。

③无助感。离退休后,老年人离开了原有的社会圈子,社交范围狭窄了,朋友变少了,孤独感油然而生。要适应新的生活模式往往使老年人感到不安、无助和无所适从。

④无望感。无力感、无用感和无助感都容易导致离退休后的老人产生无望感,对于未来感到失望甚至绝望。加上身体的逐渐老化,疾病的不断增多,有的老年人简直觉得已经走到生命的尽头。并非每一个离退休的老人都会出现以上情形,离退休综合征形成的因素是比较复杂的,它与每个人的个性特点、生活形态和人生观有着密切的关系。

(2)离退休综合征的影响因素

①个性特点。平时工作繁忙、事业心强、好胜而善于争辩、严谨和固执

的人易患离退休综合征，因为过去每天都紧张忙碌，突然变得无所事事，这种心理适应比较困难。相反，那些平时工作比较清闲、个性比较散漫的人反而不容易出现心理异常反应，因为他们离退休前后的生活节奏变化不大。

②个人爱好。退休前除工作之外无特殊爱好的人容易发生心理障碍，这些人退休后失去了精神寄托，生活变得枯燥乏味、缺乏情趣、阴暗抑郁。而那些退休前就有广泛爱好的老年人则不同，工作重担卸下后，他们反而可以充分享受闲暇爱好所带来的生活乐趣，有滋有味，自然不易出现心理异常。

③人际关系。人际交往不良，不善交际，朋友少或者没有朋友的人也容易引发离退休障碍。这些老年人经常感到孤独、苦闷，烦恼无处倾诉，情感需要得不到满足；相反，老年人如果人际交往广，又善于结交新朋友，心境就会变得比较开阔，心情开朗，消极情绪就不易出现。

④职业性质。离退休前如果是拥有实权的领导干部易患离退休综合征，因为这些人要经历从前呼后拥到形只影单、从门庭若市到门可罗雀的巨大的心理落差，的确难以适应。其次，离退休前没有一技之长的人也易患此症，他们如果想再就业往往不如那些掌握一定技术的人容易找到合适的工作。

⑤性别因素。通常男性比女性更难适应离退休的各种变化。中国传统的家庭模式是"男主外，女主内"，男性退休后，活动范围由"外"转向"内"，这种转换比女性明显，心理平衡因而也较难维持。

2. 老年人心理咨询知识

老年人心理咨询是经过专业训练的咨询师运用心理学的各种理论、方法和技术，通过与老年人的商谈、讨论、启发、教育，解决来访者现存的各种心理问题，使其更好地适应环境，正确认识自我，悦纳自我，维持心理平衡，保持身心健康，促进个性发展的过程。

1）老年人心理咨询的范围

心理咨询主要是针对老年人的适应问题、学习问题、人际关系、职业选择、家庭、婚姻问题、性问题、社会适应不良、情绪问题、角色适应、心身疾病等。

2）老年人心理咨询的任务

提高老年人心理素质，使人健康、愉快、有意义地生活下去，简单来说就是助人自助。帮助老年人认识自己的内、外世界，纠正不合理的欲望和错误观念，学会面对现实和应对现实，使老年人学会理解他人，增强自知之明，构建合理的行为模式。

3）老年人心理咨询的原则

（1）保密原则。保密原则是心理咨询过程中一项基本原则，既是职业道德的要求，也是心理咨询本身的性质所决定。心理咨询师有责任保护寻求专业服务者的隐私权，同时也应认识到隐私权在内容和范围上受到国家法律和专业伦理规范的保护和约束。咨询人员保守老年人的内心秘密，妥善保管来往信件、测试资料等材料。如因工作需要不得不引用咨询实例时，应对材料进行适当处理，不得公开来访者的真实姓名、单位或住址。

（2）守时原则。咨询师必须按照预约时间到位，不能随便失约，未经老年人同意不能单方面改变预约时间。

（3）中立原则。咨询者应对老年人谈话中涉及的道德问题保持中立，不作评判。对老年人的生活言行也不宜批评和指责。寻求或终止心理咨询由老年人决定，咨询师只能提建议不能强硬要求。相应地，随意终止心理咨询带来的不良影响也由老年人承担。

（4）理解信任原则。咨询人员对老年人的语言、行动和情绪等要充分理解，不得以道德的眼光批判对错，要信任和帮助老年人分析原因并寻找出路。

（5）尊重原则。尊重老年人的需求和选择权利，允许老年人选择继续或中止咨询。对于因咨询而需要了解的情况，应尽量坦诚、客观地说明原因，寻求理解与合作，不得以咨询师的主观想法强求老年人。热情、耐心、尊重、信任地接待老年人，营造亲切、自然的咨询气氛。

（6）平等原则。心理咨询的效果如何，不仅取决于咨询师专业水平的高低，更重要的是取决于咨询师与老年人之间的咨询关系，对老年人要诚恳、耐心、热情、平等相待。对所有的老年人应一视同仁，不应主观偏颇，并依先后次序，予以接待。态度要和蔼、服务要热忱。但对问题情况较重如发生较急的心理危机，在对当前老年人予以解释后，优先接待。

（7）支持原则。提供心理支持是普遍需要的，对老年人的心理问题予以关注，使老年人感受并获得心理帮助。

（8）合适原则。选择适于自己能力的合适咨询对象，制订合适的咨询方案，对不当的方案应果断放弃，注意专业职能的局限性，在职责和能力范围内开展工作。以真挚诚恳的态度接受老年人的求询，对无能为力的问题，应坦诚地告诉老年人，请求谅解并且及时转介。转介时要耐心做好老年人的工作，不给他们增添心理负担。

（9）非指导性原则。心理咨询不同于一般的问题咨询，不需要对心理问题予以更多的具体的直接的指导，应予以间接的非指导性的启发、引导、帮助与辅导，使老年人自己领悟，思索寻找解决办法。心理辅助人员要做的是帮助老年人自己解决问题，而不是代替老年人解决问题。

（10）感情限定的原则。咨询关系的确立和咨询工作的顺利开展的关键，是咨询师和老年人心理的沟通和接近。但这也是有限度的。来自老年人的劝诱和要求，即便是好意的，在终止咨询之前也是应该予以拒绝的。

4）老年人心理咨询的基本程序

（1）预约，确定咨询时间和地点。

（2）了解情况，建立相互信赖的关系。

（3）分析讨论，明确咨询目标。

（4）制定并实施解决方案。

（5）检查、巩固和发展咨询效果。

三、工作内容与方法

1. 老年人心理异常的因素分析

在老年阶段，老年人不仅机体衰老速度加快，疾病增多，还要面临着死亡的考验和挑战。而且，老年人的社会地位、人际交往、职业状况、家庭结构、社会风气、经济境遇等方面都在发生着一定的变化，这些变化对老年人的晚年生活都会有一定的影响。

1）生理因素

生理因素是影响老年人心理变化最先、最直接的因素，老年人身体机制和功能的衰退始终是在不可避免地发生着，是一种自然现象，只是不同的人衰退程度不一样，但是死亡是衰老的最终结果。身体的衰退和死亡的逼近对老年人心理变化的影响是转折性的、持久性的，也带有一定的冲击性。

（1）各感觉器官的退化。伴随着老年人感觉器官的退化，老年人对外界和体内刺激的接受和反应大大减弱。具体表现在视觉、听觉、嗅觉、味觉等功能的逐渐减退。这对老年人的生活与学习影响很大，使老年人对生活的兴趣和欲望降低，常感到生活索然无味；使老年人感觉不敏锐，反应迟钝，导致闭目塞听、孤陋寡闻；使老年人社交活动减少，常感到孤独和寂寞。

（2）疾病的增加。随着老年人身体机制的全面衰退，老年人的适应能力、抵抗力水平在下降，老年人的心脑血管、呼吸、神经、运动、消化、内分泌等系统都非常有可能出现或大或小的健康问题，疾病很容易发生，据统计，大约1/4的老年人经常患病。这些疾病严重影响了老年人的心理。

（3）对死亡的恐惧。死亡是人生的最终归宿，没有人可以逃避死亡。研究发现，绝大多数老年人对死亡感到绝望、恐惧，这严重影响了老年人的心理，死亡恐惧症也是一种常见的老年人的心理障碍。

2）家庭环境

离退休之后，家庭成为老年人的主要活动场所和精神寄托，家庭环境的好坏对老年人的心理将产生重要的影响。家庭环境包括家庭结构、家庭经济状况、家庭成员间的人际关系等方面。

（1）家庭结构的变化。青年、中年的时候是家庭支柱、核心，老年的时候子女是家庭的支柱、核心，这一位置的变化会让老年人有不适感。子女成家立业，自立门户，造成了家庭的分化。老年人的日常生活难以得到子女的关心和照顾，难免使老年人不时感到寂寞孤独，备尝思念儿孙之苦，这会对老年人的生活和心理产生一定的影响。

（2）家庭经济状况。家庭经济收入好的话，老年人自信心十足，自尊心较强，无用感较弱；相反，老年人则可能会为生计发愁，就会无安全感，特别是一些身患疾病的老年人，无钱治疗，处境就更为艰难，这会使老年人深感自己无用，觉得自己是累赘，从而产生自卑感。

（3）家庭人际关系。尊重和爱是老年人的两种重要的心理需求，在家庭内部的交往中可以获得一定满足。如果家庭内部人际关系融洽，气氛和谐，子孙能够对老年人表示出充分的尊重，并给予无微不至的关心和照顾，嘘寒问暖，老年人就能因此获得较大的心理满足。否则，就会给老年人带来很大的心理冲击。

（4）老年人婚姻状况。婚姻对于每个人的生理和心理的影响都是非常大的，美满的婚姻、和谐的夫妻关系令老年人幸福、快乐，有安全感和归属感，而不幸的婚姻则会给老年人带来悲伤和痛苦。离婚会让老人面对孤独和再婚的困扰；丧偶会让老人倍感寂寞孤独，觉得被世界遗忘和抛弃；而再婚有时候也会让老年人产生很多困扰。

3）社会环境

进入老年之后，社会生活的方方面面都会对老年人的心理有所影响，影响因素具体如下。

（1）社会角色的转变。离退休会让老年人长期以来形成的主导活动和社会角色进行转变，从忙碌的职业角色转变为闲暇的家庭角色，这就打破了老年人在很长一段时间内养成的特定的生活方式和生活习惯。一下子就闲下来往往会让老年人茫然不知所措，严重的会发展成心理疾病。从主体角色转变为配角，会让老年人感觉不到曾经有过的被认可、被尊重的荣誉感、成就感和权威感，同时老年人会产生失落感和自卑感。

（2）社会风气。如果整个社会都关注、爱护、尊重老年人，社会风气非常好，满足了老年人被尊重等心理需求，老年人就会有安全感、幸福感。相反，大家都不去关注、爱护、尊重老年人，将给老年人带来更多心理上的困扰。

（3）社会福利状况。社会上有完善的社会养老保障机制，向老年人提供具有优惠性质的生活、医疗、保健、娱乐、教育等服务，实现老有所养、老有所医、老有所为、老有所乐、老有所学的理想目标，为老年人安享晚年创造了有利条件，对老年人的心理发展将产生积极影响。

2. 老年人不良情绪的疏导

老年人是心理问题的高发人群，其心理问题往往通过不良的情绪表现出来。针对老年人不良情绪可以采取以下几个方法来进行疏导。

1）放松训练

具体分为以下 3 个步骤。

（1）准备工作。向老人讲解放松程序，治疗环境安静、轻松，让老人处于最佳舒适的位置，且集中精力，保持安静与平静。

（2）吸气训练。嘱咐老人闭上眼睛，进行深而慢的呼吸，先深吸气再缓慢呼气。重复数次，使老人完全安静下来。

（3）指导老人放松。嘱咐老人在吸气时紧张肌肉，呼气时放松肌肉，交替进行。肌肉放松顺序由面部开始，前额→眼睛→鼻→颈→右腕→下臂→上臂→左腕→下臂→上臂→背→胸→腹→右大腿→右小腿→右足→左大腿→左小腿→左足。依次紧张全身的每一组肌肉并保持约 10 s，接下来，放松同一组肌群约 20～30 s，并注意体验放松后的感觉。顺序重复 2～3 次（放松训练时全身肌肉放松的顺序要事先确定，一旦执行，不能任意更动），每次 10～30 min 完成。

放松训练的结果是让老年人得到充分的休息后，消除紧张的神经，从而达到疏导老年人不良情绪的效果。

2）走近老人

针对情绪不良的老年人，护理员可以走近他们，向他们问寒问暖、拉拉手、盖被、倒水喂饭等。这些举手之劳的事情可以很有效地拉近和老年人的距离。此外，护理员还要对老年人提出的合理问题不厌其烦地解释，直到他们满意。对老人要做到言必信、行必果，不做有损老人利益的事情，同时还要做到用心、真心、细心、耐心、关心、爱心，来消除老年人的不良情绪。

3）学会倾听

老年人处在一个自我统合时期，会不由自主地回忆过去自认为辉煌的事情，并不厌其烦地向别人讲述，这个时候要给老人以足够的时间和空间去诉说，并且认真，有兴趣，设身处地地听，并适当地表示理解，对其讲的任何内容不表现出惊讶、厌恶、奇怪等神态。最好还要通过言语和非言语的方式对老人的倾诉做出反应，比如，"噢"、"嗯"、"是的"等，以及点头、目光注视、身体姿势、动作变化等作为鼓励性回应，这样是可以缓解老年人的不良情绪的。

4）学会转移

为了控制住不良情绪，护理员可以帮助老年人有意识地转移注意力，把注意力从引起不良情绪反应的刺激情境转移到其他事物或活动上去。一旦老年人有了不良情绪，我们可以引导老年人走出去。比如到田野里散散步，呼吸新鲜空气，放松心情，做一些自己平时非常感兴趣的事，如书法、绘画、钓鱼、园艺、阅读、运动等。只要老年人能够走出去，把注意力转到其他事情上，就可以减轻或排解老年人的不良情绪。

总之，虽然情绪疏导的方法有很多，但是，重点在于是否适合有效，护理员要根据老年人的情绪情况，选择既适合又有效的情绪疏导方法。

第二节　老年人心理保健

老年人的理想状态是心态良好，态度端正，情绪积极稳定。通过心理健康知识的宣教，营造良好的老年人兴趣活动环境，可以帮助老年人保持较好的社会适应能力，心理更加健康。

一、学习目标

📖 知道老年人心理健康知识。
📖 知道老年人兴趣活动知识。
📖 会运用老年人心理健康宣教方法。
📖 会营造老年人兴趣活动氛围。

二、相关知识

1. 老年人心理健康

在整体医学模式中，健康不仅是指没有疾病或病痛，而且是一种躯体上、精神上和社会上的完全良好状态。

老年人心理健康，也称老年人心理卫生，一般是指老年人心理状态良好，态度端正，情绪积极稳定，社会适应能力较好等。老年人心理健康与否，一般从以下几个方面来看。

1）心理活动的内容要客观真实

老年人在看待周围人和事物的时候，其所思所想要尽量与实际保持一致，一旦不一致就会造成认知上的偏差，而一旦这种偏差或错误持续时间过长就会导致相应的心理障碍。例如，一个多疑的老年人，看到两个人在说悄悄话，就会认为他们在说自己坏话。

2）心理活动的过程要协调和完整

心理过程包含认知、情绪情感、意志 3 个基本的过程。一个心理健康的老年人在认识了某件事之后，会激发起相对应的情绪情感，在这种情绪情感的影响下做出相对应的行为表现，知情意是一个相互协调的统一体，没有冲突和矛盾。一旦知情意三者之间有不一致的地方就会造成心理障碍。例如，受虐症患者，在别人虐待他的时候会产生一种快感，还要感激对方。

3）人格要和谐统一

人格包含倾向性、心理特征和自我调节系统 3 个部分，倾向性又包括需要、动机、兴趣、理想、信念等；心理特征包括能力、气质、性格；自我调节系统用来调整倾向性与心理特征之间的矛盾与冲突，其功能的强大与否决定了一个人心理健康水平的大小。正是自我调节系统把人格进行了整合，使其成为一个健全的、和谐的统一体，只有这样人格才会健康、健全，否则就会出现心理障碍，严重的会产生人格障碍，比如人格分裂症。

4）人际关系良好

人际关系是一个人心理健康的外在体现，人际关系的好坏就基本上反映心理健康的好坏。

5）要有道德

道德是人社会化属性的一个重要组成部分，分为自我理想与良心两个部分。自我理想用来设置一个人自身所持有的道德行为标准，良心对违反道德行为标准的想法和行为进行心理惩罚。一个人没有良心，没有道德，就没有人类所必须具备的社会性，就不是一个心理健康的人。

此外，著名的人本主义心理学家马斯洛与米特尔曼提出了心理健康的十大标准。

（1）有充分的适应力。

（2）充分了解自己，并对自己的能力作适当的估计。

（3）生活的目标能切合实际。

（4）能与现实环境保持接触。

（5）能保持人格的完整与和谐。

（6）具有从经验中学习的能力。

（7）能保持良好的人际关系。

（8）适当的情绪表达及控制。

（9）在不违背集体要求的前提下，能作有限度的个性发挥。

（10）在不违背社会规范的前提下，对个人的需要能作恰如其分的满足。

近年来，社会上流行的促进老年人心理健康的"一二三四五六"原则，对老年人心理健康十分有益，具体如下。

①一个中心：以老年人的身心健康为中心。老年人身心健康了，就不会给社会和家庭造成负担，这就是为社会和家庭做出了贡献。一个身心健康的人，他的生活质量才能提高，才能享受到生活给予的乐趣。

②两个要点：潇洒一点，糊涂一点。老年人应该活得更轻松一些、宽容一些。潇洒者，自然大方，轻松自如，不拘束；糊涂者，大彻大悟，淡泊宁心，不为琐碎事所扰。糊涂一点，宽容一点，忍一时风平浪静，退一步海阔天空，何乐而不为呢？

③三个忘记：忘记年龄，忘记疾病，忘记恩怨。老年人不要总担心自己年事已高，疾病缠身，也不要总回忆过去的恩恩怨怨。生、老、病、死是人生的自然规律，没有人能够逃脱这个过程，所以没有必要对必然要发生的事情过分担忧。老年人应该放松自己，乐观地生活，这才是最重要的。

④四老：有个老伴；有个老窝；有点老底；有几个老友。

老年人一定要有个老伴，特别是男性老人，老夫老妻在一起生活是最好的，在精神上相互安慰寄托，在生活上相互照顾关怀。有个老窝，老年人一定要有一所属于自己的住宅，才会有安全感，才有利于身心健康。有点老底，老年人应该留有一些积蓄以备不时之需。有几个老友，老年人应该有几个老朋友，平时一起聊聊天，有事相互帮帮忙，对养生保健很有好处。

⑤五要：要掉、要跳、要笑、要俏、要聊（唠）。

要掉。老年人要放下架子，保持一颗平常心，这对于有社会地位的人来讲尤为重要。老年人离退休后，不要再讲"我是某某长"、"我是老专家"、"我是老教授"、"我是著名艺术家"，"想当初我如何如何"等。要把自己放在一名普通老百姓的位置，用一颗平常心来看待问题和处理周围事物，心态才会平和，身心才会健康。

要跳。老年人要经常活动，而不是单纯指跳舞。"生命在于运动"，运动可以增强体质，使机体充满活力，还可以调节情绪。

要笑。老年人要对生活充满乐观情绪，时时保持着愉快的心态。每天对着镜子笑几次，就会有好心情。

要俏。老年人的穿着要漂亮一些，让自身的形象更美一些，这样就会感觉年轻了许多，别人也会看到其焕发出的青春朝气。

要聊。老年人要经常与别人进行思想和感情交流。聊天是一种最经济实惠而且又非常有益于身心健康的活动，对防治抑郁症和痴呆均有益处。

⑥六心：童心、舒心、欢心、善心、粗心、信心。

童心：像孩子一样，天真活泼、纯洁无邪、无忧无虑、无怨无恨，并向上进取、不甘落于人后。

舒心：要能自我调节，将烦化乐，把忧转喜。眼里总是叶绿花红，心中常刮宜人春风。

欢心：豁达乐观，常喜无愁。纵有不快，也一笑了之。

善心：与人为善、助人为乐、好事做过、心里坦然。同时，也能博取别人的相助和关照，融洽人际关系。

粗心：在日常生活中，能将就则将就，不挑剔，不刁难，不计较，不责备，不生疑无忌。

信心：对生活抱有信心，什么关口都能度过，这种信心是坚韧不拔的精神支柱。

2. 老年人的兴趣活动

老年人是心理问题的高发群体，为了预防老年人心理问题的产生，就要引导老年人进行一定的兴趣活动。可以陶冶性情，修养身心，也有利于沟通，愉悦身心，健体健脑，是减少患病的一种积极方式。

1) 读书

读书以养性，读书可以陶冶自己的性情，使人温文尔雅，具有书卷气；读书可以使自己的知识得到积累，君子学以聚之，交更多朋友。

老年人有更多的时间可自由支配，可以让老年人老有所学、老有所乐。老年人该怎样去读书呢？具体步骤见表12-1。

2) 听听音乐

音乐可以让身体放轻松，好的音乐可以疏解压力，避免因自律神经紧张失调而导致慢性疾病的产生；音乐可以敲开封闭的心灵，进行某些程度的心灵治疗；音乐可以刺激脑部，活化脑细胞，达到防止老化的功效；音乐可以提升创造力、企划力以及刺激右脑，尤其是古典乐曲，对右脑的训练与发展是很有帮助的。

除了喜欢听，老年人还要学会欣赏。欣赏音乐应注意以下两点。

表 12-1　老年人读书步骤

步　骤	内　　　容
第一步	先看目录速读全书，掌握风格
第二步	回想自己所了解的，比作者多及少的地方（多数情况下是少）
第三步	既然少，就想想从这本书里看到什么问题，哪些是自己最感兴趣的，对自己最有帮助的
第四步	目标确定后，规定时间
第五步	重点放在目录，大标题和每章节的开头结尾处，这样速度快而且能抓住重点
第六步	记下一些好的句子或重点段落
第七步	随时保持"批判性思维"，让自己的思维活跃起来，把每一个能联想起来的点画在导图上，并谈谈作者观点的优缺点和自己的看法，还可以参考哪些等
第八步	最后复习一遍，选择重点段落完善导图
第九步	自己整理笔记，总结收获

（1）要注意力集中，用心去听，一面听一面进行联想或想象。

（2）既要"入乎其中"，又要"出乎其外"。

3）游泳

游泳，是一项刚柔相济的运动，可以增强心肌功能、增强抵抗力、加强肺部功能。近些年来，医学界把游泳作为一种医治慢性病的手段，并用来治疗肺气肿、冠心病、高血压、神经衰弱等症，有着显著成效。

老年人进行游泳活动的注意事项如下。

（1）水温最好为 26～28℃。

（2）2～3 次/日，300～400 m/次，每次连续游泳距离以 100～200 m 为佳。每日按规定同一时间进行锻炼，形成规律。

（3）一定要有人陪伴或保护。患有慢性病采用游泳进行治疗的老年人，一定要遵照医嘱。

（4）游泳前，一定要在岸上做几节操，使身体各部分有所准备，特别是四肢和各关节要活动好，使身体感到微有暖意即可。

（5）不要一到水边就猛然下水，要先了解水的深浅，以及自然水域下有无障碍物。

（6）上岸休息时，一定要先将水擦干，有风时披上毛巾或浴巾，不要在穿堂风口处停留，防止感冒。

（7）在结束游泳时，应进行淋浴，尤其在自然水域游泳后要用眼药水点点眼睛，防止眼病。

4）练太极拳

太极拳结合了传统导引、吐纳的方法，注重练身、练气、练意三者之间的紧密调协。练习时一方面可锻炼肌肉，舒筋活络；另一方面又能透过呼吸与动作间的相互配合，对内脏加以按摩锻炼，增加神经系统的灵敏性，畅通经络、血管、淋巴及循环系统，改进柔韧度、肌力及肌耐力，提高心肺功能，治疗慢性消化管道疾病，消除压力，延年益寿。

老年人练习太极拳注意事项如下。

（1）量力而行，控制好运动量，5～6次/周，1 h/次。

（2）追求少而精，力戒瞎比画。

（3）练前先热身，适当慢跑、徒手操使身体微微发热，再适当压压腿、拉拉韧带，做几次半蹲起。

（4）练习要由简单到复杂。

（5）套与套之间要有一定的休息，不要把一套拳连续打几遍。

5）步行

（1）合理地、有计划地稍快步行，可以让老年人保持关节的灵活性，同时增强腰部肌肉和韧带的张力与弹性，是防止肢体过早僵硬的好办法，它可以加速血液的循环，提高血管的张力，并将血管壁上的沉积物冲走，能有效地预防动脉硬化等各种心血管病；可使全身肌肉周期性收缩，帮助血液和淋巴液循环，加速代谢过程，提高肌体免疫力；能大大提高脑力与智力的劳动率，并有助于改变急躁性格，增强对各种环境与事物的适应能力；对于肥胖的老人是既稳妥又省钱的减肥疗法。专家们计算过，如果步行的时速为5.3 km，则每分钟可消耗约20 J热量。

（2）老人散步最好在早上6～8点，因这时空气清新，在新鲜空气里散步，耗氧量等于坐着时的4倍。健康老人散步要遵循时间累计加强度的"3、5、5"原则，即30 min/日，5000～6000 m/次，5次/周。小腿是人的第二心脏，按照这个频率散步，可促使血液循环，促进体内新陈代谢。同时使呼吸顺畅，达到锻炼效果。

（3）患慢性病的老人和体质虚弱的老人，关键看散步后自己是否舒服，膝盖、脚、髋关节是否疼痛，心脏是否有不舒服的迹象。如果出现不适感，要尽快咨询医生。此外，患病老人在散步时间、姿势等方面还要特别注意。

（4）腰椎管狭窄和患骨性关节炎的老人，因为不能长时间行走，所以建议选择游泳、骑自行车等对腰部和下肢负担较小的运动。如果要散步，开始时应选择身体能承受的强度和时间，一般以小步快走为佳。

（5）身体肥胖的老人散步时，可适当拉长散步距离和时间，以快走为宜，以达到健身的目的。

（6）患高血压的老人散步，最好挺胸抬头，以免压迫胸部。步伐应以中慢速为宜，以防血压升高。患高血压的老人适合选择傍晚散步，因为傍晚血压相对稳定。

（7）患冠心病的老人，则应"慢步"，以免心律失常，时间最好在餐后 1 h 左右。患糖尿病的老人，要先吃东西后散步，否则会使大脑供血不足，导致低血糖。散步以甩开双臂大步走为宜。

6）其他常规活动

老年人还可以进行其他常规的活动锻炼，如广播操、保健操、医疗体操、自我按摩、气功、理疗、健身操、健身舞、各种棋类活动、唱歌、跳舞等，活动锻炼的选择要根据自身的具体情况，相关工作人员要及时给予活动指导。

三、工作内容与方法

为了做好老年人心理保健工作，养老护理员要做好向老年人及其家属的心理健康宣传教育工作，更要为老年人营造良好的人际交往环境，以便带动更多的老年人参与兴趣活动。

1.老年人心理健康宣教

造成老年人心理问题原因是多个方面的，各种心理保健措施的综合应用是有必要的。平时应该给老年人及其家属提供有效的心理健康教育，主动养成良好的心理预防、保健的行为方式和生活习惯，以便更好地提高老年人的心理健康水平。

1）心理讲座

心理讲座是由专业心理工作人员不定期地向老年人讲授与心理健康有关的科学知识或趣闻，扩展老年人心理健康知识面，提高老年人心理健康意识，促进老年人心理健康发展的一种活动形式。往往是由主讲人向老年人传授心理健康某方面的知识、技巧，以提高老年人应对心理挫折的能力，纠正老年人不良心态。

2）心理板报

心理板报是一种群众性的宣传工具，在老年人经常经过或活动的地方，把心理健康知识写在心理板报上，供老年人去阅读，有利于扩展老年人心理健康知识面。

3）开展心理趣味活动

心理趣味活动是一种在团体情境中提供心理学帮助与指导的重要方式，

是通过群体内老年人之间的人际交互作用，促使老年人在交往中通过观察、学习、体验，认识自我、探讨自我、接纳自我，调整和改善与他人的关系，学习新的态度和行为方式，以发展良好的生活适应的助人过程。使成员可以以他人为镜，反省自己，深化认识，解决集体建设中面对的环境适应、成功激励、合作竞争、感恩责任、创新拓展等方面的难题。

4）心理健康书籍的阅读

向老年人推荐一些心理健康方面的书籍，并进行分析讨论，以达到心理健康知识在老年人中的普及目标。

5）建立心理健康教育机构

心理健康教育机构的设立，会有专业的心理咨询员为老年人提供专业化的心理援助服务，通过各种形式心理咨询活动的组织实施，有助于老年人不良情绪的疏导，提高老年人心理健康的水平。

2. 老年人兴趣活动环境的营造

老年人心理健康与否决定了其生理衰退的进程，要维护或提高老年人心理健康，是可以通过营造老年人兴趣活动场所来进行的。适合于老年人的兴趣活动场所可以为老年人提供人际交往的场地、氛围，激发老年人参与活动的积极性和主动性，以丰富老年人的晚年生活。

1）建立完善的社区服务体系

社区在老龄化社会中往往可以作为单位设置各种服务设施，既满足老年居民的物质生活需要，也为他们的精神文化生活提供保障。在居住区规划中配套建设老年人活动设施，如修建老年人活动中心，为老年人提供休闲、娱乐和交往场所。修建老年人日托中心，白天可为老年人提供餐饮等服务，晚上老年人可回到家中与儿女团聚，共享天伦之乐。建立社区医疗服务机构，为老年人提供健康咨询、卫生保健等服务，同时可吸收身体健康的老年人参与到社区服务中来。

2）活动的场所设计、建设要适合老年人

活动的场所设计、建设设计应当从老人的生理、心理综合考虑，在空间布局、细部设计上，最大限度地满足他们的各种需求，提高其生活自理能力。比如，尽可能在同一楼层配置门厅、厕所、浴室、老年卧室；在楼梯、厕所以及走廊等空间设置扶手；厕所、浴室尽可能确保可供护理的空间；为老年人创造独立生活的居住环境。在室外动态活动区，地面要平坦防滑，老年人可在此进行球类、拳术、跳操等非私密性的健身活动，其外围最好提供绿荫和座椅，为老年人活动后休息提供方便；在室外静态活动区，可利用树荫、凉亭、廊道、建筑外缘平台等形成休息空间，供老人观望、晒阳、聊天、弹唱及其他娱乐活动，两区相互贯通又保持适当距离。

3）建设尊老敬老、爱老助老的氛围

尊老敬老是我国五千年来的优良传统美德，也是每个公民应尽的责任，并且要做到"老吾老以及人之老"。尊老敬老不是只尊敬自己的老人，而是要去帮助所有困难的老人。在老年人活动场所建设这样一个尊老敬老、爱老助老的良好氛围，有助于提高老年人活动的积极性、幸福感，也能缓解老年人不良的情绪。

老年人兴趣活动环境的营造能够引导老年人走出去，积极参加一些兴趣活动，提高老年人之间人际交往、沟通的程度，从而疏导老年人的不良情绪，让老年人有一个快乐、祥和的晚年。

本章小结

1. 老年人心理容易产生异常变化，养老护理员应针对不同个体状况进行心理咨询，适时给予疏导。

2. 为了维护老年人的心理健康状态，养老护理员应多组织心理健康宣教活动，营造老年人的兴趣环境，不断提高自身识别老年人心理问题的能力和处理老年人心理问题的技能。

练 习 题

一、选择题

1. 以下选项中不是老年人焦虑现象的为（　　　）。

　　A. 主观感觉异常　　　　　　　　B. 情绪消极

　　C. 行为方面问题　　　　　　　　D. 自杀

2. 以下选项中不是离退休综合征具体表现的为（　　　）。

　　A. 无力感　　　　B. 积极主动　　　　C. 无助感　　　　　D. 无望感

3. 不是老年人心理异常影响因素的为（　　　）。

　　A. 生理因素　　　　B. 学校环境　　　　C. 社会环境　　　　D. 家庭环境

4. 老年人由于离退休后不能适应新的社会角色、生活环境和生活方式的变化而出现的焦虑、抑郁、悲哀、恐惧等消极情绪，或因此产生偏离常态的行为的一种适应性的心理障碍，称为（　　　）。

A. 焦虑症　　　B. 抑郁症　　　C. 离退休综合征　D. 强迫症

5. 老年人放松训练步骤不包括（　　　）。

    A. 准备工作　　　　　　　　　B. 讲故事

    C. 吸气训练　　　　　　　　　D. 指导老年人放松

6. 对自身感觉或征象做出不切实际的解释，致使整个身心被由此产生的疑虑、烦恼和恐惧所占据的一种现象，称为（　　　）。

    A. 易激惹　　　B. 妄想　　　C. 疑病倾向　　　D. 自杀倾向

7. 老年人心理健康的"一个中心"是指（　　　）。

    A. 身体健康　　B. 身心健康　　C. 心理健康　　　D. 生活习惯健康

8. 老年人进行游泳活动水温最好为（　　　）。

    A. 26～28℃　　B. 5～10℃　　C. 40～50℃　　　D. 60℃以上

9. 健康老人散步要遵循时间累计加强度的"3、5、5"原则，其中"3"是指（　　　）。

    A. 3 h/天　　　B. 3000 m/次　　C. 3 次/周　　　D. 30 min/天

10. 老年人心理健康"三个忘记"不包括（　　　）。

    A. 忘记疾病　　B. 忘记年龄　　C. 忘记死亡　　　D. 忘记恩怨

二、判断题

1. 老年人出现焦虑是一种非常常见的现象。　　　　　　　　　（　　　）

2. 抑郁症已经成为威胁人类健康的第四大疾病，老年人当中更为普遍。

                                  （　　　）

3. 老年人患抑郁的机率为50%。　　　　　　　　　　　　　　（　　　）

4. 老年人没有性的欲望。　　　　　　　　　　　　　　　　　（　　　）

5. 咨询者对老年人谈话中涉及的道德问题要是非分明，该批判就批判。

                                   （　　　）

6. 身体肥胖的老人散步时，可适当拉长散步距离和时间，以快走为宜。

                                   （　　　）

7. 老人散步最好在晚上6～8点。　　　　　　　　　　　　　（　　　）

8. 老年人练习太极拳，追求少而精，力戒瞎比画。　　　　　（　　　）

9. 老年人是心理问题的高发者，其心理问题往往通过不良的情绪表现出来。

                                   （　　　）

10. 通常男性比女性更难适应离退休的各种变化。　　　　　　（　　　）

第十三章　培 训 指 导

【内容提要】

本章重点阐述初级养老护理员的基础培训、实践操作指导和培训教案编写的有关知识。

第一节　培　　训

养老护理员作为一种新兴热门职业，社会需求量越来越大。为使此行业更加规范，国家劳动和社会保障部根据有关规定制定了《养老护理员国家标准》，从事养老护理工作的人员必须通过专业培训，才能从事养老护理工作。

一、学习目标

📖知道培训计划编制的基本方法。

📖知道培训教案的编写方法。

📖能够对初级养老护理员进行基础培训。

📖能够编写初级养老护理员培训教案。

二、相关知识

护理培训是通过教学对养老护理员在专业理论知识和专业技能方面进行的培养。高级养老护理员与技师均要承担培训初、中级养老护理员的培训工作，也就是说要承担起"教师"的角色。

1.培训计划编制的基本方法

1)明确培训计划编制的步骤

(1)必要性分析。主要是培训需求分析，包括养老护理员培训的现状、养老护理员培训的内容、社会对养老护理员培训的基本要求等，以此论证培训的必要性。

(2)可行性分析。从培训机构的设施、师资、课程、费用等资源进行分析，是否能满足培训的需要，达到怎样的预期效果，有哪些保障措施等。

（3）编制培训计划。制订计划主要是对具体执行步骤和细节进行统筹。包括所用的培训资源、时间表、课程表、控制措施等。

2）培训计划编制前的准备

（1）明确培训目的。每个培训项目都有明确的培训目的，包括为什么要培训、要达到什么样的培训效果、怎样培训才有的放矢等。

（2）熟悉培训的对象。准确地选择培训对象，不仅能降低培训成本，而且能够大幅度增强培训效果。在选择养老护理员培训对象时，具有一定医学知识、文化层次较高的人群能够更快更好地学会相关技能知识。

（3）了解培训课程及内容。好的培训内容应符合以下要求：与培训目标一致；照顾多数受训者的需求；可操作性强；符合用人单位与受训者的实际情况。

（4）确定培训的时间。根据培训单位实际情况安排具体培训时间。

（5）安排培训地点。应具备标准教室及必要的教学教具设备的实习场所。培训场地卫生、光线和通风条件符合国家有关规定。

（6）确定培训的形式。①根据培训与工作的关系，护理员培训可分为岗前培训、在岗培训和脱产培训。②根据培训的目的，护理员培训可分为过渡性教育培训、知识更新培训或转岗培训、提高业务能力培训、专业人才培训和人员晋升培训。③根据培训地点，护理员培训可分为机构、单位内培训和机构、单位外培训。④根据培训范围，护理员培训可分为全员培训和单项培训。⑤根据培训的组织形式，护理员培训可分为正规学校、短训班、非正规大学和自学等形式。

（7）确定培训方法。传统的培训方法主要是课堂培训，包括讲授法、研讨法、专题讲座法等。

（8）准备好培训的师资。培训初级养老护理员的教师应具有本职业高级职业资格证书；培训中级养老护理员的教师应具有本职业技师职业资格证书或相关专业中级以上专业技术职务任职资格；培训高级养老护理员和技师的教师应取得本职业技师职业资格证书3年以上或相关专业高级专业技术职务任职资格。

（9）确定考评方式。考评方式包括理论知识考试和技能操作考核。

（10）做好培训费用预算。计算培训成本，在编制预算时，起草人在全面掌握培训计划信息之后，通过分析比较，要对培训计划项目及其费用预算进行必要筛选、调整和平衡，然后再交部门主管及领导审批，审批后的费用，按标准严格执行，根据需要对培训项目及其费用作相应的调整。

2. 编写养老护理员培训教案

教案是教师以课次为单位编写的教学具体方案，是授课的重要依据，是保证教学质量的必要措施。教案既不同于教学大纲，也不是教材的翻版。教案是实现教学大纲的具体细化并精心设计的授课框架。

编写养老护理员培训教案的要求有以下几点。

（1）编写教案应以课程的教学大纲为依据，在充分占有资料，深入钻研教材，了解学生基本情况，熟悉教学设施、条件的基础上，根据课程的内容和特点，结合教师的教学经验和形成的教学风格，充分发挥教师个性、特点和才华，编写出具有自身特色的教案。

（2）教案一般以每次课为一个编制单位。

（3）教案中的"基本内容"包括以下几点。

① "教学目的与要求"一般分为了解、熟悉和掌握3个层次。

② "教学重点"一般为1～2个，也就是要求学生掌握的内容。属于重点的教学内容，在教案中所占的篇幅应相对较多，讲授时所花的时间最多，投入的精力最大，采用的方法最为恰当。

③ "教学难点"也就是本次课教学中学员最难理解和掌握的内容。属于难点的教学内容，在教案中应体现出教学方法的针对性、灵活性和有效性，在讲授时所花的时间相对较多，投入的精力相对较大。

④ "时间分配"是指完成本次课各部分所需的大致时间。

⑤ "教学方法及师生互动设计"。常用的教学方法一般有讲授法、谈话法（提问、问答）、案例分析法、演示法、实验法、参观法、练习法等。虽说"教学有法，但无定法"，但本次课教学准备常用哪种（或哪些）主要方法，应该在教案中体现出来。为了提高课堂教学效果，提高学生学习的积极性，建议设计师生互动环节。

⑥ "作业"。给学员布置作业是教学工作的一项基本环节，分建议性的和规定性的。作业的类型主要有：阅读参考书和专业文献；背诵需要熟记的定义；演算习题，解答问题，完成作文或实验报告；预习和复习教材的有关内容；进行各种技能、技巧的锻炼，社会调查、实地测量等。布置作业应遵循以下要求：内容要符合教学大纲的要求，并具有代表性；分量适当，难易适度；要向学员提出明确要求，并规定完成的时间。一般课程给学员提出的课下学习任务，学习能力中等的学生所用时间与课上时间大致为1:1，难度较大和主干课程的课上时间与课下时间应为1:2左右。

⑦ "教学反思"（课后小结）。即对教学的结果进行反思，它常常以"教学

后记"或"心得体会"的形式反映出来。每一次上完课，总有许多成功和不足的地方需要总结。长期坚持教学反思，是许多优秀教育家的成功经验，教学反思有利于改进教学、提高教学质量。

三、工作内容与方法

1.初级养老护理员的基础培训

养老护理员的工作是专业性、技术性较强的工作，承担培训工作的教师必须熟悉培训工作中各个环节的工作要求和工作方法，完成对初级养老护理员的培训。培训的主要步骤有以下几点。

1）课前准备工作

课前要做到"五备"：备教材、备教法、备学法、备学员、备教学手段。

（1）备教材。备教材包括备课程标准、教材和相关的参考书。首先，课程标准是指教师要清楚本课程的教学目的、教材体系、结构、基本内容和教学法的基本要求；其次，钻研教科书是指教师要熟练掌握教科书的内容，包括教科书的编写意图、组织结构、重点章节等；再次，教师应在钻研教科书的基础上广泛阅读有关参考书，精选材料来充实教学内容。

（2）备教法。由于养老护理知识是融理论和实践为一体的内容体系，在实际培训过程中，对于理论知识的培训根据教学目的、课程的要求和学员的特点，在传统讲授法、提问法的基础上，可采用案例教学法、任务教学法等；而对于实践内容在传统演示法的基础上，可采用角色表演、情景剧等方法；实训课堂可采用分组练习法、模块练习法等。

（3）备学法。学法指导是依据课程标准，针对学生特点，为使学员爱学、会学、学好而进行的指导。教师可根据学生特点、教学方法等指导学生应用领悟式、迁移式、点拨式、反馈式、矫正式、对比式、兴趣式和渗透式等学法。

（4）备学员。先要考虑参加培训人员的年龄特征，熟悉其身心发展特点，掌握他们的知识基础、学习态度和学习习惯等。参加养老护理培训的学员大多数是成年人，也有少部分来自社会上的中年人，且以女性多见。青年人接受能力强、思维活跃、动手能力强，但经验缺乏，耐性差；而中年人已有一定的社会经验，对养老护理工作有初步的认识，学习认真、务实、稳重，但由于家庭、工作等原因使他们学习时间显得不足。作为女性护理员，具备心思缜密、动作灵巧、感情丰富等优势，利于沟通和技术的培养和训练。

（5）备教学手段。可灵活选用多种教学手段，在传统黑板教具的基础上，可以增加多媒体教学，它具有直观、生动、形象等特点，并融音频、视频等一体，给学员全方位的感受，但要注意，多媒体只是辅助教学的手段，在实际授课过程中，不能喧宾夺主，整个授课环节不能全部依赖多媒体。

2）授课环节

（1）主要步骤如下。

①导入新课。

②展示教学目标：教学目标应包括了解、理解、掌握3个层次和知识、能力、态度3个维度。

③合理组织教材内容，重点突出。如老年人日常生活照料的知识和技能是初级养老护理员工作的主要内容，就应是教学的重点，而学员难懂、不好理解的内容就是难点。教师就要多讲、讲清楚，而且要用提问、讨论、技能演示等多种教学方法来突出重点，解决难点。

④应用灵活多样的教学方法。恰当的教学方法有利于调动学员的积极性，教学方法体现了教师的创造性。

⑤科学合理组织教学。注重教师的非语言沟通：教师在授课中语言要规范，用词要恰当，语音、语调要合适，另外要特别注意语言的净化，不要有多余的话。但同时更应注意非语言沟通，如手势、身体姿势、目光接触、面部表情、沟通距离等，以此提高、强化教学效果。重视职业情感和素养的渗透：教师在传授科学知识时要进行职业情感的渗透，通过课堂教学使学员热爱养老护理事业，掌握养老护理科学知识，形成良好的行为习惯。

（2）授课过程的注意事项如下。

①上课的内容要和备课的内容一致。教师必须持教案上课，要依据备课的内容有序开展教学活动。要充分发挥教师的主导作用和学员的主体作用，努力追求课堂教学效益的最大化。

②上课要把握好各教学环节。要根据自己的学科特点和学生年龄特征，有效实施教学过程。

③上课要严格按照教学进度，不得过快或过慢，统一好进度。

④上好课后要及时反思，认真填写课后小记或生成分析，根据上课的情况及时挖掘教学的得失，善于总结，不断提升自己的教学水平。

3）课后达标评价与反馈矫正

课后及时的评价和矫正对学员掌握课堂知识具有重要的巩固作用。

（1）课堂提问。在教学中为了解学员对所讲授的课程内容是否理解、掌握，可对其重点内容进行提问，并根据学员的反馈，做出是否需要调整教学方法的决定。

（2）技能回视。授课结束让学员进行回视，检验课堂技能学习状况，包括动作的正确性、娴熟度，及时发现不足，及时纠正。

（3）专业技能测试。养老护理工作有很强的专业性和技术性，学员需要通过培训，熟练掌握其所学的专业技能，因此要重视技能测试。技能测试前教师根据操作规程，准备好"技能操作评分标准（技能考核试卷）"、操作用物及其他环境设备。考核中注意学员心理状态，随时向学员提供心理支持，给予鼓励，以便学员能发挥出真实水平。

2. 编写初级养老护理员培训教案

教案是教师对课堂教学程序的设计。设计这个程序的目的，是为了教师计划教学情景。教学设计程序只是一个基本过程，在实际应用中要根据学员及教学内容的特点，灵活运用。编写教案分为以下几个步骤。

（1）书写课时名称或说明本课名称。

（2）书写教学目的或教学目标。教学要求或称教学目标，说明本课所要完成的教学任务，备课前要研读养老护理员培训大纲、选择优秀教材或参考资料，了解学员情况，以此为依据来确定具体的课堂教学目标，目标定位要准，书写时要具体、准确，有指导作用。

（3）教学重点。说明本课所必须解决的关键性问题。

（4）教学难点。说明本课学习时易产生困难和障碍的知识点。

（5）课前诊断性测试。包括测试的内容、测试的形式、测试用的用物、测试的时间等。

（6）教学过程。在教案书写过程中，教学过程最为关键，它包括以下几个步骤。

①导入新课。设计新颖活泼，导入新课要做到"新、奇、准"；导入的语言、导入的病例或视频、音频材料的内容等要书写全面。

②讲授新课。针对不同教学内容，选择不同的教学方法；怎样提出问题，如何逐步启发、诱导；教师怎么教、学生怎么学，其详细步骤安排和所用时间均需书写。

③巩固练习。练习设计精巧，做到有层次、有深度、有密度；练习的方式方法、练习的时间等。

（7）归纳小结。包括归纳的方式、归纳所需的时间、用物或题目等。

（8）作业安排。包括布置作业的内容，要注重知识拓展性、能力性；布置作业的方式方法和所用的时间。

（9）板书设计。说明上课时准备写在黑板上的内容。

（10）教具。说明辅助教学手段和使用的工具，教具的名称、数量等。

第二节 指 导

技能培训要求培训者能对学员的操作认真评价、指导，对学员提出的疑难问题进行针对性指导。

一、学习目标

📖 知道业务指导的基本知识。

📖 知道养老护理员操作指导的基本知识。

📖 能对初级护理员的实践操作进行指导。

二、相关知识

1. 业务指导的内涵及其关系

"业务指导"这里主要介绍业务指导的第二层含义，即具体的业务指导工作。主要包括以下4个方面。

（1）政策、法规指导。业务指导机构有责任对各项工作进行政策性、法规性的检查，并给予这方面的宣传和指导，使其能符合国家政策及法规，逐步走向统一化、规范化。

（2）管理指导。也就是负责具体工作的人员或单位进行管理方面的指导，它是对工作宏观管理的指导。

（3）业务知识指导。是对工作中各个环节的具体指导。

（4）专业技术指导。即对工作中有关技术和技能方面的指导。

这4个方面构成业务指导工作的主体。

2. 养老护理员操作指导的基本知识

（1）养老护理员操作指导主要以演示为主，在演示时要注意以下几点。

①演示目的要明确。演示的目的是让初级养老护理员了解动作的操作要领。教师的演示动作要规范、连贯、完整、优美，同时在实际操作指导中，应先做完整技术动作演示，再根据教学要求讲解演示，对关键技术动作要重复演示。

②演示的位置、方向要正确。由于受到位置、视角、人数的影响，演示

不仅要规范，还要特别注重演示的位置和方向。

③演示的形式要多样化。演示要根据初级养老护理员的实际情况进行重点完整演示、分解演示、正常速度演示、放慢速度演示、纠偏演示和对比演示等。

④演示时应注意讲演结合。演示操作时，既要讲清动作的要领和关键，又要向初级养老护理员讲清楚之所以这样做的原因，即"知其然，还要知其所以然"。

（2）在操作指导中渗透道德教育，培养法律意识。在操作指导时，不仅要注重培养养老护理员的动手操作能力和分析、解决问题的能力，而且还应将护理员职业道德教育和法律意识培养渗透到操作指导中，全面提高他们的职业心理素质。要让他们认识到养老护理工作的特殊性和科学性，培养从事养老护理工作应具备的高度的责任意识、科学的工作态度、审慎的工作作风和对差错事故的防范意识。

（3）在操作指导中培养养老护理员良好的心理素质和沟通能力。服务性工作需要良好的心理素质和沟通能力。在操作指导中，要随时注重培养养老护理员良好的心理素质和沟通能力。在对老年人实施技术性服务时，操作前一定要向老年人解释清楚，得到老年人的同意方可进行，否则可能会导致矛盾的发生。在操作过程中应随时与老年人进行沟通，以便得到老年人的配合，使操作能顺利进行。在操作中可能会发生老年人的不配合、不理解，此时养老护理员应平和面对，与老年人耐心沟通，理解老年人的言行，并改进操作方法，使老年人舒适、安全，这样才能得到老年人的支持。

三、工作内容与方法

养老护理员操作指导工作应细致全面，主要分以下几个步骤。

1. 操作前

（1）帮助养老护理员熟悉环境和用物，以及操作的基本步骤和主要要点。
（2）评估养老护理员基础操作的能力及心理。
（3）评估操作中涉及的具体的法律知识和注意要点，做到心中有数。

2. 操作中

（1）教会养老护理员一定的交流沟通技巧。面带微笑、恰当的交流对于自信心的建立和取得老年人的配合是十分重要的，它不仅可以缓解老人和自身的紧张情绪，而且还可以增进护患关系的建立，这是操作中必不可少的一部分，也是养老护理员人文素养的重要体现。

（2）正确、规范的演示。步骤清晰、动作准确是演示操作的基本要求。在演示操作过程中，教师动作一定要规范，要掌握好演示操作的准确性、协调性和操作的速度等，做到正确、规范演示。

（3）注意培养学生的综合能力。

（4）演示后及时操作训练。

①训练中随时调整指导方法。学员来自不同的地区，文化水平参差不齐，对知识接受能力不同，教师要根据其具体情况采取不同的指导方法。养老护理员需要掌握的技能与其他专业不同，他（她）要直接服务于老年人，关系到老年人的安全、舒适与健康。教师在指导学员技能操作时，必须仔细观察每一个学员操作的情况，根据其操作水平给予指导。如有的学员已经有了照顾老年人的经验，但是其照顾方法缺乏科学性、规范性，在指导中就需要将其照顾方法科学化，并矫正不正确的操作方法；而有的学员没有照顾老年人的经历，就需要将每个操作动作仔细示范，在学员操作时，注意观察学员动作要领是否准确，及时、耐心地讲解和矫正，以便获得良好的教学效果。

②注意对学员的心理支持。养老护理操作在技能练习时，有的技能需要在学员之间真实操作，这样常会引起一些学员心理紧张、焦虑，有的甚至害怕、恐惧。这种心理反应会影响技能操作课程的教学效果。因此教师在指导学员时要注意观察学员的心理反应，并及时给予安慰和鼓励。教师的心理支持对学员克服困难是至关重要的。

3. 操作后

（1）及时评价。多鼓励、多交流，及时地反馈有利于行为的纠正，采用以鼓励为主的方式便于操作者接受。

（2）考核。技能操作应包括3个部分：整体护理技能测评，护理员素质测评，沟通能力测评。其中护理技能测评占50%，护理员素质测评占25%，沟通能力测评占25%。将人文素质考核融入技能考核中会极大提升养老护理员的人文素养，可为其将来成为一名优秀的养老护理员打下良好的基础。

本章小结

1. 高级养老护理员要学会对初级养老护理员进行基本知识的培训，包括培训计划的编制、培训教案的书写，并能按照培训计划和培训教案对学员进行初步培训，使学员掌握初级养老护理员必备的知识、能力和素质。培训计划要合理、科学、有针对性；教案书写要全面、合理、实用。

2. 在对初级养老护理员进行初步培训的过程中遇到技术难题要及时进行指导，使学员克服困难，真正掌握知识和能力。

练 习 题

一、选择题

1. 护理员培训中不属于根据培训与工作关系分类的是（　　　）。

　　A. 岗前培训　　　　B. 在岗培训　　　　C. 晋级培训　　　　D. 脱产培训

2. 属于"五备"内容的是（　　　）。

　　A. 备教材　　　　　　　　　　B. 备教法、备学法

　　C. 备学生、备教学手段　　　　D. 以上都是

3. 教学目标的 3 个维度不包括（　　　）。

　　A. 知识目标　　　B. 能力目标　　　C. 经济目标　　　　D. 态度目标

4. 具体业务指导包括（　　　）。

　　A. 专业知识和技术指导　　　　B. 政策、法规指导

　　C. 管理指导　　　　　　　　　D. 以上都是

二、判断题

1. 编写教案应以课程的教学大纲为依据，根据课程的内容和特点，结合教师的教学经验和形成的教学风格，编写出具有自身特色的教案。　　　（　　　）

2. 教师上课时不用持教案上课。　　　　　　　　　　　　　　（　　　）

3. 导入新课要做到"新、奇、准"。　　　　　　　　　　　　　（　　　）

4. 技能操作应包括 3 个部分：整体护理技能测评，护理员素质测评，沟通能力测评。　　　　　　　　　　　　　　　　　　　　　　　　（　　　）

第五部分 技　　师

第十四章　老年人基础护理

【内容提要】

本章讲述了老年人常见慢性病护理计划的制订与评价，以及对老年人常见意外情况进行安全预案的制订；老年人生活环境与健康的关系以及生活环境设计的基本要求和优化方案；为老年人实施各种护理照料和服务时如何进行技术创新，改良生活用品。并能进行总结及撰写论文，以及养老护理员在组织实施这几大领域活动中的要求和注意事项。

第一节　计　划　管　理

老年人常受慢性病的困扰，必须对这些慢性病进行有效的评价，从而为老年患者实施科学护理，减轻痛楚，促进康复、恢复健康。同时，随着年龄的增长，很多老年人记忆力、活动能力大大下降，很容易导致走失、跌倒、摔伤、烫伤、坠床、火灾及触电等意外情况的出现，养老护理人员在日常的护理工作中应制订好老年人常见意外情况的预案，防患于未然，并建立老年人各种生活档案并分类管理。

一、学习目标

📖 知道老年人慢性病护理计划制订与评价知识。

📖 知道安全预案制订的相关知识。

📖 知道老年人慢性病护理计划制订的相关知识。

📖 会对老年人走失、跌倒、烫伤、坠床、互伤、噎食、触电及火灾等意外情况制订具体预案。

📖 会正确对老年人护理档案科学分类。

二、相关知识

护理程序是护理人员在为护理服务对象提供护理时所应用的工作程序，是一种系统地解决问题的方法。护理程序包括评估、护理诊断、计划、实施、评价 5 个步骤(图 14-1)。作为养老护理员必须掌握护理计划与评价的有关知识，从而合理、有效地为老年人实施疾病护理。

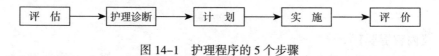

图 14-1　护理程序的 5 个步骤

1. 老年人慢性病护理计划的制订

1)护理计划制订的内容

护理计划包括设立目标、寻找资料、确定可运用的护理方法和选择护理措施 4 个内容。

2)老年人慢性病护理计划的制订原则

(1)相互作用。老年人疾病的护理必须有老年人或家属与护理人员的相互交往，共同参与。如果老年人或家属已认识到问题所在，并愿意使用某些方法解决，其注意力和能量将集中于护理人员和老年人及家庭共同的目标上。

(2)独特性。护理计划根据不同老年人在价值观、功能水平、对问题的认知不同或疾病本身的特点而具有不同的特点。许多疾病尽管有相似或相同的问题，但需要的护理干预不尽相同。因此，对于每个老人疾病的护理计划应该是适合于该老人的。

(3)设立目标要符合实际。由于时间、资源的限制，不可能把老年人疾病所有的问题都解决。因此，目标的设立应符合实际情况。

(4)应结合老年人价值观和卫生保健信念。老年人不同的信念和价值观直接影响其对健康问题的看法和社会变化的反应。因此，基于价值观和信念的护理计划可以促使老年人的参与，护理计划才有可能成功实施。

(5)与其他卫生保健人员合作。养老护理工作必须与医疗等专业机构和社区服务机构紧密配合，因此养老护理人员必须与社区其他人员合作才能更好地服务。

2. 护理计划评价的知识

1)护理计划评价的内容

评价时主要根据预期目标进行评价，它包括对护理对象的评价和对护理工作的评价。

（1）对护理对象的评价

①目标的评价。在制订护理计划时预期目标如已清楚陈述并设立标准，那么判断目标是否达到就非常容易。目标有长期目标和短期目标，在长期目标未达到之前应对短期目标进行评价。

②对护理效果的评价。评价的内容可包括对老年人的护理效果检查及家属护理干预效果检查。评价的内容有：护理活动对老年人的效果；老年人的健康状况有无改善；护理活动对家属的影响；老年人及家属对养老护理人员的满意程度等。

（2）对护理工作的评价

①护理活动的效率。主要评价护理活动投入的人力、财力、物力、时间与活动效果的比率。总的原则是用最经济的途径获得最好的效果。

②护理活动的有效性。评价所采取的护理干预是否取得促进健康、维持健康、预防疾病的实际效果。

③经济效益分析评价。效益是指护理活动实施所投入或消耗与所获得的比较。效益评价又具体分为成本效益分析和社会效益分析、综合评价与单独评价。

2）护理计划评价的方法

（1）过程评价。过程评价指评价发生在养老护理人员与家庭交往过程中，可用于护理问题出现时指导目标、护理活动和重点需求的修改，过程评价有利于养老护理人员和家庭有效地修改护理计划。

过程评价强调及时的资料收集和分析。

①护理评估阶段的评价。具体包括：收集的资料是否客观、准确可靠、全面；收集的方法是否正确并适用。

②确定护理问题阶段的评价。具体包括：是否找出了问题的实质；能否反映老人的健康需求；找出的原因和相关因素是否准确；确定的问题能否解决。

③护理计划阶段的评价。具体包括：措施是否具体可行；是否以服务对象为中心；可利用的资源是否得到了充分利用。

④护理实施阶段的评价。具体包括：是否完全按计划执行；组织协调和配合有无问题；记录是否如实、完整和及时；资源的消耗有无浪费。

⑤护理评价阶段的评价。具体包括：有无合理的评价标准；是否符合客观事实；是否由各方参与人员共同参与。

（2）终末评价。终末评价指评价发生在养老护理人员对老年人疾病护理的终末阶段，用于总结对老年人及家属的护理干预效果。评价目标完成的程度和老年人及家庭是否存在继续干预的需求。终末评价也可使养老护理人员知道工作的有效性，并为将来对其他疾病护理工作提供经验和建议。

（3）效果的评价。对护理效果的评价是指评价老人经护理照顾后的健康状态是否达到了预期目标。

3）护理计划评价的结果

护理计划不是一成不变的，需根据不同老年人及家庭情况的变化而变化，并及时做出评价。评价可帮助养老护理人员修改护理计划，提高护理质量。评价有以下 3 个可能的结果。①修改。通过对目标部分实现和未实现的原因进行分析，找出症结所在，然后对护理问题、目标、措施中不适当的地方进行修改。②继续。评价显示已实施或正实施的计划有效或可能有效，需要继续实施。③问题解决。老人需求得到满足，停止护理计划。

3. 安全应急预案的制订

应急预案制订的程序如下。

（1）确定预案的目的。

（2）明确制订预案前的准备工作，包括熟悉老年人的基本情况、老年人的护理重点等。

（3）找到制订预案的依据。包括法律法规、老年人自身特点（文化程度、素质）、老年人家庭情况（成员、文化程度等）。

（4）确定应急安全预案的制订步骤。

①成立预案编制小组。

②搜集整理与老年人常见各种意外情况相关的信息资料。

③具体编制预案。

④实地演练。

⑤进一步修订。

⑥制订发布。

⑦定期演练和修订。

（5）编制安全应急预案

①应急预案编制的基本要素。具体包括组织机构与职责、危害辨识与风险评价、通告程序和报警系统、应急设备与设施、应急评价能力与资源、保护措施程序、信息发布与教育、事故后的恢复程序、培训与演练、应急预案的维护。

②方针和原则。阐明应急救援的方针与原则，如优先保护人员安全，优

先防止和控制事故蔓延，优先保护环境。以预防为主、常备不懈、高效协调以及持续改进的思想；列出应急预案所针对的事故（或紧急情况）类型、适用的范围和救援目标。

（6）实施应急预案。

三、工作内容与方法

1.老年人慢性病护理计划的步骤

（1）评估（估计）。评估是护理计划的前提，通过与老年人的交谈、观察和护理体检等方法，有系统、有组织、有目的地收集资料，为护理活动提供可靠的依据。评估在与老年人第一次见面就已经开始，直到护理结束时才停止。

（2）收集资料

①收集资料的目的。提供信息为医务人员对老年人病情的诊断和制订治疗方案提供参考；制订护理计划的依据，有助于养老护理员制订护理计划和评价护理结果；可供护理科研的参考。

②资料的来源。主要是老年人、与老年人有关的亲属或朋友、老年人的病案及各种记录。

③资料的种类。分为主观资料和客观资料两类：主观资料主要是老年人的主诉，老年人的经历、感觉及他（她）自己看到、听到或想到的健康感受；客观资料主要是养老护理员通过望、触、叩、听、嗅等方法或借助仪器检查而获得的有关老年人的症状和体征。

④资料的内容。包括老年人的一般情况（如姓名、年龄、性别、职业、文化程度、婚姻状况、住址等）；现在的健康状况（此次发病情况、目前的不适、饮食、排泄、自理、活动等）；既往的健康状况（既往患病情况、住院史、手术史、过敏史、烟酒嗜好、生育史、月经情况等）；家族史（有无患类似的疾病及家庭遗传史）；护理体检的检查结果；最近的实验室和其他检查的结果；目前的用药情况；老年人的生活方式和心理状态，包括对疾病的认识、康复的信心、老年人的性格和人格类型、应对能力等；社会情况，包括职业及工作情况、经济状况、医疗待遇以及家人对老年人的态度、社会支持系统状况等；近期生活中的应激事件，如是否离婚、丧偶、失业、家人生病等。

⑤收集资料的方法。包括与老年人交谈、观察病情、护理体检以及向其他医务人员咨询、阅读病案及有关文献等。

（3）整理资料。收集完资料后，需要对资料进行组织或分类。可按马斯洛的需要层次论或北美护理协会提出的9个人类反应形态等方法将资料分类。

对资料进行分类可以帮助护理员能更快找到相应护理诊断。

①马斯洛的需要层次论。生理的需要，如生命体征、饮食、活动等；安全的需要，如对环境的陌生、对手术的恐惧等；爱与归属的需要，如想念亲人，害怕孤独等；自尊与被尊重的需要，如因疾病导致的自卑感等；自我实现的需要，如担心治疗会影响自己的生活等。

②北美护理协会提出的9个人类反应形态。交换、沟通、关系、价值、选择、移动、感知、认识、感觉这9个人类反应形态较为抽象，使用时需深入理解。

（4）记录资料

①收集的资料要及时记录。要正确反映老年人的问题，不能带有自己的主观判断和结论。

②记录的资料应客观记录老年人的诉说和所见，应尽量用老年人的原话。

③记录的客观资料要应用医学术语，避免使用模糊不清无法衡量的词。如"进食量中等"、"大便正常"等。应改写成具体的描述，如"每日主食6两，早中晚各2两"，"大便每日一次，黄软便，无需缓泻剂"。

④资料描述清晰、简洁，避免错别字。

（5）找出护理问题。护理问题又称护理诊断，包括问题、相关因素（原因）、症状与体征（临床表现）3个要素，又称PES公式。

要素组成特点有以下几项。

①临床上可以书写PES公式，具有3个部分陈述。也可用PS公式或PE公式，具有两个部分陈述。3个部分陈述多用于现存的护理诊断，两部分的陈述多用于"有……危险"的护理诊断。

②书写护理诊断的注意事项。问题要明确；相关因素的陈述应使用"与……有关"的方式；相关因素应是导致护理诊断出现的最直接原因；同一护理诊断可因相关因素的不同而具有不同的护理措施；"知识缺乏"这个护理诊断其陈述方式应为"知识缺乏：缺乏……方面的知识"；陈述护理诊断时，应避免将临床表现误作为是相关因素，例如"疼痛：胸痛：与心绞痛有关"应改写成"疼痛：胸痛：与心肌缺血缺氧有关"。

③合作性问题的陈述方式。合作性问题有其固定的陈述方式，即"潜在并发症：××××"。例如，"潜在并发症：肺栓塞"。陈述方式可简写为PC，如"PC：脑血管意外"。

一旦诊断了潜在并发症，养老护理员应格外注意老年人的病情，发现问题及早与医生配合进行处理。

2. 对护理计划实施结果进行评价的步骤

评价是将老年人的健康状态与护理计划中预定的目标进行比较。这一阶段可以了解老年人的需求是否得到了满足。评价是护理程序的最后步骤，但并不意味着护理程序的结束。通过评价，可以发现老年人新的健康问题、做出计划，或对以往的护理方案进行修改，从而使护理程序循环往复地进行下去。评价包括下列步骤。

1）收集资料

收集有关老年人健康状况的资料，为寻找新的护理问题提供依据。

2）做出判断

在目标陈述中所规定的评价期限到达后，将老年人的健康状况与目标中预期的状况进行比较，判断目标是否完全实现、部分实现或未实现。

3）修订护理计划

修订计划的原则是围绕目标和护理诊断。

（1）根据目标实现程度修订护理计划。如果目标已经实现，则停止采取护理措施。目标部分实现或未实现的，应从下面几个方面分析原因：收集的原始资料是否准确、全面；护理问题（护理诊断）是否确切；目标是否现实，是否超出了护理专业的范围和老年人的能力、条件；护理措施的设计是否可行，执行是否有效。

（2）根据新出现的护理问题增加护理计划的内容。护理计划需要根据老年人情况的变化而变化。当评价资料表明老年人出现新的护理问题时，应将这个护理诊断以及目标、措施加入到新的护理计划中。

3. 老年人意外情况的预案制订

1）成立安全预案应急小组

针对老年人的意外情况，首先成立老年人意外情况应急预案小组，由小组统一指挥事故应急处理工作。确定小组组长、副组长以及成员名单。若老人在养老机构，可选择养老机构的主要负责人以及主管医生、护士作为负责人。若老人在家庭，可选择家庭具有决断能力的长辈或子女以及其他主要家庭成员作为负责人，并进行分工，明确各负责人的主要职责。

2）制订老年人常见各种意外情况的预防措施

（1）预防老年人走失

①制作身份卡片。在老人的衣服口袋里放入制作的身份卡片，卡片上面记录老人的个人信息或家人的联系方式，及主要病症处理方法等内容。

②特制挂饰品。在老人的挂饰品上刻上老人的个人信息、家人的联系方式。如，手链、挂坠等。

③强化老人的记忆。平时要经常教老人记住家人的电话或工作单位，或教老人记住户籍所在地的具体地址（××省××市××县××镇××村），或教老人记住家周围的标志性建筑，如大商场、市场、学校、公园或小区名称等。

④多了解和关心老人。要掌握老人的去向，平时多关心老人，让老人熟悉周边环境及一些标志性的建筑物，并多给老人拍一些近期的生活照，在人多时要专门安排一人看护老人。

⑤外出时多交代老人。外出购物、游玩或在比较拥挤的公共场所，应与老人牵行，还要告诉老人在和家人失散时应该在原地等待，不应该到处乱走，并在老人的口袋里放些食品，以备走失后应急之用。

（2）预防老年人跌倒

①跌倒风险评估。老年人要有效控制慢性病的发展，定期到医院做健康评估和跌倒风险评估。应从老年人疾病、健康、药物、心理等因素评估。

②做好防滑措施。家具摆设要方便老年人行走，地面要防滑，通道应无杂物堆放，浴室、洗手间要装扶手，楼梯要有明显标志等。

③加强锻炼。老年人平时要在强度和耐力锻炼的基础上，适当进行柔韧性锻炼，增加髋部活动及平衡体操有助于防止跌倒。

④慎用药物。凡是能引起跌倒的药物，老年人应慎用。

（3）预防老年人烫伤。设置醒目的标识（如热水、开水等）；及时、准确评估老年人情况，对老年人进行烫伤的有关预防教育；教会老年人正确使用保暖用具。如使用热水袋时用布套或厚毛巾包裹，不直接接触皮肤，经常查看热水袋的位置及是否漏水；热水袋温度应不超过60℃，老年人因感觉迟钝、末梢循环不良，温度应低于50℃；安全使用各类医疗电器，防止因局部潮湿（汗水、血液等）导致电灼伤。使用温疗仪时，护理员应熟练掌握使用方法，密切监测温度变化，观察治疗部位的局部情况，告知老年人不随意调节仪器；指导老年人正确使用生活设施，调节水温时，先开冷水开关，再开热水开关，使用完毕，先关热水开关，再关冷水开关；热水瓶放置在固定且不易触碰的地方。

（4）预防老年人坠床。有人陪护；使用防护栏或床档；房内夜间开启地灯；经常进行安全教育；穿防滑鞋、睡前少饮水、起床前先坐片刻、常用物品固定放置、拖地后避免不必要的走动；夜间加强巡视；日常活动应随时有人照顾，外出散步有人陪同。

（5）预防老年人互伤。多陪伴老人，加强与老人的沟通交流，做好心理护理，使老年人保持乐观的情绪；鼓励老年人之间的结识与交流，通过一些活动为老年人创造和睦团结的氛围。

（6）预防老年人噎食。加强饮食护理，对吞咽困难的老人，应专人守护进食或喂食；对抢食及暴饮暴食的老人，应单独进食，适当控制进食量，并帮助其改变不良进食习惯。

（7）预防老年人触电与火灾。经常检查电器使用情况；使用电器后及时切断电源；备好灭火器；做好老年人安全用电知识教育，提高防范能力；老年人房间避免吸烟、使用酒精炉等；管理好易燃易爆物品。

3）制定老年人各种意外情况发生后的应急措施

（1）老年人走失后的应急措施。第一时间报案，求助警察发布协查通知；在老人经常活动的场所寻找；携带老人近期照片到救助站寻找；印制寻人启事求助路人或求助媒体。

（2）老年人跌倒后的应急措施。如果出现严重摔伤，护理员不要急于挪动老人身体，应让其仰面躺在硬木板上；若腰后部疼痛怀疑有腰椎骨折，应在疼痛处用枕头或卷折好的毛巾垫好；若出现头颅损伤有耳鼻出血者，不要用纱布、棉花、手帕堵塞，否则可导致颅内压升高。

（3）老年人烫伤后的应急措施。脱离热源，立即用冷水或冰水冲洗，浸泡或冷敷烫伤部位 30～60 min，终止热力对组织的继续损害，有效减轻损害程度和疼痛；报告医护人员，根据烫伤程度、面积大小给予适当处理。

①Ⅰ度烫伤（属于表皮烫伤，皮肤有发红、疼痛现象）：冷敷，可用水胶体敷料（如透明贴）或湿润烧伤膏等。

②Ⅱ度烫伤（浅Ⅱ度烫伤伤及表皮和真皮浅层，产生水疱，色素沉着。深Ⅱ度烫伤伤及表皮下方的真皮层）：正确处理水疱，避免小水疱破损，大水疱可在无菌操作下刺破；已破的水疱或污染严重者，应彻底消毒、清洗创面，外敷水胶体敷料或湿润烧伤膏。

③Ⅲ度烫伤（烫伤直达皮下组织，皮肤有发硬、发白或发黑的现象，疼痛感并不明显）：立即请烧伤科医生会诊，进行清创处理、指导治疗。

（4）老年人坠床后的应急措施。护理员立即就地查看老人，了解老人病情；报告家属协同处理，使对老人的伤害降到最低限度；将老人抬上床，检查意识、瞳孔、生命体征是否正常，是否有外伤（擦伤、肢体骨折等）；做好家属的安抚工作，消除其恐惧、紧张心理。一旦有外伤或骨折等情况及时拨打急救电话，送医院治疗。

（5）老年人互伤后的应急措施。将老人拉开停止互伤，立即查看伤情，检查有无出血、皮肤有无破损、有无疼痛以及是否出现意识不清状况，并判断出血的部位、量、颜色、形状；疼痛的程度、部位、性质等，及时上报，立即采取相应的急救措施。

（6）老年人噎食后的应急措施。判断噎食程度，立即呼救，就地抢救，分秒必争，立即清除口咽部食物，疏通呼吸道。如果老人牙关紧闭，可用筷子等撬开口腔取出食物。

如果清除口咽部食物后老人的症状仍无缓解，应立即将老人拦腰抱住，头朝下并拍背。或者将老人腹部俯于凳子上，让其半身悬空，猛压其腰腹部迫使膈肌突然上移，压迫肺部，使肺内气体外冲，使气流将气管内的食物冲出。如若以上措施无效，立即上报医生进行处理。

（7）老年人触电或火灾后的应急措施。

①脱离电源。可立即拉下电闸或拔掉插头，断开电源；如距离电闸较远，应迅速用绝缘良好的电工钳或有干燥木柄的利器（刀、斧、锹等）砍断电线，或用干燥的木棒、竹竿、硬塑料管等物迅速将电线拨离老人；若现场无任何合适的绝缘物，如橡胶、尼龙、木头等，护理员亦可用几层干燥的衣服将手包裹好，站在干燥的木板上，拉老人的衣服，使其脱离电源；对高压触电，应立即通知有关部门停电，或迅速拉下开关，或由有经验的人采取特殊措施切断电源。

②迅速急救。触电后神志清醒的老人要有专人照顾、观察，暂时不要站立或走动，情况稳定后方可正常活动；对轻度昏迷或呼吸微弱的老人及时送医院救治；对触电后心跳呼吸骤停的老人立即实施心肺复苏术，需求帮助并拨打急救电话。

4）制订预案

根据分析评估的相关信息进行整理，并制订安全预案。

5）修订预案

根据预案的内容进行多次实地演练，根据演练的情况进一步修订预案，并将预案及时发布。

4. 老年人护理档案的分类与保管

1）老年人护理档案的分类

（1）主要资料：护理评估单、护理计划单、护理记录单。

（2）相关资料：体温单、医嘱单、病程记录单、各项检查检验报告单。

（3）其他资料：各种体检单、医疗卡、病历本、诊断书、血型报告、医生处方、饮食禁忌等。

2）老年人护理档案的保管步骤

（1）整理档案

①档案材料整理。将老年人不同类别的护理档案进行全面、细致的整理，不能遗漏或缺失。

②档案材料编号。编号的方式方法很多，可以按档案的类别编号，也可以按疾病编号，也可以按时间进行编号等。

③装盒（袋）。可根据档案材料的形式、大小、材料来选择档案盒或袋，只要利于保管，方便使用即可，在材料盒或袋上注明类别、年度、内容等项目，以便查找。

④编制目录。一盒内存放多份档案材料的，为盒内所有材料编制一个目录。目录一式两份：一份入盒；另一份集中存放，作为检索目录，便于查找。

（2）保管档案

①档案的摆放。档案材料摆放位置的选择应坚持预防为主，做好"八防"，即防火、防潮、防霉、防虫、防尘、防光、防鼠和防盗。摆放位置固定，记录或使用后放回原处。

②保管方法。必须保持护理档案资料的清洁、整齐、完整，防止污染、沾污、破损、拆散及丢失。

③软件管理。有条件的家庭可以采用计算机管理，资料输入电脑，利用计算机进行自动化检索和查找，可以让老人护理档案管理更上一个层次。建立老年人档案要树立积累意识，时时、事事、处处做有心人，以意识指导行动，养成日积月累的良好习惯。

第二节　环 境 设 计

老年人的生活及其他一切活动都离不开环境，环境的优劣直接影响着老年人的身心健康。养老护理员应该掌握环境与健康的知识，宣传环境因素对健康的影响，消除环境中不安全的因素，努力营造一个适宜休养的生活环境。同时养老护理员应为老年人设计一个良好的生活环境，满足老年人的身心需要。

一、学习目标

📖 知道老年人生活环境的有害因素。

📖 知道老年人生活环境优化设计知识。

📖 知道消除环境中影响老年人健康的因素。

　　📖 能根据老年人不同疾病状态提出环境设计方案。
　　📖 能优化设计老年人生活环境。

二、相关知识

　　人类赖以生存的周围一切事物都称为环境，由于老年人的生理及心理变化会给生活环境带来一些特殊的要求，改善老年人生活环境质量是一项综合性的社会工程。

　　1. 老年人生活环境中有害因素的识别知识

　　1) 生活环境的概念
　　生活环境是指与人类生活密切相关的各种自然条件和社会条件的总体，它由自然环境和社会环境中的物质环境所组成。严格说来，如与人类生活密切相关的空气、水源、土地、野生动植物等属于自然环境。人工环境是指经过人工创造的用于人类生活的各种客观条件，如用于人类生活的建筑物、公园、绿地、服务设施等。生活环境按其从小到大划分，可分为居室环境、院落环境、村落环境、城市环境等；按其用途可分为休息环境、劳动环境、学习环境、工作环境、旅游环境等。生活环境的保护与每个人生活质量的好坏息息相关。

　　2) 老年人生活环境中影响健康的因素
　　环境对健康有重大的影响，物理环境中的空气、水、气候、土壤、卫生设施，社会环境中的经济条件与家庭收入、文化教育程度、职业、生活水平、宗教信仰、风俗习惯、生活方式、行为习惯、家庭社会支持系统和人际关系等也是影响健康的重要因素。

　　2. 老年人生活环境优化设计的基本知识

　　环境设计就是协调"人—建筑—环境"的相互关系，使其和谐统一，形成完整、美好、舒适宜人的活动空间。
　　1) 老年人生活环境优化设计的步骤
　　(1) 评估。老年人生活环境评估包括评估物理环境和社会环境两方面。物理环境包括住房条件、卫生条件，邻居和临近地区的特点，有无环境的污染存在及发生意外灾害的可能性；社会环境包括评估老年人与社区资源、人、机构的关系，了解老年人可利用的社区资源，老年人所在地区的社会稳定性等。
　　(2) 确定优化设计方案。包括对设计的题目、目的意义、设计的内容等进行详细的阐述，并记录成文。

（3）实施优化设计。

①优化内部环境：在老年人居室内，应以无障碍设计为主，室内少设门槛、台阶等；同时在室内装修、陈设、布置等方面，要充分考虑老年人的心理和生理特征，地面要采用防滑材料，室内还应配有紧急联络用的通信系统等。

②优化外部环境：社区及周边生活配套设施要齐全，这对老年人的生活至关重要。要建有规划绿地或中心公园等活动场地，满足老年人晨练、自由活动等健康、娱乐需要，这对提高其生活质量起着至关重要的作用。

（4）设计后的评价。包括养老护理员自己评价和老年人评价，评价要做到全面、真实、客观，以便进一步改进。

2）老年人生活环境设计的原则

（1）人性化：体现"以人为本"的思想，针对老年人的心理与生理特征进行人性化的设计，满足老年人的身心需求。

（2）安全性：生活环境中无障碍物和危险物，针对老年人年老体弱、行动不便等特点合理设计环境，方便出行和活动，保障安全。

（3）舒适性：生活环境的舒适性指使用上和视觉上的感受良好，服务设施宜紧凑、忌空旷。服务半径合理，符合老年人对色彩的喜好等。

（4）交往性：老年人在生活中常会出现孤独、寂寞之感，他们需要与人交往，老年人生活环境设计必须注意给老年人设计休闲的室外空间，要便于老年人之间的交往，达到"老有所乐"的目的。

三、工作内容与方法

1. 识别与消除环境中的有害因素

1）识别环境中的有害因素

（1）自然环境

①气候。自然界的变迁，自然气候的异常，如地震、台风、干旱、洪水、沙尘暴等对生态系统造成破坏，对人体健康也会带来威胁。另外，风寒、燥热、暑湿等气候与某些疾病和流行病的产生有密切关系。

②地质、地貌。自然环境中的地形地质不同，地壳物质成分不同，各种化学元素含量的多少会对人类健康产生不同程度的影响。如环境中缺碘会导致地方性甲状腺肿；环境中氟过量会导致氟骨症；地方性砷中毒、克山病等都与当地地质物质成分的含量有关。

③空气污染。大气毒物，可刺激上呼吸道黏膜表层迷走神经末梢，引起

支气管反射性收缩、痉挛、咳嗽、喷嚏等；还可以通过肺泡毛细血管进入全身，引起全身不适；长期吸入可导致呼吸道抵抗力减弱，引起慢性支气管炎、肺气肿、肺心病等呼吸疾病。

④水污染。污染水通过饮水或食物链进入人体可引起急性或慢性中毒，污染水中的一些有害物质如砷、铬、镍、铍、苯胺、多环芳烃等可致癌、致畸、致突变作用；以水为媒介还可以导致一些传染病的传播，如霍乱、痢疾、伤寒等。

⑤噪声污染。轻者：头晕、头痛、耳鸣、失眠、心烦意乱、不愉快；重者：各系统疾病、听力丧失、听力下降。

⑥其他污染。生活中还会受到辐射、各种废料及室内空气的污染，也会对人的身心健康造成一定影响。

（2）社会环境

①社会经济。人群健康与经济发展是相互促进的双向作用。经济状况直接影响着疾病的治疗、护理与康复。

②社会阶层。反映人们所处不同的社会环境，健康状况也呈现种种差别。

③社会关系。人在社会中的相互关系是否协调，是否能相互支持，不仅是影响健康的因素，而且是健康的基本内容。对于老年人更需要陪伴与交流，包括家庭支持系统和特定的社会关系。

④文化因素。文化是一个社会或其亚群成员所特有的物质和精神文明的总和，即特定人群适应社会环境和物质环境的传统模式。人的文化程度不同，对健康的理解、对疾病的认识也有所不同。

⑤生活方式。生活方式作为一种社会因素影响健康是指各种个人和社会的行为模式。不健康的生活方式很大程度上影响着疾病的发展，如长期吸烟，喝酒，喝不符合卫生标准的水，高盐饮食，吃肥腻的食物等。

⑥卫生服务。主要工作是向个人和社区提供范围广泛的促进健康、预防疾病、医疗护理和康复服务，保护和改善人群的健康。老年人周边医疗服务设施的配套与完善也影响着老年人的预防保健。

2）消除环境中的有害因素

（1）物理环境

①空间。空间狭小活动受限，老年人隐私得不到保护，易产生社交隔离。若老年人空间得不到满足可产生紧张、压抑、不安全感。一般两位以上老年人同住一个房间时，床与床之间要有围帘，有条件的养老机构可提供专供老年人活动的空间，如棋牌室、会客室、活动室、阅览室等。

②温度。老年人房间温度应保持在22～24℃。室温过高不利于体热的散发，影响体力恢复；室温过低使人畏缩，缺乏动力，易受凉。一般老年人房

间应备有室温计；夏季酷热时用空调、电扇；冬天严寒时应使用暖气、火炉取暖；及时增减老年人的盖被及衣服。

③湿度。病室湿度以 50%～60%为宜。湿度过高会气闷，对有心、肾疾病的老年人不利；湿度过低会引起口干舌燥、咽痛、烦渴等。湿度过低对患有呼吸道疾病或作过气管切开手术的老年人尤为不利。一般老年人房间要备有湿度计；室内湿度过低时则可在地面上洒水；冬天可在暖气或火炉上安放水槽、水壶等蒸发水气；必要时可利用空气调节器调节温、湿度。

④通风。一般通风 30 min 即可达到置换室内空气的目的。通风良好：保持空气新鲜，调节室内的温度和湿度，降低室内空气污染，减少呼吸道疾病传播。通风不良：常产生烦躁、倦怠、头晕、食欲缺乏等。可开窗通风或使用空气调节器，进行室内外空气置换。但要注意老年人保暖，以免感冒。

⑤光线。老年人房间采光有自然光源和人工光源。太阳光照射，可促进皮肤血液循环，改善皮肤和组织的营养状况，使人食欲增加，舒适愉快。太阳光中的紫外线不仅可以杀菌，也可以促进维生素 D 的合成，对老年人骨骼的保护有利。因此老年人应经常开窗，并协助老年人经常到户外晒太阳。

人工光源常用于满足老年人夜间照明及保证特殊检查及治疗护理的需要，使用地灯或床头灯进行夜间照明，既不影响老人休息，又有利于夜间巡视工作。

⑥声音。声音控制在 35～40 dB。老年人一般体质较弱，对声音很敏感，对精力不济的老年人来说，很小的音量，他们也会觉得难受，老年人在安静的环境中才能养神休息好，对身体才有益。因此要求门窗、墙壁的隔音效果要好，使老年人房间不受外界喧哗的影响。

护理员在进行护理工作时要做到“四轻”，即说话轻、走路轻、操作轻、关门轻；同时向老人及家属做好声音控制方面的健康教育，加强宣传，提高认识。

⑦颜色：颜色宜大方、简单、朴素。老年人性情一般很沉稳，喜安静，房间色彩不能太强烈，应偏重朴素平和。

（2）社会环境

①尊重老人的宗教信仰和风俗习惯。

②帮助老年人建立良好的人际关系，包括护理员与老人、医生与老人、老人与老人、老人与其他人员等。

③鼓励家属多陪伴老人，多与老年人沟通交流。

④加强健康知识的宣传力度，增加老年人对环境、健康、疾病的认识。

⑤帮助老年人建立良好的生活方式，如帮助老年人戒烟、戒酒，安排合理的饮食等。

2. 设计不同疾病状态的老年人的生活环境

老年人常见的疾病有高血压、糖尿病、慢性支气管炎、哮喘、关节炎、脑中风等不同系统的疾病，护理员必须加强对老人疾病的护理，消除影响疾病的常见的环境因素，并能有效设计老年人的生活环境。

（1）了解各种不同疾病的发病原因，尤其与环境有关的因素。如患高血压的老人多因气温降低，导致血管收缩，血压升高，或是情绪激动、外界声响过大，会使血压上升；支气管炎主要是因为冷空气导致；关节炎又与空气中的湿度有关；又如，患有脑中风的老人对温度和湿度有特别要求。

人体在寒冷的环境中，末梢血管收缩，外周阻力增加，血液黏稠度增加，易使血栓形成。气温骤变时这些生理反应更加剧烈，血压明显波动，易使一些老人及有脑中风危险因素者发生脑中风。当气温升至 32℃ 以上、相对湿度达到 70%～90% 时，人体主要靠汗液蒸发来散热，每天大约要排出 1000 mL 或更多的汗水，这虽对防暑有益，却需要比平时高 4～5 倍的血流量才能实现。额外的血液循环负担，不仅会使血压进一步升高，导致出血性脑中风发作，还会因血容量不足和血液黏稠度增高而导致缺血性脑中风发作。老年人处于 32℃ 以上高温时脑中风发生率较平时高 66%。脑中风与气压及相对湿度也有一定关系。冬季气压高，湿度小，低气温常与脑出血有关；夏季气压低，湿度大，易发生脑血栓。如果长期生活在强烈的噪声环境中或长期紧张地工作，会引起大脑皮层兴奋并扩散到全身，使血压上升，也很容易导致脑出血。老年人尤其是丧偶老年人感觉孤独寂寞，精神忧郁，久之可促发脑卒中。

（2）有针对性设计不同疾病状态下的环境，包括物理环境和社会环境。如脑中风老年人取凉不可过分，使用空调时不可调得过低，室内外温差以不超过 7～8℃ 为宜，使用时间不可过长，出入空调房间次数不宜过多；使用电扇不可直吹身体，可将扇叶固定，用其吹墙后返回的微风取凉。建议老年人除以上措施外尽量使用手摇扇。脑中风老年人所居住的室内阳光要充足，太阳可促进钙质合成和吸收；调节好温、湿度，控制声音，对老年人而言，噪声起点为 60 dB，之后每增加 10 dB，老年人中风危险就会增加 27%；社会环境方面，要让老年人增加与他人的来往交流，保持心情舒畅。

3. 优化设计老年人生活环境

养老护理员在对老年人居住的环境进行设计前，先要评估老年人对环境的需求，周围的环境状况，如地域、位置、交通、绿化等是否符合老年人的要求，以便能制订出使老年人满意的环境设计计划。

1)物理环境的优化设计

（1）保证舒适。从房间、通风、光线、温度、适度、声响、颜色等方面合理、科学设置。

（2）保持整洁。注意打扫卫生、整理床铺与衣物等。

（3）保证安全。包括各种设施的设置和建造安全、使用安全等。

2)社会环境的优化设计

（1）满足老人的社会、心理需求。子女家属应对老人给予关照，丰富其生活内容；要让老人保持积极的生活态度，做到"人老心不老"。尊敬、关心老年人，为老人营造一个享受天伦之乐、欢度晚年的生活空间。要积极引导老年人增强体质，加强健康自理，定期参加健康咨询和体检；维持与社会的接触，提高个人的价值观，多结交朋友，做一些力所能及的工作，使生活过得充实；树立积极的生活观念，关心国家大事，不断学习新知识，以最大的热情去拥抱生命。

（2）丰富文化生活。社会文化环境是指文化教育、娱乐、卫生保健等，它对人体健康有着深刻的影响。物质文化生活丰富，医疗卫生保健和卫生设施的完善，有利于老年人的精神生活，有利于改变传统的不良生活习惯与行为，增长防病治病的知识。为老年人提供技术、信息、照顾以及感情、心理、人际交往等方面的支持，可增进个人与社会的协调，减轻心理压力，在感情上得到更多支持，从而维持老年人身体、心理健康。

①休息室：配有沙发、座椅、茶几或桌子、饮水设备，为老人之间的交谈创造机会，便于老年人之间建立相互关心、相互支持的人际关系。既可以满足个人感情交流的需要，又可以给予个人适当保护，免受伤害，缓解个人感情上的波动，保持内心平静。

②阅览室：阅览室内应有各种报纸、书刊、小说以及身体保健、疾病预防等方面的图书，以供老年人阅读。要建立管理制度，以防书刊的丢失或被损坏。

③绘画室、棋牌室：满足喜欢绘画、下棋打牌的老年人需要，丰富老人的生活。

④健身房：条件具备的养老机构，可设立老年人健身房。若无条件，可在院内安装健身器械，以供老年人锻炼身体时使用。这样既使他们能健身，同时又能在健身时结交更多的朋友，以利于老年人身心健康。

⑤康复室：功能康复室可为某些肢体功能丧失的老年人提供康复训练的场所。如手工制作、拍球练习等。

第三节 技 术 创 新

养老护理员为老年人实施各种护理照料和服务时应有效进行技术创新，改良生活用品，为老年人生活带来更多方便。同时还应该将一些护理创新或改良方面及其他方面的研究进行总结，并能撰写论文，提高自身的科研能力。

一、学习目标

    📖 知道护理研究方法及相关知识。

    📖 知道护理论文撰写方法及相关知识。

    📖 具有老年人照料、护理技术创新的能力并能撰写老年人照料、护理方面的技术总结或论文。

    📖 会对老年人用品提出技术改良的建议。

二、相关知识

1. 护理研究的方法与知识

1）护理研究的基本过程

选择研究问题、进行研究设计、科学研究分析。

2）确定护理研究方法

（1）实验研究。实验研究指研究者对受试对象施加某种干预措施（处理因素），以证实干预措施是否有作用（实验效果），验证某种方法的有效性。实验研究由 3 个要素组成：受试对象、处理因素、效应指标。

一般设对照组和实验组。设对照组是指排除其他相关事物或现象对观察指标（结果）的影响，对受试对象、处理因素、观察指标需进行严格控制。处理因素是可能对结果产生作用的因素，处理因素（原因变量）与后果（结果变量）之间因果关系的假设是实验研究的逻辑起点。

（2）调查研究。调查研究指的是一种采用自填式问卷或结构式访谈的方法，系统地、直接地从一个取自某种群体的样本那里收集资料，并通过对资料的统计分析来认识现象及其规律的研究方法。主要用于了解某种状态、关系或影响因素。

观察对象、处理因素和效应结果都是客观存在的。此研究的目的主要是了解现况，解释不同变量间关系，其样本特征一般随机抽取，并具有相当规模；使用的特定工具是调查问卷，而且一般需在计算机的辅助下完成资料的统计分析，得出研究结论。

（3）经验总结。总结工作中的成败得失，主要应用于对疾病护理经验总结，护理管理经验总结，护理教育、培训经验总结。回顾性经验总结，无对照组，样本可大可小；样本资料是护理措施的依据，一定要翔实、相关；护理措施是经验总结的重点，要结合样本资料，具有可操作性、独特性。

（4）综述。对某一专题的文献资料进行收集、归纳、总结，作出综合性描述。综述是查阅了某一专题在一段时期内的相当数量的文献资料，经过分析研究，选取有关情报信息，进行归纳整理，作出综合性描述的论文。

综述主要有3个特点：综合性（各种问题"纵横交错"）、评述性（对所综述的内容进行归纳、分析、评价，反映作者的观点和见解）、先进性（体现最新信息和科研动向）。

（5）质性研究。研究者参与到自然情境之中，而非人工控制的实验环境，充分地收集资料，对社会现象进行整体性的探究，采用归纳而非演绎的思路来分析资料和形成理论，通过与研究对象的实际互动来理解他们的行为。主要用于构建理论，提出新问题。

3）护理研究的注意事项

（1）研究对象的复杂性。在研究过程中，要充分考虑老人的生理、心理、环境等因素的影响，使获得的数据更接近真实，减少误差。

（2）测量指标的不稳定性。由于老人在生理、心理、社会、环境等多方面存在差异，故测量指标的结果变异性大，离散度大，特别是有些指标不能直接获得资料，需采用间接方法，这样则更增加了误差，难用仪器设备检验，这些都会影响和降低研究结果的准确性。

（3）临床研究的特殊性。护理研究对象大多是老人，在老人身上进行科研工作，需特别注意避免研究过程对老人健康带来不良影响，增加老人任何痛苦，也不能延误老人的治疗或促使病情的发展。

2. 护理论文撰写的方法与知识

护理论文的基本结构通常分为以下9个部分。

1）题目

须含两个基本要素，即研究对象和解决方法；题目要具备概括性、准确性、新颖性、简洁性。例如，对新入住老年人心理问题的分析。

2）署名

署名要实事求是，每篇文章署名数量一般不超过 6 个人。

3）内容提要

提要一般置于正文之前，主要作用是提供信息，便于读者在最短的时间内对论文内容做大致的了解，以决定有无必要阅读全文，同时也便于文献检索。内容提要一般不分段落，能独立成章，以 100～200 字为宜（占全文的5%）。普遍性护理科技文稿，如工作经验总结、个案报告、短篇报道等一般不写提要，写提要后文末不再写小结。

4）关键词

关键词是从文稿内容中提炼出来的最能表达文稿主要内容的单词、词组或短语。其作用是便于了解论文主题，利于计算机收录、检索和储存。每篇论文可选 3～5 个关键词。

5）引言

引言应开门见山，以介绍背景、提出问题、阐明写作目的和意义为主。引言的文字一般不超过 200 字，撰写时不必写"引言"二字，在关键词下一行空两格后书写即可。

6）材料和方法

这是阐述论点、论据、进行论证并得出结论的重要步骤。在材料和方法中，应重点说明用什么对象，做什么和怎样做的问题。

7）结果

结果是论文引出结论和讨论依据的关键部分，它可以确定讨论的观点和质量，决定论文的学术水平和研究价值。结果的记录要真实，突出关键性问题。结果可通过文字叙述、表格说明或绘图说明。

8）讨论

讨论应从结果出发，紧扣题目，论据要充分；篇幅较长的讨论，应分项目编写；讨论的问题不宜过多，一般不超过 3 个；讨论切记写成综述，应该运用一分为二的观点，正确地分析和评价自己工作中可能存在的不足之处和教训，提出今后研究方向及本结果可能的推广设想，以期对读者的思路有启发。

9）参考文献

一般列 5～10 篇，文献按先后顺序排列。文摘、内部刊物、内部资料、通信及非全国性刊物等没有正式发表的文章，一般不应列入参考文献中。

三、工作内容与方法

随着科学技术的迅猛发展，社会经济活动空前活跃，市场需求瞬息万变，各种关系日益复杂，护理工作的范畴和内涵也在逐步扩大。护理新技术越来越多地被应用。在护理实践中，人们不断寻求更简便、更省力的护理方法，对护理工作流程、护理操作程序进行创新、完善和修改，是护理工作发展的必然趋势。养老护理工作作为护理的一部分，也需要进行创新和改革。而科学技术的最新发展往往以科研论文的形式面世。养老护理员在对老年人实施各种护理措施应用各种护理技术时，要想对其所进行的各种创新和研究进行总结和记录时，还必须学习护理研究的相关知识，把创新与改革的成果及时记录并进一步推广应用。

1. 护理技术创新

1）护理创新的意义

（1）护患关系的变化促使护理管理模式、服务理念和策略必须更新。

（2）要增强养老护理人员的服务意识、竞争意识、效率意识和科研意识，促进学科发展，必须开展护理服务创新。

（3）要体现养老护理人员个人价值，为养老护理人员提供一个体现职业技术含量的舞台，也必须开展护理服务创新。

2）技术创新的培养

护理创新的内容包括管理创新、服务创新、技术创新。技术创新是护理创新的重要组成部分，包括护理技术方法改进、护理用具的研制或改良等。

（1）善于发现问题，培养自身的创新意识。在护理活动中，养老护理员要注意多去发现一些新现象，提出新问题；寻找新的思路或方案，培养创造意识。

（2）培养创新思维，包括发散式思维和聚合式思维。在创造性思维活动中，发散式思维起主导作用。发散式思维具有灵活性、独特性和流畅性。灵活性能打破习惯思维的限制，使人产生新的构思，提出新的方法；独特性能使思维产生新的成分，对问题提出独特的见解；流畅性能使人的思维在较短时间内产生较多的联想。当然也不能忽视聚合式思维的培养。

（3）发展自身创造想象能力。创造性思维需要假造想象的参与。创造想象对于各种创造活动都极为重要。在护理老年人或其他活动中，养老护理员要增强自身观察社会、观察老年人、观察护理活动的能力，并通过写作、联想等丰富和发展自身的想象力。

（4）积极参加各种创造活动。创造各种条件使创造能力得到充分发展与表现。

3）技术创新的具体步骤

动员；申报；认证；试点；推广。

4）技术创新的方法

建立假设、抓住灵感、选准突破口、举一反三、以点带面。

2. 技术创新进行总结或撰写论文

（1）选题。选择并确定所写论文的题目。

（2）设计。包括研究对象、研究内容、研究方法、研究所需的人力、物力等。首先根据选题的需要及现有的技术条件制订研究方案，然后是运用卫生统计学的方法所提出的统计学处理方案。最后是写作设计，是为拟定提纲与执笔写作所考虑的初步方案。设计是护理论文撰写的重要步骤。

（3）实验与观察。以各种事实为依据，并在工作中做好观察与记录。

（4）资料搜集与处理。资料是构成论文的基础。论文资料可分为第一手资料与第二手资料两类。第一手资料又称直接资料，是指作者亲自参与调查、研究或体察到的东西，如在实验或观察中所做的记录等。第二手资料又称间接资料，是指有关专业或专题文献资料，在获得足够资料的基础上，还要进行加工处理，使之系统化和条理化，便于应用。

（5）拟写论文提纲。首先，要对学术论文的基本型（常用格式）有一个概括了解，并根据自己掌握的资料考虑论文的构成形式。其次，要对掌握的资料做进一步的研究，考虑众多材料的取舍和运用。最后，要考虑论文提纲的详略程度。

（6）执笔写作。执笔写作标志着科研工作已进入表达成果的阶段，要采用医学术语，用陈述句表达。

（7）修改。反复阅读，发现问题，找出修改方向及内容，尤其应注意文章的整体结构及论点、论据与结论的辩证统一。同时对诸如用词、语法、标点符号等写作技术问题也应给予注意，不妥之处加以改正。

（8）定稿。论文撰写完毕，便进入定稿阶段。相关部门的收稿要求是"齐、清、定"。齐，即稿件齐全；清，指清楚不乱；定，指定稿，稿件只有修改完成后才能提交相关部门。

3. 老年人用品的改良

1）饮食物品的改良设计

在为老年人饮食方面的设计中，要尽量设法在表面形式上多保留一些原有的饮食样式和味道，使老年人在心理上感觉不到饮食内容上有什么大的变化，但在饮食的实质结构上，却已根据老年人的生理特点给予改变，即在营养成分、利于吸收的吞咽等方面重新设计。在食品包装设计上的针对性要强，使包装可识别性高、携带方便、包装量合理以及烹饪制作过程便捷等。

2）衣着方面的设计

舒适合身是老年人对衣着的基本要求，在着装设计方面要使其穿脱系解方便，衣身宽松但又不过于肥大，有利于通风和肢体活动。同时也要显示老年人特有的修养、风度。

3）娱乐用物的改良设计

在娱乐方面设计，不仅要考虑到老年人在娱乐方面的共同性，也要考虑到他们因其性别、受教育程度、职业背景、经济收入、生活阅历以及生活习惯不同而出现的差异性，做到丰富多彩。

4）保健用物的改良设计

健身用品在设计上尤其应注重开发小型的健身器材，并注重设计的科学性、适用性、经济性以及操作的便利化和人性化。保健食品在包装设计上需有很强的针对性，如针对老年人记忆力减退，无法正确掌握服药时间和服药量的问题，需要开发供老年人使用的专用分量药盒，并附有定时提示语音功能或光频提示装置等。

5）居室用物方面的改良设计

由于老年人行动不方便，待在家中的时间多于在户外活动的时间。居家用物需有改良性设计，如房间的功能性的合理布局，室内走廊需配有扶手，地面注意防滑和隔潮处理更为重要；电器设备均需有安全处理，夜间照明系统需自动化；家具的式样要符合其功能性，便于储物的存取，床的高度和垫褥的软硬程度应有利于老年人的身体状况等。同时注意对厨房和卫生间的结构、设备和用具的环境设计。

6）身体锻炼用物的改良设计

身体锻炼用物的改良设计要全面地考虑老年人户外活动的方便性和安全性。如放置文字明显并配有图形的指示牌、提供老年人途中休息用的扶手和坐椅等；老年人用的手杖设计要轻巧适用，还可设计成多功能用品，例如可变化的简易坐椅，供老年人随时休息。老年人用的轮椅和残疾人一样应注意其弯转向的系统要有灵活性，转动的速度不应太快，刹车的可控制性要稳定等。

本章小结

1.养老护理员针对老年人的各种慢性疾病，必须进行科学的计划与评价，从而为老年患者实施有效护理，减轻痛楚，促进康复、恢复健康。同时老年人活动能力下降，常会发生一些意外情况，在日常生活中必须提前做好预案，以便发生意外情况时有效处理。

2. 老年人生活环境的设计也直接影响着其身心健康，养老护理员必须合理设计老年人生活环境，满足老年人的身心需要。

3. 护理员在对老年人进行护理时要具有创新意识，使护理技术得到创新和改革，同时进行不断的护理研究，并将护理创新之处撰写成护理论文，进一步指导养老护理工作。

练 习 题

一、选择题

1. 下列选项中不属于应急预案基本要素的是（　　　）。

　A. 组织机构　　　B. 应急设备　　　C. 报警系统　　　D. 经济效益

2. 下列选项中不属于老年人慢性病的是（　　　）。

　A. 高血压　　　B. 糖尿病　　　C. 冠心病　　　D. 骨折

3. 马斯洛的需要层次论中，（　　　）需要是最高层次。

　A. 生理　　　B. 爱与归属　　　C. 安全　　　D. 自我实现

4. 老年人走失后（　　　）方法不妥。

　A. 求助警察　　　　　　　　B. 在老人经常活动的场所寻找

　C. 印制寻人启事求助路人　　　D. 等待老人自行回来

5. 老年人生活环境设计知识错误的是（　　　）。

　A. 冬季房间温度一般为 22～24℃

　B. 湿度为 50%～60%

　C. 噪声保持在 60 dB 以下

　D. 老年人房间宜阴晴

6. 档案的保护要做到（　　　）。

　A. 防火、防潮　　　B. 防霉、防虫　　　C. 防尘、防光　　　D. 以上都是

7. 下列选项中不属于自然环境的是（　　　）。

　A. 噪声　　　B. 大气　　　C. 水　　　D. 生活方式

8. 护理技术创新的方法不包含（　　　）。

　A. 建立假设　　　B. 抓住灵感　　　C. 举一反三　　　D. 推广

二、判断题

1. 护理计划一旦制成就不能改变。　　　　　　　　　　　　　　（　　　）

2. 客观资料主要是通过望、触、叩、听、嗅等方法或借助仪器检查而获

得的有关症状和体征。　　　　　　　　　　　　　（　　）

　3.在护理活动中护理员应培养自身的创新意识。　（　　）

　4.论文署名可以用笔名、化名。　　　　　　　　（　　）

第十五章　老年人康复护理

【内容提要】

本章阐述如何对老年人的活动进行评估以及如何对老年人进行康复功能训练。

第一节　言语和吞咽功能训练

功能训练是康复护理工作中的一项最基本的工作。养老护理员应该掌握老年人言语和吞咽训练的相关知识和具体方法，帮助老年人进行科学合理的吞咽和言语功能锻炼。

一、学习目标

📖 知道言语训练的相关知识。
📖 识别吞咽训练的注意事项及进食训练的体位。
📖 识别言语训练的基本形式及注意事项。
📖 会操作言语和吞咽训练的具体操作方法。

二、相关知识

针对老年人言语和吞咽动作障碍进行训练，通过各种方法对有言语和吞咽动作障碍的老年人给予某种刺激，使其改善交流能力和吞咽动作，并做出反应。

1. 言语训练

1）概述

言语训练是言语治疗的主要方法，包括听、说、读、写的训练，恢复或改善构音功能，提高语言清晰度等言语治疗，必要时应用手法介入、辅助器具及替代方式。

2）目的

主要是通过言语训练来改善老人的言语功能，提高交流能力。对于严重言语障碍或者经过系统训练效果仍不理想者，应着重加强非言语交流方式的训练或借助于替代言语交流的方法，如手势语、交流板等。

3）原则

（1）早期开始。早期发现有言语障碍的老人是关键。言语治疗开始得愈早愈好，能够耐受集中训练 30 min 时就可以开始言语矫治。

（2）及时评定。治疗前应进行全面的言语功能评定，了解障碍的类型及其程度，有针对性地制订出难度不同的治疗方案。治疗过程中要定期评定以了解治疗效果，根据评定结果及时调整治疗方案。

（3）循序渐进。言语训练应由简单到复杂。如果听、说、读、写等功能均有障碍，治疗应从提供听力理解开始，重点应放在口语的训练上。治疗时间及内容的安排要适当，避免老人疲劳及出现过多的错误。

（4）及时反馈。言语治疗就是治疗人员给予某种刺激，使老人作出反应。正确的反应要强化，错误的反应通过提示或修正刺激以形成正确反应。要根据老人的反应适时调整训练内容和难易程度。

（5）良好的医患关系。言语治疗是训练者与被训练者之间的双向交流过程，治疗时间漫长，治疗期间建立相互信任的医患关系、老人主动参与的积极性是完成治疗的前提。

（6）形式多样，提高趣味性。训练作业的内容要适合老人的文化水平及生活情趣，要注意设置适当的语言环境。

4）形式

（1）"一对一"训练。即一名治疗师对一名老人进行训练的方式。这种形式容易使老人注意力集中，内容针对性强。训练开始时多采用这种方式。

（2）自主训练。老人经过"一对一"训练之后，充分理解了言语训练的方法和要求，具备了独立练习的基础，这时治疗师可将部分需要反复练习的内容让老人进行自主训练。教材、内容由治疗师设计决定，治疗师定期检查。

（3）小组训练。又称集体训练。目的是逐步接近日常交流的真实情景，通过相互接触，能够使老人减少孤独感，增强信心，学会将个人训练成果在实际生活中进行有效的应用。治疗师可根据老人的不同情况编成小组，开展多项活动。

（4）家庭训练。应将制订的治疗计划、评价方法介绍和示范给家属，并可通过观摩、阅读指导手册等方法教会家属训练技术。

2.吞咽动作训练

1)吞咽障碍的概述

吞咽障碍是指各种原因所致食物不能由口腔到胃的过程。如通道中的某一部分发生病变，就会影响老年人的正常食物摄入或引起呛咳、误吸及食物反流进入气管等病征。

2)吞咽训练的目的

(1)改善因不能经口进食所产生的恐惧感与抑郁心情，增强康复信心。

(2)减少鼻饲的次数，改善身体的营养状况。

(3)增强用口进食的能力及安全性，增加进食乐趣。

(4)减少因食物误咽所引起的各种并发症的发生，提高老人的生存质量。

3)吞咽训练的安全管理

在进行训练时要使用食物，因此在整个过程中养老护理员应把握症状、交流信息，经常进行安全管理。

(1)食物形态管理。食物应柔软，密度和性状均一，黏度适当，不易松散，进入口腔和咽部时容易变形，不易粘附在黏膜上。

(2)摄食安全管理。餐具的选择大小适中，摄食量一般先以少量试之(3~4 mL)，然后酌情增加，并指导老人以合适的速度进行摄食、咀嚼和吞咽。

(3)咽部残留食块安全管理。每次进食后，反复作几次空吞咽，使食块全部咽下，然后再进食。每次进食后也可以让老人饮极少量的水，1~2 mL，这样既有利于诱发吞咽反射，同时也可达到清除咽部残留食物的目的。

(4)信息安全管理。养老护理员应注意及时传达与老年人相关的信息，如报告检查结果、对策、方法及摄食状况的记录。

三、工作内容与方法

言语训练治疗前需要充分地安排训练计划、准备治疗用物，如录音机、录音带、呼吸训练器、镜子、秒表、压舌板和喉镜、字词卡、图片、动作画卡和情境画卡、各种评估表和评估用盒以及常用物品(与文字配套的实物)。

1.失语症的治疗及护理

1)听力理解训练

(1)语词听觉辨认。出示一定数量的实物、图片、字词卡片，由养老护理员说出某词让老人指认。由单词的指认开始，逐渐增加难度。如老人单词听理解正确率近 100%时，可进行语句理解训练。

（2）执行命令。出示一定数量的实物、图片，养老护理员发出指令，让老人完成简单动作。把一定数量的物品或图片放在老人面前，让其完成简单的指令，如"把牙刷拿起来"。逐渐增加信息成分，使指令逐渐复杂。

（3）判断是非。让老人听完题后判断是否正确。

（4）记忆训练。让老人在一定的时间内记住一定数量的实物、图片，然后把实物和图片拿掉，间隔一定时间后，再让老人回忆刚才出示的实物和图片。如"把笔、帽子和牙刷拣出来"等，逐渐增加难度。

2）阅读理解训练

（1）字词句理解训练。包括视觉认知训练（将一组图片摆在老人面前，让老人看过后进行图片与文字匹配）、听觉认知训练（将一组图片摆在老人面前，老人听养老护理员读一个词后指出相应的字卡、图片）、语词理解训练（用句子卡片，让老人指出情景画，进行语句—图画匹配，以训练老人执行书面语言指令等能力）。

（2）短文理解训练。阅读短文后，在多选题中选出正确答案。

3）语言表达训练

（1）复述训练。从单词水平开始，逐渐过渡到句子、短文。随后根据训练结果，增加训练难度。对重症者可提示图片或文字卡，在要求复述时配以视觉刺激。

（2）选择回答。提出问题，让老人在多项选择中找出正确答案并读出。

（3）命名训练。按照单词→短句→长句的顺序进行，给老人出示一组卡片或实物进行提问，让老人说出物品的名称。如放一张有一支钢笔的图片在老人面前，问："这是什么？""它是做什么用的？"等内容的反复训练。

（4）朗读训练。出示单词、句子、短文卡，让老人出声读出。如不能进行，由养老护理员反复读给老人听，然后鼓励老人一起朗读，最后让其自己朗读。由慢速逐渐接近正常，每日坚持，以提高朗读的流畅性。

（5）旋律吟诵训练。鼓励引导老人唱出自己熟悉的歌曲的旋律或吟诵出歌词、诗歌。

（6）自发口语练习。将有关行为动作的画片让老人看后，用口语说明，描述图中的活动；或看情景画让老人自由叙述；与老人进行谈话，让老人回答自身、家庭及日常生活中的问题等。逐渐增加句子的长度和复杂性，同时要注意进行声调和语调的训练。

4）书写训练

书写训练包括抄写阶段、随意书写、默写阶段和自发书写阶段。通过抄写和听写单词、简单的短句到复杂的长句、短文，以及让老人看物品图片，写出单词；看动作图片，写叙述短句；看情景图片，写叙述文；最后到记日记和给朋友写信。目的是逐步使老人将语义与书写的词联系起来，达到有意义书写和自发书写的目的。

　　失语症老人如果经过系统的言语治疗，言语功能仍然没有明显的改善，则应考虑进行实用交流能力的训练，使言语障碍的老人最大限度地利用其残存的能力，能掌握日常生活中最有效的言语或非言语的交流方法。常用方法有以下几种。

　　①脑卒中后失语交流效果促进法(PACE)。是目前国际上最公认的实用交流训练法之一。如将一叠图片正面向下扣置于桌上，养老护理员与老人交替摸取，不让对方看见自己手中图片的内容。然后双方运用各种表达方式(如呼名、手势语、指物、绘画等)将信息传递给对方，接收者通过重复确认、猜测、反复提问等方式进行适当反馈，以达到训练目的。

　　②手势语训练。手势语不单指手的动作，还应包括有头及四肢的动作。训练可以从习惯用的手势开始(例如，用点头、摇头表达是或不是等)。

　　③交流板或交流手册的使用训练。适用于口语及书写交流都很困难，但有一定的文字及图画的认知能力的老人。通过老人指出字、图片、照片上的字或图来表明自己的意图。

　　5)注意事项

　　(1)治疗对象选择。原则上所有失语症老人都适用，但有明显意识障碍、情感、行为异常和合并精神病的老人不适合训练。

　　(2)治疗内容。每次训练应从容易内容开始，使老人获得成功感而激发其坚持治疗的信心。

　　(3)治疗时间。应尽早开始训练。每日训练时间应根据老人具体情况决定，治疗一般一次安排 30 min，住院老人每周 3～5 次。

　　(4)治疗环境。要求室内照明、温度、通风等适宜，安静、避免噪声，尽量减少对老人视觉和听觉的干扰，以免分散老人注意力，影响训练效果。

　　(5)注意观察老人异常反应。训练前要了解老人原发病、并发症及可能出现的意外情况；训练时要注意其身体情况及其他治疗(如运动疗法、作业疗法等)情况；要特别注意老人的疲劳迹象，及时调整时间和变换训练项目。

　　2.构音障碍的治疗及护理

　　1)松弛训练

　　目的是通过随意肌群的放松，降低非随意的言语肌的紧张性，因此对痉挛型构音障碍老人较重要。松弛训练包括肩颈头部肌、上肢、下肢、胸腹背肌放松，如老人坐稳，闭眼、平静呼吸，双肩缓慢向上耸起再缓慢下降，以放松双肩部肌肉。

2）呼吸训练

呼吸气流的控制是正确发音的基础。呼吸训练包括：①上肢上举、摇摆，可改善呼吸功能；②双上肢伸展吸气，放松呼气，可改善呼吸协调动作；③进行吸气→屏气→呼气训练（老人坐稳，双唇紧闭，用鼻缓慢深吸气，再缓慢用嘴呼气）可延长呼气的时间。

3）发音与发音器官的训练

（1）构音改善的训练。①本体感觉刺激训练：用长棉球棒按唇→牙龈→上齿龈背侧→硬腭、软腭→舌→口底→颊黏膜顺序进行环形刺激。②舌唇运动训练：唇的张开（发"啊"音）、前突（发"呜"音）、缩回裂开（发"衣"音）、紧闭唇→放松；舌的前伸、后缩、上抬、向两侧口角移动，舌尖沿上下齿龈做环形"清扫"动作等。可用压舌板增加阻力进行力量训练。③发音训练：顺序是先训练发元音，然后发辅音，再将元音与辅音相结合。按单音节→双音节→单词→句子的顺序进行。可以通过画图让老人了解发音的部位，主要问题所在，并告诉准确的发音音位。④减慢言语速度训练：用节拍器或养老护理员轻拍桌子，由慢到快，老人随节拍发音可明显增加可理解度。但此方法不适合重症肌无力的老人。⑤辨音训练：通过口述或放录音，分辨出错音，进行纠正。

（2）鼻音控制训练。鼻音过重是由于软腭、腭咽肌无力或不协调，将非鼻音发成鼻音。治疗方法包括：①"推撑"疗法，老人两只手放在桌面上向下推或两手掌相对推同时发短元音，也可训练发舌后部音等；②引导气流法，使用吸管在水杯中吹泡、吹气球、吹蜡烛、吹纸张等，可以引导气流通过口腔，减少鼻漏气，并可延长呼气时间。

（3）克服费力音的训练。费力音是由于声带过分内收所致。治疗方法包括：①让老人处在一种很轻的打哈欠状态时发声；②颈部肌肉放松法：低头、头后仰、向左右侧屈以及旋转；③咀嚼练习。

（4）克服气息音练习。气息音的产生是由于声门闭合不充分引起的。通常治疗方法有"推撑"法、咳嗽法；也可用手法辅助甲状软骨的运动等进行发音练习。

（5）语调练习。语调不仅是声带震动的神经生理变化，而且是说话者表达情绪的方式。多数老人表现为音调低或单一音调。训练时可采用可视音调训练器来帮助训练。

（6）音量控制训练。呼吸是发音的动力，自主的呼吸控制对音量的控制和调节也极为重要。训练时指导老人持续发声，并由小到大，使呼气时间延长。

3. 言语失用的治疗

言语失用是一种特殊的运动功能障碍，其特点是虽然老人没有运动和感觉方面的缺陷，但老人在语言表达时不能完成有目的的动作，随意说话的能力由于多种原因出现障碍而受到影响。言语失用的治疗原则上应集中在异常发音上。主要是帮助老人重新学习运动模式。视觉刺激模式是指导发音器官的关键，建立或强化视觉记忆对成人言语失用的成功治疗是最重要的。要向老人介绍正确的发音位置和机制，指导用辅音加元音方式建立音节，以掌握每个辅音的发音位置。老人一旦掌握了稳定的自主发音基础和基本词汇，便可训练说复杂的词和短语，还要在老人说话的速率、韵律方面给予指导和训练等。

4. 吞咽训练

吞咽训练分为基础训练及进食训练。基础训练是针对那些与摄食—吞咽活动有关的器官进行功能训练，进食训练则是实际进食的训练。

1）基础训练

（1）门德尔松手法。喉部可上抬老人：先嘱咐干吞咽数个，再指导老人吞咽时舌抵硬腭，屏住呼吸，将甲状软骨抬起数秒。喉部上抬无力老人：按摩老人颈部，轻捏上推喉部固定5 s，以促进吞咽。

（2）咽部冷刺激法。用棉棒蘸少许冰水，轻轻刺激老人软腭、舌根及咽壁，然后嘱咐老人做空吞咽动作。寒冷刺激能有效强化吞咽反射。

（3）促进吞咽反射的方法。用手指上下摩擦甲状软骨至下颌下方的皮肤，可引起下颌的上下运动和舌部的前后运动，继而引发吞咽。此方法可用于口中含有食物却不能产生吞咽运动的老人。

（4）声门上吞咽。又称"屏气吞咽"，具体做法是由鼻腔深吸一口气，然后屏住气进行空吞咽，吞咽后立即咳嗽。

2）进食训练

（1）训练前准备

①为老人提供良好的进食环境，进食前如有活动的义齿应取下。

②鼓励老人尽可能自己进食，必要时才给予帮助。

③注意观察老人咀嚼和吞咽能力，防止食物误吸的发生。

（2）具体操作步骤

①进食体位如下。

坐位：身体坐直，稍向前倾约 20°，颈部稍向前弯曲。

半坐位：30°～60°卧位，头部前屈，偏瘫侧肩部以枕垫起。

②食物：选择密度均匀又不易出现误咽的胶冻样食物，如果冻、香蕉、蛋羹、豆腐等。

③食具：选择小而浅的勺子。

④每次进食前：先用冰棉棒刺激诱发吞咽动作，确定有吞咽功能后才开始进食。从健侧喂食，尽量把食物放在舌根以利于吞咽。

⑤在训练中防止食物残留造成误咽，吞咽和空吞咽交互进行。每次证实完全咽下后再喂食，速度不宜过快，进食时间持续 30 min 为宜。

（3）注意事项

①初期进食宜用胶冻状食物，不宜饮水或吃流质食物，以免呛咳。

②当老人发生咳嗽时，应停止喂食，让老人至少休息 30 min 以后再试。

③若发生哽咽、呛咳情况，应立即将食物排出。

第二节　活动评价

在指导老年人进行功能活动之前，要对老年人肢体活动能力进行评估，故作为养老护理员要掌握老年人肢体活动的评价知识及方法。

一、学习目标

📖 知道日常生活活动能力的概念和目的。

📖 掌握日常生活活动能力的评定范围。

📖 能执行康复功能训练计划制订的步骤。

📖 老年人日常生活、日常活动能力的评价方法。

二、相关知识

1.肢体活动能力的评估

1）肌力评定

（1）肌力概念。肌力是指肌肉收缩所产生的力量，取决于活动肌群中运动单位参与的数量、质量及各运动单位兴奋时间的一致性。

全面的肌肉功能评定应考虑肌肉的形态学，包括肌肉的长度、体积和显微结构及肌肉的生理学。

（2）评定的目的

①判断有无肌力低下及其范围和程度。

②发现导致低下的原因。

③为制订治疗、训练计划提供依据。

④检验治疗、训练的结果。

2）肌张力评定

（1）肌张力概念。肌张力是指在安静休息状态下，肌肉保持紧张状态的程度，分为静止性肌张力、姿势性肌张力、运动性肌张力。

（2）评定目的。了解肌张力异常的程度。肌张力异常的主要表现是低张力和痉挛。

肌张力分为6级：0级为重度低张力；1级为轻度低张力；2级为正常肌张力；3级为轻度痉挛；4级为中度痉挛；5级为重度痉挛。

3）平衡功能评定

（1）平衡是指身体所处的一种姿态以及在运动或受到外力作用时能自动调整并维持姿势的一种能力。

（2）评定目的

①捕捉维持身体平衡功能的平衡反射及中枢神经系统的障碍。

②评价平衡功能的程度，了解平衡训练的结果。

2. 康复功能训练

1）康复功能训练的理解

（1）功能训练是康复治疗的核心，也是伤残人士改善生活质量的基础。

（2）功能训练的内容包括功能的增强、发展、代偿、补偿、代替、调整、矫正、适应，以达到功能恢复或重建和发展的目的。

（3）功能训练应实行"按需训练"，即以残疾人士和伤患人士的功能康复，实际的具体的需求为中心，开展"有的放矢"的训练。

（4）决定功能训练的成效中，个人因素和环境因素同等重要，在一些场合下，环境因素甚至更为重要。

（5）功能训练不仅包括身体功能的训练，也包括心理和社会功能的训练。

（6）功能训练的主要场所正在从专业机构（医院、康复中心等）转移至社区和家庭。

（7）辅助技术在现代功能训练中起到十分重要的作用。

2）康复功能训练计划的制订

康复计划的制订大致包括脑功能测定和康复程序安排2个步骤。

（1）脑功能测定。康复计划中脑功能测验的目的，是为了充分了解受治病人受损伤大脑的哪些功能被破坏，哪些功能是被保留的，以便有的放矢地采取康复措施，合理作出施治的程序安排。

除对老人的认知能力本身的测定外，还要对老人的情绪状态作出分析评定。据一些研究表明，老人的情绪状态对整个康复过程都产生极大影响。脑功能损伤老人出现的抑郁、对抗和灾难性反应等负性情绪者为数不少，它常常严重地阻碍着康复治疗的进行。因此对这类病例的情绪障碍进行治疗是很必要的。

情绪状态可以通过一些个性调查的方法和临床一些有关情绪的量表来进行评定，来自护理人员和家人的资料也是评定情绪的有力依据。

（2）康复程序安排。在分析神经病学诊断和测验结果后，还应对与康复有关的老人生活、家庭、社会环境等方面的情况作出分析评定；然后，综合以上诸方面的结果，得出最优化康复程序。所谓最优化，就是使老人能获效最大，但承受的负荷（包括心理的、肉体的）尽量减少。在优化的程序安排方面，有以下几个原则可供参考。

①行为、情绪和动机同时有障碍的老人，首先要注意对其情绪和动机问题的治疗。才可能对康复训练主动配合，这也是进行机能康复的必要心理准备。

②脑机能的康复治疗要循序渐进。首先要针对的是病态行为所涉及的那些基本能力障碍的康复训练，如果没有完好的基本能力作为基础，一开始就进行复杂行为的训练，一是难以奏效，二是很容易使老人丧失信心，产生畏难情绪。

③应该将那些认为可能最先和最容易取得疗效的程序，作为先行安排的康复程序。这样的安排有利于建立和巩固老人的治疗信心，容易调动其积极性。

④不同的功能障碍，对老人有不同的影响，有的功能障碍妨碍老人的日常生活，有的则与老人的职业有关，要根据各人的实际情况和可能性加以安排。

三、工作内容与方法

1.肢体活动能力评估方法

肌力评估方法常用手法测试法（MMT）是根据肌肉活动能力及对抗阻力的情况，按肌力分级标准来评定受检筋肉或肌群的肌力级别的方法。

1）特点

（1）无需特殊的检查仪器，不受地点、条件、场所的限制。

（2）以自身重量作为肌力评价基准。

（3）结果准确、可靠、有效。

（4）表明肌力的大小。

2）MMT 分级标准（表 15-1）

表 15-1　MMT 分级标准

测试结果	LOVETT 分级	MRC 分级	Kendall 百分比
能抗重力及正常阻力运动至标准姿势或维持次姿势	正常	5	100
	正常 -	5-	95
仅能抗中等阻力运动至标准姿势或维持次姿势	良	4+	90
	良 +	4	80
仅能抗小阻力运动至标准姿势或维持次姿势	良 -	4-	70
	好 +	3+	60
仅能抗肢体重力运动至标准姿势或维持次姿势	好	3	50
仅能抗肢体重力运动至接近标准姿位，消除中立时至运动标准姿位	好 -	2	40
仅能在消除重力姿位做中等幅度运动	差 +	2+	30
仅能在消除重力姿位做小幅度运动	差	2	20
无关节运动，仅可扪及肌肉收缩	差 -	2-	10
	微	1	5
无可测知的肌肉收缩	零	0	0

2.肌张力评估方法

肌痉挛评定（改良 Ashworth 法）详见表 15-2。

特点：由于此方法简单易用，故成为临床上应用最广的评估肌张力的工具之一。

表 15-2　改良 Ashworth 法等级评定

修订的肌痉挛评定量表	
0 级	无肌张力的增加
I 级	肌张力轻微增加：受累部分被动屈伸时，关节活动之末出现突然的卡住然后释放或出现最小的阻力
II+ 级	肌张力轻度增加：被动屈伸时，在关节活动后 50% 范围内突然出现卡住，当继续把关节活动检查进行到底时，始终有小的阻力
II 级	肌张力明显增加：通过关节活动的大部分时，阻力均较明显地增加，但受累部分仍能较容易地移动
III 级	肌张力严重增加：进行被动关节活动检查有困难
IV 级	僵直：受累部分呈现僵直状态，不能活动

3.平衡功能评定量表的使用

1）Berg 平衡量表优点

（1）施测简便，10～15 min 即可完成。

（2）不需特殊的评估设备，比起一般实验室中复杂的动作分析系统，它更具有目标指向性以及功能化、平民化的特质。

（3）受试者亦可借由被评估的过程中了解到自身的不足所在，对于医患关系的建立以及治疗计划的共同制订有深远的影响。

2）Berg 平衡量表（表 15-3）

表 15-3　Berg 平衡量表评定标准

检查内容	动　　作	得分
从坐位站起	不用手扶能够独立地站起并保持稳定	4 分
	用手扶着能够独立地站起	3 分
	几次尝试后自己用手扶着站起	2 分
	需要他人少量的帮助才能够站起或保持稳定	1 分
	需要他人中等或大量的帮助才能够站起或保持稳定	0 分
无支持站立	能够安全地站立 2 min	4 分
	在监视下能够站立 2 min	3 分
	在无支持的条件下能够站立 30 s	2 分
	需要若干次尝试才能无支持地站立 30 s	1 分
	无帮助时不能站立 30 s	0 分
无靠背坐位，但双脚着地或放在一个凳子上	能够安全地保持坐位 2 min	4 分
	在监视下能够保持坐位 2 min	3 分
	能坐 30 s	2 分
	能坐 10 s	1 分
	没有靠背支持不能坐 10 s	0 分
从站立位坐下	最小量用手帮助安全地坐下	4 分
	借助于双手能够控制身体的下降	3 分
	用小腿后部顶住椅子来控制身体的下降	2 分
	独立地坐下，但不能控制身体的下降	1 分
	需要他人帮助坐下	0 分
转移	稍用手扶就能够安全地转移	4 分
	绝对需要用手扶着才能安全地转移	3 分
	需要口头提示或监视才能够转移	2 分
	需要一个人的帮助	1 分
	为了安全，需要两个人的帮助或监视	0 分

检查内容	动　　作	得分
无支持闭目站立	能够安全地站立 10 s	4 分
	监视下能够安全地站立 10 s	3 分
	能站 3 s	2 分
	闭眼不能达 3 s，但站立稳定	1 分
	为了不摔倒而需要两个人帮助	0 分
双脚并拢无支持站立	能够独立地将双脚并拢并安全地站立 1 min	4 分
	能够独立地将双脚并拢并在监视下站立 1 min	3 分
	能够独立地将双脚并拢，但不能保持 30 s	2 分
	需要别人帮助将双脚并拢，但能够双脚并拢站 15 s	1 分
	需要别人帮助将双脚并拢，双脚并拢站立不能保持 15 s	0 分
站立位时上肢向前伸展并向前移动	能够向前伸出 >25 cm	4 分
	能够安全地向前伸出 >12 cm	3 分
	能够安全地向前伸出 >5 cm	2 分
	上肢能够向前伸出，但需要监视	1 分
	在向前伸展时失去平衡或需要外部支持	0 分
站立位时从地面捡起物品	能够轻易地且安全地将鞋捡起	4 分
	能够将鞋捡起，但需要监视	3 分
	伸手向下达 2 ～ 5 cm，且独立地保持平衡，但不能将鞋捡起	2 分
	试着做伸手向下捡鞋的动作时需要监视，但仍不能将鞋捡起	1 分
	不能试着做伸手向下捡鞋的动作，或需要帮助免于失去平衡或摔倒	0 分
站立位转身向后看	从左右侧向后看，体重转移良好	4 分
	仅从一侧向后看，另一侧体重转移较差	3 分
	仅能转向侧面，但身体的平衡可以维持	2 分
	转身时需要监视	1 分
	需要帮助以防身体失去平衡或摔倒	0 分
转身 360°	在 ≤4 s 的时间内安全地转身 360°	4 分
	在 ≤4 s 的时间内仅能从一个方向安全地转身 360°	3 分
	能够安全地转身 360°但动作缓慢	2 分
	需要密切监视或口头提示	1 分
	转身时需要帮助	0 分

续表

检查内容	动作	得分
无支持站立时将一只脚放在台阶或凳子上	能够安全且独立地站立，在 20 s 时间内完成 8 次	4 分
	能够独立地站，完成 8 次时间 >20 s	3 分
	无需辅助且在监视下能够完成 4 次	2 分
	需要少量帮助能够完成 >2 次	1 分
	需要帮助以防止摔倒或完全不能做	0 分
一脚在前无支持站立	能够独立地将双脚一前一后地排列（无间距）并保持 30 s	4 分
	能够独立地将一只脚放在另一只脚的前方（有间距）并保持 30 s	3 分
	能够独立地迈一小步并保持 30 s	2 分
	向前迈步需要帮助，但能够保持 15 s	1 分
	迈步或站立时失去平衡	0 分
单腿站立	能够独立抬腿并保持时间 >10 s	4 分
	能够独立抬腿并保持时间 5 ～ 10 s	3 分
	能够独立抬腿并保持时间 >3 s	2 分
	试图抬腿，但不能保持 3 s，但可以维持独立站立	1 分
	不能抬腿或需要帮助以防摔倒	0 分

通过对老人进行评估其情况可以记录于如表 15-4 所示的记录表中。

表 15-4　Berg 平衡量表评价记录表

姓　　名		性　别		年　龄		病案号	
科　　室		病房 / 床			临床诊断		
检查序号	检查内容		得分（0 ～ 4 分）				
			月　日		月　日		月　日
1	从坐位站起						
2	无支持站立						
3	无靠背坐位，但双脚着地或放在一个凳子上						
4	从站立位坐下						
5	转移						
6	无支持闭目站立						
7	双脚并拢无支持站立						
8	站立位时上肢向前伸展并向前移动						
9	站立位时从地面捡起物品						

检查序号	检查内容	得分(0～4分)		
		月　日	月　日	月　日
10	站立位转身向后看			
11	转身360°			
12	无支持站立时将一只脚放在台阶或凳子上			
13	一脚在前无支持站立			
14	单腿站立			
总　　分				

检查者：

4. 老年人功能康复训练计划的制订方法

1）方法一

（1）健康诊断的筛选。身体检查，肝功能测定，心电图，血压，胸部 X 光检查，血液检查，尿检查。

（2）运动负荷试验（原地踏步）。运动中止征候（症状，心电图，血压），主观运动强度（RPE）。

（3）健康检查、负荷试验结果及根据目的分组。病历、既往史、性别、年龄、运动习惯。

（4）决定运动强度、频度、项目。强度以各年龄段的最大心率的 50%～80%（110～140 次 /min）为尺度，主观的运动强度以"稍感费力"为尺度。

① 频度：每周 2 天，每天 1.5 h。

② 项目：一般体操、柔软体操、步行、羽毛球，民族或集体舞蹈，娱乐项目等。

（5）每次训练内容。

① 身体状态：测血压（了解各人的状况）、测心率。

② 准备运动（10～15 min）：柔软体操，轻的一般体操。

③ 主要运动（30～45 min）。

④ 心率监控，血压测定；调整休息次数。

⑤ 整理放松活动（5～10 min）：柔软体操，娱乐性运动。

（6）根据每次训练的心率、血压、主观运动强度、研究改变下周的处方。

2）方法二

走步跑步的程序（15～20 min），每周 3 次。

（1）跑 50 步走 50 步。第 1 日反复 5 次，以后每日增加一次，直至 1 日 10

次，以下跑步加走步按同样的节奏进行。

（2）跑 50 步走 40 步。

（3）跑 50 步走 30 步。

（4）跑 50 步走 20 步。

（5）跑 50 步走 10 步。

（6）跑 75 步走 10 步。

（7）跑 100 步走 10 步。

（8）跑 125 步走 10 步。

（9）跑 150 步走 10 步。

（10）跑 175 步走 10 步。

（11）跑 200 步走 10 步。

（12）个别程序（整理活动）。

5. 脑卒中偏瘫老人康复训练计划

脑卒中是一种致残率很高的疾病，其愈后有着不同程度的偏瘫、智能减退、眩晕、失语等症状，要尽早采取脑卒中的康复训练，现制订如下康复训练计划。

（1）脑卒中老人卧床期间，定时翻身，进行关节活动训练，健侧肢体被动运动，防止肌肉萎缩，卧床期间在床上完成进食、穿衣等日常生活运动训练。

（2）循序渐进进行站立和步行训练。训练内容包括坐位耐力持久、起立、站立平衡、步行、慢跑、日常生活作业，逐步加大强度，为重新恢复生活打下坚实基础。康复组进行 6～7 周训练，训练强度因人而异，循序渐进。具体如下。

①由康复医生指导老人家属或养老护理员按摩腿部肌肉，做床上肢体伸展运动，一日 2～3 次，每次 10 min。

②利用下肢功率车及骑马训练器进行患侧下肢肌力训练，每日或隔日一次，每次 10～15 min。

③利用平衡板与肋木或平行杠配合使用，用于训练老人的平衡功能，时间视老人的忍耐力而定。

④利用复式墙拉力器或肩关节回旋训练器或滑轮吊环训练器进行患侧上肢肌力训练，每日或隔日一次，每次 10～15 min。

⑤利用阶梯完成上下楼梯训练，或进行户外行走，每日 2 次，每次 40 min 左右。

（3）注意事项。脑血管病老人的功能恢复主要发生在病后 6 个月以内，尤其是前 3 个月。最重要的是第 1 个月，脑出血者 1～3 周后即可开始进行功能训练，脑梗死后 1 周内便可开始进行功能训练。训练时间从 5～10 min/ 次开始，逐渐增至 30～45 min/ 次，如身体没有不适，可每日进行 2～3 次的功能训练，不可过度用力憋气，以不劳累为准。

本章小结

　　1. 养老护理员应能够运用正确的姿势，帮助老年人进行科学合理的吞咽和言语功能锻炼，使老年人的活动能力得到提高。

　　2. 能够正确评估老年人的活动能力以及对功能障碍老人进行康复训练计划的制订。

练 习 题

一、选择题

1. 进食时间持续（　　）为宜。

　　A. 10 min　　　　B. 20 min　　　　C. 30 min　　　　D. 1h

2. 不属于言语训练的方式的是（　　）。

　　A. 集体训练　　　　　　　　　　B. 封闭式训练

　　C. 一对一训练　　　　　　　　　D. 家庭训练

3. 日常生活活动能力的评价方法为（　　）。

　　A. 提问法　　　　B. 观察法　　　　C. 实验法　　　　D. 量表法

4. 不属于日常生活能力的是（　　）。

　　A. 洗澡　　　　B. 更衣　　　　C. 职业工作　　　　D. 进餐

5. 下列选项中与摄食和吞咽活动无关的是（　　）。

　　A. 肌痉挛评定　　　　　　　　　B. 门德尔松手法

　　C. 咽部冷刺激法　　　　　　　　D. 屏气吞咽

6. 最基本的老年人日常生活活动功能状况评估内容是（　　）。

　　A. 日常生活活动能力　　　　　　B. 认知能力

　　C. 心理功能　　　　　　　　　　D. 社会能力

二、判断题

1. 言语治疗就是治疗人员给予某种刺激，使老人作出反应。　　　　（　　　）

2. 门德尔松手法是指用棉棒蘸少许冰水，轻轻刺激老人软腭、舌根及咽壁，然后嘱咐老人做空吞咽动作。　　　　　　　　　　　　　　　　　（　　　）

3.除对老人的认知能力本身的测定外，还要对老人的情绪状态作出分析评定。　　　　　　　　　　　　　　　　　　　　（　　　）

4.应该将那些认为可能最先和最容易取得疗效的程序，作为最后安排的康复程序。　　　　　　　　　　　　　　　　　　　（　　　）

5.日常生活活动能力的评价方法主要是观察法。　　　　　（　　　）

情景训练：帮助老人进行吞咽功能训练

【训练目的】

培养锻炼护理员的人际沟通能力、帮助老人进行吞咽功能训练的操作能力，团队合作能力和职业精神。

【训练方法】

针对老年人吞咽功能障碍，设置仿真模拟场景训练，通过角色扮演，进行吞咽功能训练的实践演练。

【训练情景】

张爷爷，76岁，因脑出血造成了吞咽功能障碍，请帮助张爷爷进行吞咽功能训练。

【情景过程】

护理员：张爷爷，您现在想自己吃饭吗？

张爷爷：想（表达饭菜香的感觉），但咽不下去，每天用这个胃管喂东西觉得很没意思。

护理员：是啊，长期用胃管喂食，自己吃饭的能力就被抑制了，咱们想办法练习练习自己吃，好吗？

张爷爷：好的。

（技能：护理员准备所需用物，帮助老人摆所需进食体位）

（边操作边口述知识要点）

护理员：张爷爷，接下来我会给您喂食，为了使食物顺利通过咽喉，我要诱发您做吞咽动作，如果过程中不舒适就告诉我好吗？

张爷爷：哦，好的。

（技能：护理员用棉棒蘸少许冰水，轻轻刺激老人软腭、舌根及咽壁，然后嘱咐老人做空吞咽动作。确定有吞咽功能后开始进食。不能自行用手进食的老人，老人护理员帮助喂食，尽量把食物放在舌根以利于吞咽）

（边操作边口述知识要点）

护理员：张爷爷，您感觉怎么样了？

张爷爷：能自己吃东西，而且能品尝到食物的味道太好了，谢谢你，这次我要多吃些！

护理员：不客气，但是您不要吃太快了，感觉不舒服要马上停止进食。

张爷爷：知道了，下一次吃饭时你再过来帮我好吗？

护理员：好的张爷爷，这是我应该做的。

第十六章　老年人心理护理

【内容提要】

本章介绍老年人心理辅导、老年人心理健康讲解、老年人心理调治、老年人心理辅导效果评估的基本知识，重点阐述老年人心理辅导方案制作、老年人心理健康讲解的技术及老年人不良情绪的心理调治技术、老年人心理辅导效果评估技术。

第一节　老年人心理辅导

对老年人进行心理辅导、心理健康知识的讲解是很有必要的，作为一个老年工作者，应该具备制定老年人心理辅导方案以及讲解老年人心理健康知识的技能，以更好地为老年人提供专业化的服务。

一、学习目标

📖 知道老年人心理辅导的基本知识。

📖 知道老年人心理健康讲解的基本知识。

📖 会进行老年人心理辅导方案制定。

📖 会使用老年人心理健康讲解方法。

二、相关知识

1.老年人心理辅导

老年人心理辅导是指心理辅导者与老年人之间建立一种具有咨询功能的融洽关系，以帮助老年人正确认识自己、接纳自己，进而欣赏自己，并克服障碍，改变自己的不良意识和倾向，充分发挥个人潜能，迈向自我现实的过程。

1)老年人心理辅导的目标

(1)对个别老年人进行心理辅导，使他们不断认识自我，增强调控自我、承受挫折、适应环境的能力，塑造老年人健全的人格。

（2）对少数有心理困扰和心理障碍的老年人，给予科学有效的心理咨询和辅导，使他们尽快摆脱障碍，调节自我，提高心理健康水平。

（3）探寻开展心理辅导的途径和方法，积累切合老年人实际的心理辅导的经验以更好地援助老年人。

（4）通过研究个别老年人的心理健康状况，掌握老年人心理问题发生、发展的普遍规律，总结适当的心理辅导方法。

2）老年人心理辅导的原则

（1）根据老年人心理发展规律，有针对性地进行心理辅导。

（2）关注老年人个别差异，根据不同老年人的不同需要开展多种形式的辅导，对存在心理障碍的老年人及时进行耐心科学的心理辅导，帮助解除心理障碍。

（3）尊重老年人，以老年人为主体，充分启发调动老年人在生活、学习、人际交往等方面的积极性主动性。

（4）坚持预防发展重于治疗的原则。

（5）充分发挥社区服务在心理辅导中的作用。

（6）建立家庭和心理辅导中心沟通的渠道，两者相互配合的原则。

3）老年人心理辅导的内容

（1）学习心理辅导。包括学习动机、兴趣，学习态度、方法、情感的指导，通过辅导，让老年人老有所学、老有所乐。

（2）人际关系指导。如何建立友谊，怎样处理好与同事、家庭成员的关系，初步掌握人际交往的技巧和能力，懂得尊重、理解、信任和宽容别人，让老年人有一个良好的人际关系氛围。

（3）生活辅导。主要是通过休闲心理辅导、消费心理辅导和日常生活技能辅导来实现。其目的是培养老年人健康的生活情趣、乐观的生活态度和良好的生活技能。

（4）职业心理辅导。帮助老年人在了解自己的能力、特长、兴趣和社会就职条件的基础上，确立自己的职业志向，进行职业的选择和准备，为发挥余热打下良好的基础。

（5）自我心理辅导。帮助老年人了解自己，并悦纳自己，正确认识自我、体验自我和控制自我；学会调节和控制自己的情绪和意志，尤其是影响老年人正常生活的负性情绪问题，如抑郁、恐惧、焦虑、紧张、忧虑等。

4）老年人心理辅导的方法

（1）有计划地开展趣味心理活动或专题讲座。包括心理训练、情境设计、角色扮演、游戏辅导、心理知识讲座等，旨在普及心理健康科学常识。

（2）个体心理咨询与辅导。在进行团体或个别辅导的基础上，对老年人生活中出现的问题给予直接的指导，排解心理困扰，并将有关的心理行为问题进行诊断、矫治，帮助老年人扫除生活中的障碍和烦恼。

（3）积极开通心理辅导中心和家庭心理健康教育的沟通渠道。通过问卷与家访等方式引导家庭成员转变心理教育观念，了解和掌握心理健康教育的方法，营造家庭心理健康教育的氛围，调动家庭和社会的各种力量，创建符合老年人心理健康的良好环境。

（4）建立老年人心理档案。给部分有心理问题的老年人建立心理档案，督促、引导参与心理健康教育活动，变被动为主动；帮助老年人正确认识自己、帮助家庭更全面地了解老年人，让老年人有一个幸福、安康的晚年。

（5）指导老年人进行自我心理健康教育。指导老年人学习简单有效的自我心理健康教育的方法，比如学会放松、与人谈心等，一旦老年人心理出现异常，老年人能够进行识别、并进行自我调整。

2. 老年人心理健康知识及讲解

1）老年人心理健康

（1）老年人心理健康目标。提高老年人的心理素质，充分开发他们的潜能，培养老年人乐观、积极向上的心理品质，促进老年人人格的健全发展。

（2）老年人心理健康任务

①在全体老年人中，开展心理健康教育，使他们不断正确认识自我，增强调控自我、承受挫折、适应环境的能力，培养他们健全的人格和良好的个性心理品质。

②对少数有心理困扰或心理障碍的老年人，给予科学有效的心理咨询和辅导，使他们尽快摆脱障碍，调节心态，提高心理健康水平，增强发展自我的能力。

（3）老年人心理健康的原则

①遗传、教育、认知等因素并重的原则。人的生长发育，特别是大脑的细胞构筑和工作强度是由遗传因素决定的；脑的功能特点和认知策略与能力，却是在一定环境（教育）中，与环境（教育）相互作用过程中形成的；认知又制约着情绪和行为。

②人与环境的协调原则。心理健康的发展过程就是人与自然环境与社会环境能否取得动态平衡的过程，特别是人际关系之间的协调，学会应对和协调人际关系，对心理健康有重要意义。

③身心统一的原则。心理健康和生理紧密相关，健康的心理寓于健康的身体。通过体育锻炼、卫生保健和良好的生活方式，增强体质和生理功能，有助于促进心理健康。

④个体和群体结合的原则。个体心理健康的维护依赖于群体的心理健康水平，创建良好的群体心理卫生氛围，可以促进个体的心理健康。同样，个体对群体也产生影响。

⑤知、情、意、行相对平衡的原则。心理健康的发展依赖于相应的知识，更取决于把理论付之于实践的行动，没有行动，再好的理论也是纸上谈兵。

2)老年人心理健康知识讲解

(1)老年人心理健康知识讲解目标。向所有老年人讲解心理健康的相关概念、理论以及维护心理健康的方式方法。让心理健康的老年人更健康，让有心理问题的老年人运用心理学知识解决心理健康问题。

(2)老年人心理健康知识讲解要求

①认真备课，熟练掌握要讲解的心理健康内容，对讲授的心理健康知识要点、系统、结构、联系等做到胸有成竹、出口成章、熟能生巧，讲起来才精神饱满、充满信心，同时要注意老年人反馈，调控讲解活动的顺利进行。

②要准确，有严密的科学性、逻辑性，用词简要，吐字清楚，音调适中，速度及轻重音适宜；生动、形象、有感染力，注意感情投入；逻辑性强，前后一致。

③充分使用启发式讲解原则，使老年人随着心理健康讲解员的讲解或讲述开动脑筋思考问题，讲中有导，讲中有练。老年人主体作用表现突出，表现为愿学、愿想，才能使讲解进行得生动活泼，而不是注入式。

④讲解内容宜具体形象，要尽量结合其他方法，使之形象化，易于理解。对内容要进行精心组织，使之条理清楚，主次分明，重点突出。

⑤讲解过程中要结合板书与直观教具，可提示心理健康知识要点，显示讲解进程，使内容形象化具体化，直观教具如心理图片、心理图表、心理模型等，可边讲边演示，以加深对讲授内容的理解。

(3)老年人心理健康知识讲解员应具备的素质

①应具有良好的思想品德与职业道德，遵守国家法律法规，有热爱观众的情感品质，让讲解员树立起观众至上的理念，全心全意地为观众服务。

②要具有良好的文化素质和知识修养，不仅自身要掌握丰富的心理学专业知识，同时要博览群书，最好是心理学、教育学或相关专业毕业，大专以上学历。

③应具有良好的公众形象，身体健康，身高、面容符合职业要求，这样

才能给老年人留下良好的第一印象，也有利于讲解的持续进行。

④具有良好的嗓音条件和语言表达能力，善于与老年人交流，普通话水平应达二级甲等以上。

⑤应具有良好的性格特征、心理素质和反应能力，能面对不同的老年人较好地完成心理健康知识的讲解任务。

三、工作内容与方法

1. 老年人心理辅导基本方案的制定

心理辅导方案的制定一般有以下几个步骤。

1）确定辅导目标

根据老年人的心理现状，找到要解决的主要问题，明确心理辅导活动的方向，并对活动做出一定的预期。

2）辅导活动的准备

任何辅导活动的展开，都需要一定的软硬件，提前做好相应的准备，包括资料的查找、相应的问卷、各种活动所需的设备等。

3）辅导活动的方式

比如，讲述与讨论、角色扮演、个体辅导、团体辅导等。

4）辅导活动过程

辅导活动一般包括：辅导专家创设情境，老年人进入情境，联系生活实际，体验领悟，辅导专家分析引导，专家总结等。

5）活动总结

活动结束之后，做出总结，形成书面报告。

2. 老年人心理健康知识讲解方法

1）解说法

在讲解老年人心理健康知识时，运用老年人熟悉的心理事实、事例，引导老年人在情境中接触心理概念，以感知为起点对概念进行理解，或者把已知与未知联系起来，说明事物的本质属性和基本特征。

2）解析法

解释和分析规律、原理和法则，是心理学基础知识讲解和自我心理调节基本技巧训练的重要方式之一。主要有归纳和演绎两种途径：归纳是通过讲授分析心理事实、经验或实验，抓住共同要素，概括某个心理本质属性，综合基本特征，用简练、准确的语言做出结论，再把结论用于心理健康指导的实践，解决典型心理健康问题，最后对相似的、易混淆的内容进行比较，指明区别和联系；演绎，即首先讲解心理规律、原理和法则，再举出正反实例，加以应用。

3）解答法

在讲解老年人心理健康知识时，老年人提出心理问题，讲解员以解答心理健康问题为中心进行解答，具有一定的探索性。在生活事件中引出心理问题，或直接提出，明确解决心理问题的标准，提出解决心理问题的办法，进行比较、择优，进而找出论据，再开展论证，通过逻辑推理得出结果，最后归纳总结。

第二节　老年人心理疏导

老年人出现心理问题是很正常的事情。较轻的心理问题通过心理调治就可以解决，对于患有严重心理障碍的老年人，需要一些心理治疗的技术，给予矫正。

一、学习目标

📖 知道老年人心理调治的基本知识。
📖 知道老年人心理辅导效果评估知识。
📖 会运用老年人不良情绪的心理调治技术。
📖 会运用老年人心理辅导效果评估技术。

二、相关知识

1. 老年人心理调治

老年人心理调治是指向老年人进行心理健康、心理素质等知识的治疗或训练，对有轻度情绪情感问题的老年人进行心理调整，使其心理问题得到消除或有效地缓解的方法。

1）老年人心理调治目标

解决以老年人不良情绪为核心的心理问题，提高老年人的心理健康水平，让老年人有一个快乐、祥和的晚年生活。

2）老年人心理调治方式

常见的调治方法为心理健康知识讲座或报告、心理座谈和个别心理咨询等。

3）老年人心理调治的一般程序（表 16-1）。

表 16-1　老年人心理调治程序

阶　段	内　　　容
1	电话预约
2	首次访谈，达成协议。了解老年人的基本情况和要求，提出建议供老年人参考。在老年人决定接受帮助的情况下，双方签订协议或合同。协议内容包括计划、目标、时间、疗程和费用等
3	设计咨询程序，制订方案。根据老年人不良情绪的程度和对咨询结果要求达到的效果，设计"咨程"的具体时间和次数。咨程短则 2～3 次，中程则 10 次左右，长程则 30 次，每次为 1.5 h 左右
4	调治操作，记录过程。按照调治的流程，老年人主诉症状，心理师倾听，心理师询问、测量，找出原因，分析因果，辅导训练，与老年人互动。同时做好调治记录，主要是记录按方案进行操作的过程和结果
5	分析因果，告知结论。按照咨询的流程，笔者把"原因"放在前面，是强调找出原因、分析因果在咨询中的重要性
6	测验意志，对症下药
7	布置作业，跟踪服务
8	评估效果，结束咨询程序。即实现目标或达到预期效果

4）老年人心理调治的基础理论

（1）精神分析理论。精神分析疗法又叫心理分析疗法，是心理治疗中最主要的一种治疗方法。它是一种以改变作为心理障碍基础的潜意识层面的人格为目标的心理障碍根治疗法，创始人为弗洛伊德，包括冰山理论、人格结构理论、性心理发展理论等。

（2）行为主义理论。行为主义理论又称"刺激—反应理论"，兴起于 20 世纪 20 年代，由华生创立，主要包括经典条件反射理论、操作性条件反射理论、社会观察学习理论。

（3）认知理论。认知心理学是在皮亚杰的发生认识论和计算机模拟与人工智能为标志的信息加工理论的基础上发展起来的心理学派别。它不是单纯研究人的行为，也不是单纯研究人格发展，而是以探索人的内部心理活动规律为己任，为人的行为提供内部的心理活动根据。该理论主要包括贝克的认知理论、埃利斯的 ABC 理论等。

（4）人本主义理论。人本主义心理学是 20 世纪 50～60 年代在美国兴起的一种心理学思潮，其主要代表人物是马斯洛和罗杰斯。人本主义心理学是有别于精神分析与行为主义的心理学界的"第三种力量"，主张从人的直接经验和内部感受来了解人的心理，强调人的本性、尊严、理想和兴趣，认为人的自我实现和为了实现目标而进行的创造才是人的行为的决定因素。该理论主要包括马斯洛需要层次理论、罗杰斯自我理论。

2. 老年人心理辅导效果评估

老年人通过与心理工作人员的互动之后，会在某些方面发生积极改变，如何反映并分析这些变化从而判断心理疏导是否达到了预期效果，可通过心理疏导效果评估进行测量。

评估必须围绕老年人的变化回答 4 个核心问题。

- 什么在变化？
- 谁报告变化？
- 用什么方法报告变化？
- 什么时间报告变化？

依据这些问题所构建的评估不会受具体理论、方法和文化背景的影响，能包容实证和现象学方法，既适合心理辅导和心理健康教育，也适用于心理症状和障碍的预防矫治。

老年人心理疏导效果评估常见的方法如下。

1）心理测验法

心理测验法是一种对人的心理和行为进行标准化测定的技术。在老年人心理疏导效果的评估中运用心理测验的量表可以反映出老年人行为和情绪的变化，以评估老年人心理疏导的效果。疏导前后分别对老年人进行心理测量，再进行差异性分析，就可以看到老年人心理疏导的效果。

2）行为计量法

行为计量法是通过观察和记录某些行为出现的次数，来评价行为是否发生改变。该方法只可以用来记录外显行为、情绪、思维等，记录的方法可以用表格或图示。优点在于具体和可操作性，记录过程是监督的过程，有助于非适应性行为的改变。

3）问卷调查法

问卷调查法是指设计一系列有针对性的问题，请辅导对象填写，收集与针对性问题相关的信息，调查问卷的形式可以是开放式的或封闭式的。

4）主观报告法

主观报告法通过辅导对象的日记、自我报告、辅导者的工作日志、观察记录等方法来评估老年人的发展变化，包括主观量表、开放式问卷、自我报告和他人报告法。

三、工作内容与方法

1. 老年人心理调治的技术

大部分老年人的心理问题并不严重，一般的心理调治技术就可以解决，只有极少部分老年人的心理问题非常严重，需要一些特殊的干预措施。

1）自由联想技术

这是精神分析的主要技术之一，主要是通过鼓励来访者尽量自由地、无拘无束地讲，说出任何所想的事情，不要有任何隐瞒，特别是那些不想说或者不好意思说的东西，把潜意识中的心理冲突与矛盾放在意识层面，在意识中处理掉，并有所领悟，重新建立现实性的健康心理，达到治疗目的。

该技术适用于老年神经症的治疗，具体的治疗方案如下。

（1）安静、光线适当的房间，躺在沙发床上。治疗师在来访者身后。

（2）治疗师简要说明这个方法。

（3）治疗师进行语言暗示，让老人深度放松。

（4）打消其顾虑，想说什么就说什么，不要修改，对谈话内容保密，不随意打断老人的话，也可以进行必要的引导。

（5）回忆童年的经历或精神创伤与挫折。

（6）最终发现压抑在潜意识内的情结或矛盾冲突，并带到意识领域，产生领悟，重建现实性的健康心理。

自由联想法的疗程颇长，一般要进行几十次，持续时间约几个月或半年以上（每周1～2次），不能只进行几次就期望可以完全解决问题。

2）系统脱敏治疗技术

系统脱敏疗法又称交互抑制法，20世纪50年代由精神病学家沃尔帕所创，是整个行为疗法中最早被系统应用的方法之一，通过诱导病人缓慢暴露于导致神经症焦虑的情境，并用心理的放松状态来对抗这种焦虑情绪，从而达到消除神经性焦虑习惯的目的。

该法主要用于治疗恐惧症，也适用于其他以焦虑为主导症状的行为障碍，如口吃、性功能障碍、强迫症等。本疗法遵循循序渐进的原则，重视实践和练习。具体的治疗方案如下。

（1）建立害怕事件层级表。这一步是关键所在，害怕事件层级表做得好不好，基本上就决定了治疗的是否成功。首先要根据来访者的病史及会谈资料找出所有使来访者感到焦虑或恐惧的事件。将这些事件进行相互比较，根据致病作用的大小分成若干等级。通常可将刺激因素按其可引发病人的主观焦虑程度，分为五等或采用百分制（0～100），如引起 1 分主观焦虑或恐怖的刺激为一等，引起 2 分主观焦虑或恐怖的为二等，依此类推，而后将这些不同的刺激因素按其等级依次排列成表，即为"害怕事件层级表"。

（2）放松训练。让来访者坐在舒适的椅子上，深呼吸后闭眼，并想象可令人轻松的情境，如躺在海边听轻松的音乐等，而后让来访者依次练习放松前臂、头面部、颈、肩、背、胸、腹及下肢，亦可借助肌电反馈仪来增强训练效果。这样反复地训练，直至来访者达到能在实际生活中运用自如、随意放松的娴熟程度。一般需要 6～10 次练习，每次历时 30 min，每天 1～2 次，以达到全身肌肉能够迅速进入松弛状态为合格。

（3）系统脱敏治疗。首先让来访者在放松的情况下进行脱敏学习，而后按照设计的焦虑（或恐怖）等级表由小到大依次逐级脱敏。

先让来访者想象最低等级的刺激物或事件。当其能清楚地想象并确实感到有些紧张时，就让其停止想象，并全身放松，而后反复重复上述过程，直至来访者对这样的想象不再感到焦虑或恐怖为止，从而完成第一等级脱敏。接着再对下一个等级的刺激物或事件进行同样的脱敏训练。最后迁移到现实生活中，不断练习，巩固疗效。在咨询过程中，一般在一次会谈时间内以完成 1～2 个等级的脱敏训练为宜。

3）焦点解决短期心理咨询

焦点解决短期咨询是由斯蒂夫德·沙则和伊苏·金·伯格等在美国威斯康星州密尔沃基的短期家庭治疗中心发展起来的，整个咨询的过程就是一种专业的介入，咨询过程中，咨询师以焦点解决导向的介入技术，使当事人对自己的问题情境的知觉、看法、思考和感受都能有所转变。焦点咨询强调要有一个焦点问题或者是一个具体的咨询焦点。目前，该技术在教育、经营、健康管理等领域已经得到广泛的应用，并积极介入到学校、医院、咨询机构、各机关、社工团体等领域。

焦点解决短期咨询以积极的视角，关注来访者身上正向的资源，"问题症状"同时具有正向功能，着重问题的解决，而非对原因的探讨。认为来访者是有能力、有资源的问题解决者，即相信来访者本身就具有改变现状的资源，来访者是最了解他们问题的专家，咨询师是解决问题"过程"的专家，咨询师只是"引发"来访者运用自己的能力和经验，从而"引发"来访者的改变，而不是"制造"改变。

咨询的流程如下。

（1）建构解决的对话阶段（40 min）。

①目标架构的目的是邀请来访者进入咨询对话，理清其想要的目标，并

建立咨询的工作目标。作用是协助来访者明确其期待的目标，而不是一味地抱怨。典型问法为，"你到这里来的目的是什么？"

②例外架构的目的为邀请来访者谈他所认为的问题不会发生的时候，或者是发现来访者想要的目标或者解决方式早已存在的事实与内容为何。作用为引导来访者区分"问题发生时"以及"问题未发生时"，并且更注重后者的存在与意义。当我们更注意没有发生问题的时候时，就可能使没有问题发生的时刻更能发挥它的功能。典型问法则是，"这个问题什么时候不发生？""你想要实现的这个目标，什么时候发生过？"

③假设解决架构的目的是邀请来访者进行脑力激荡，假想如果问题已经解决或目标已经达成时，他会是什么样子，跟现在有什么不同，并鼓励来访者去做目前可以做到的一小部分。作用是开阔来访者的视野，使其从"问题可能可以解决"的认知中，找出问题解决的线索。典型问法是，"当这个问题已经解决了或这个目标已经达到了，你的行为有什么不一样？"

（2）休息阶段（10 min）。

目的：使咨询师（或与协同咨询师一起）就第一阶段谈话进行回顾与总结。

作用：①如果对话过程不如预期顺利，那么休息阶段正好可以终止不顺畅的对话，是咨询师跳离，重新认识来访者，重新加入与来访者互动的时机；②咨询师可以回顾对话过程，跳离咨询情景，客观地整理与思索，或与协同咨询师讨论，从而整理出对来访者进行反馈的内容；③来访者有机会思考咨询师所询问的问题，从而可能有新的体验与发现。

（3）回馈阶段（10 min）。

①称赞的目的是引发来访者从新的正向的角度看待情境，对于从前批判自己"什么也没做"或"什么都没有做好"等，转而能发现自己是"做了一点有用的事的"，从而使来访者能更自发地寻找、回忆起许多例外的存在。作用是使来访者发现自身资源的存在，提高为自己负责的能力与意愿，鼓舞来访者继续行动的力量，使来访者远离被批评的恐惧。

②信息提供的目的是为来访者提供专家的观点，研究成果或理论说明等，目的是协助来访者用新的角度思考问题与情境，或者为家庭作业提供行动脉络。作用是对来访者进行知识的教育，提供另一种想法，以及为家庭作用提供架构。

③家庭作业的目的是作为会谈的补充。作用是促进来访者形成个人目标，鼓励来访者在生活中尝试一些改变。

焦点解决短期咨询认为咨询的时间与次数没有必要进行预设，不期待有所谓的连续，也不期待接下来的几次咨询与第一次有何不同。其视每一次咨询都是第一次，也视每一次咨询都是最后一次。

4) 放松疗法

放松疗法又称松弛疗法、放松训练，它是一种通过训练有意识地控制自身的心理生理活动、降低唤醒水平、改善机体紊乱功能的心理治疗方法。认为一个人的心情反应包含"情绪"与"躯体"两部分。假如能改变"躯体"的反应，"情绪"也会随着改变。至于躯体的反应，除了受自主神经系统控制的"内脏内分泌"系统的反应不易随意操纵和控制外，受随意神经系统控制的"随意肌肉"反应，则可由人们的意念来操纵。也就是说，经由人的意识可以把"随意肌肉"控制下来，再间接地把"情绪"松弛下来，建立轻松的心情状态。

放松疗法适用于各种焦虑性神经症、恐惧症，且对各系统的身心疾病都有较好的疗效。放松疗法常和系统脱敏疗法结合使用，同时也单独使用。

肌肉放松训练的基本程序有以下几个步骤。

(1) 准备工作。找一间室内整洁，光线柔和，周围没有噪声，没有其他人打扰房间，身处其中令人舒适、愉快，不受任何干扰。房间里必须有一张床、沙发或比较舒适的靠背椅。开始时，先坐在椅子或沙发上，或者躺在床上，姿势尽量使自己舒适；然后，闭上眼睛。

(2) 深深吸一口气(约10 s)，再慢慢地把气呼出去(停一会儿)；再深深地吸口气(约10 s)，再慢慢地把气呼出去(停一会儿)。

(3) 伸出前臂，攥紧拳头，用力攥，注意手上的紧张感受(约10 s)；然后放松双手，体验放松后的感受(停一会儿)。重复该过程一次。

(4) 用力弯曲手臂，并注意双臂肌肉紧张的体验(约10 s)；再彻底放松双臂的肌肉，体验放松后的感受(停一会儿)。重复该过程一次。

(5) 紧张双脚，脚趾绷直(约10 s)。放松双脚(停一会儿)。重复该过程一次。

(6) 放松小腿的肌肉(约5 s)。把脚尖用劲向上翘，绷紧小腿上的肌肉(约10 s)。彻底放松(停一会儿)。重复该过程一次。

(7) 放松头部肌肉(约5 s)。绷紧额头的肌肉。紧皱额头的肌肉(约10 s)，放松(停一会儿)，用力闭双眼(约10 s)。转动眼球，从上至左，从下至右，加快速度，再反方向进行，加快速度。再放松(停一会儿)。用力咬紧牙齿(约10 s)。用舌头顶住上腭，用力上顶(约10 s)。彻底放松(停一会儿)。将头用力向后靠沙发(约10 s)，彻底放松(停一会儿)。重复该过程一次。

(8) 放松躯干上的肌肉群(约10 s)，用力向后扩展双肩(约10 s)，彻底放松(停一会儿)。重复该过程一次。

(9)用力提双肩，使其接近耳垂(约 10 s)，彻底放松(停一会儿)。重复该过程一次。

(10)用力绷紧臀部肌肉，用力上提会阴(约 10 s)，彻底放松(停一会儿)。重复该过程一次。

休息 2 min，再从头至尾练习一遍。

刚刚开始练习的时候可能并不容易使肌肉达到深度放松，需要持之以恒，才会见到成效。一般可以每天练习 1～2 次，每次大约 30 min，一般需要 6～10 次练习，就可以让全身肌肉能够迅速进入松弛状态。

5)生物反馈疗法

生物反馈疗法又称生物回授疗法，是一种借助于电子仪器，让人们能够知道自己身体内部正在发生变化的行为矫治技术，通过人体内生理或病理信息的自身反馈，使老人经过特殊训练后，进行有意识的"意念"控制和心理训练，通过内脏学习达到随意调节自身躯体机能，从而消除病理过程、恢复身心健康。实验证明，心理(情绪)反应和生理(身体)活动之间存在着一定的关联，心理社会因素通过意识影响情绪反应，使不受意识支配的内脏活动发生异常改变，导致疾病的发生。生物反馈疗法将正常属于无意识的生理活动置于意识控制之下，通过生物反馈训练建立新的行为模式，实现有意识地控制内脏活动和腺体的分泌，以达到治疗目的。

此治疗方法训练目的明确、直观有效、指标精确，求治者无任何痛苦和副作用，目前已得到广泛应用。它适用于焦虑症、恐惧症、抑郁症、与精神紧张有关的一些身心疾病、紧张性头痛、血管性头痛、偏头痛、高血压、原发性高血压、心律不齐等症状。

生物反馈疗法的治疗程序如下。

(1)在安静、光线柔和、温度 26℃左右的治疗室内，老人坐在一张有扶手的靠椅、沙发或是呈 45°角的躺椅上，解松紧束的领扣、腰带，穿换拖鞋或便鞋，坐时双腿不要交叉，以免压迫血管。软凳宽椅使感觉舒服，头后有依托物更好。

(2)第一次治疗与以后每次治疗前的 5 min，记录安装电极所获基线数据或检查老人"家庭作业"所获成绩。

(3)训练老人收缩与放松前臂肌肉，训练面部肌肉活动令老人抬额、皱眉、咬牙、张嘴，然后一一放松，告诉老人观察肌表面电位微伏计上指针变化及偏转方向，与此同时，倾听反馈音调变化并理解其信号的含义。

(4)给老人增加精神负荷，回忆惊险和痛苦经历，同时观察肌电、皮肤电导、指端皮温、脉搏血压等的变化，找到最敏感的反应指标，作为下一步训练的选择指标；在精神负荷下无显著变化的生物反应指标，以后训练中亦无法判定疗效，故不宜选择。

（5）全身肌肉放松程序。依次为上肢、下肢、躯干（腹部、腰部、肩背部）、颈部、面部肌肉。首先作收缩与放松交替的练习，最后作全身肌肉放松练习。

（6）呼吸要求自然、缓慢、均匀。请老人设想鼻孔下面有一只兔子，呼吸不能吹动兔毛。

（7）尽量保持头脑清静。排除杂念，不考虑任何问题，使自己处于旁观者的地位，观察头脑中自发地涌现什么思想，出现什么情绪，称为被动集中注意。

如无法排除杂念，可在每次呼吸时，反复简单数数字如"一、二"，或是默念"我的胳膊和腿部很重，很温暖"，达到自我暗示作用。入静好的可达思维停止，万念俱寂，使人嗜睡，但应避免完全入睡。

（8）施治者注意调节反馈信号，调节阳性强化的阈值，阈值上下的两种信息用红绿灯光或不同频率的音调反馈，务使阈值调整恰当，使老人获得自控生物指标的阳性信号占70%，阴性信号占30%左右。阳性信号达90%以上甚至100%时，即提高阈值的标准要求；当阳性信号只在50%左右时，降低阈值标准的要求，使训练循序渐进。每次练习完毕，指出所获成绩，布置家庭作业并提出下次实验室练习任务。每一次练习在20～30 min内，反馈信息亦可中途关闭，只在开始与结束时检查肌电指标，每次治疗结束后，让老人做几次肢体屈伸运动，使老人感到轻松愉快，再离开治疗室。

（9）在没有仪器监测的情况下，要求老人每日做"家庭作业"，比较方便时（如中午、晚上睡觉前或清晨），自己练习，每次10～30 min，每日1～2次，并持之以恒。

（10）治疗的一个疗程约10次，可以每周2次，其余5天都在自己家里练习，亦可在开始治疗时每周4次，以后每周1次，巩固并随访疗效，持续3个月到半年。

（11）如果通过多次练习每种反馈性生物反应指标，并无明显变动，应该与老人交谈是否已了解练习的目的与方法，如果不是理解与技术中的问题，应考虑另择反馈性生物指标。还有一种情况是通过治疗，生物反应指标有明显变动，自我调节良好，但临床症状仍无明显进步。例如肌肉松弛甚好，而焦虑依然如故，亦可另择其他生物性指标进行训练，或改用其他治疗方法。

（12）治疗前、治疗过程中与治疗结束后，由观察者填写记录单，老人自填症状变化量表，这样可做出对比，确定有无疗效。

6）园艺疗法

园艺疗法是指利用植物及园艺让来参与的顾客从某种心理障碍恢复到未发病前，甚至比病前更好的状态的治疗方法，是一种辅助性的治疗方法，借由实际接触和运用园艺材料，维护美化植物或盆栽和庭园，接触自然环境而缓解压力与复健心灵。

园艺疗法的适用对象非常广泛，包括未成年人、老年人、残疾人、智力低下、自闭症、精神病患者、亚健康人群、药物和酒精滥用者以及患有其他疾病的人群。园艺疗法是一种在自然中的一个整体疗法，完全摒弃化学药物，安全性高、不产生毒副作用和后遗症，投资很少。

园艺疗法实施场所分为室外和室内两类。

（1）室外场所包括庭园、市民花园、花坛、屋顶花园、阳台、路旁等。

（2）室内场所包括食堂、会客室、居住房间、走廊、温室、园艺塑料大棚等。

场所应附有工具保管室、水龙头、浇水管、饮用水装备、休息室、照明、空调设备等。园艺活动场所的诸条件，不仅影响园艺活动形式、内容、栽培种类的选定，而且还影响与患者身体状况相关的日照、气温、湿度与风力等气象条件。园艺疗法最理想的实施场所是建造园艺疗法专用庭园，园艺疗法庭园的基本要求是具有公园外貌，具备园艺操作活动设施，还要兼有社会福利医疗设施功能。

园艺疗法的实施程序如下。

（1）事前评价。为了了解参加者的基本情况，从参加者本人、家庭、接受治疗的医院或者福利中心收集情报，汇编成能够明确参加者基本情况与实施内容的资料。

（2）设定治疗目的。了解参加者所具备的能力与障碍，根据其基本情况设定能够达到的最终目标以及长期、中期、短期目标。为了设定治疗目的，组织者应具有社会福利、医疗与心理学等方面的知识。

（3）制订实施计划。为了充分发挥园艺疗法的效果，必须制订详尽的实施计划。根据已设定的治疗目的选择实施内容与场所、选择植物种类、选用适当的园艺工具。制订实施计划者必须具备丰富的园艺知识与过硬的操作技术。

（4）实施中的关键点。根据计划实施园艺疗法时，在体力与集中力范围内应尽量让参加者亲自动手，指导人员如果动手太多则会使效果减半。还应考虑到对象的能力与兴趣，使其能够快乐，易于理解地进行操作。

（5）评价。计划实施后，应对操作内容、指导方法、计划等全部内容做出评价，以决定下次实施的内容和目标。并根据实际情况，与其他医疗、福利部门协商。评价时重要的是不要按照完成园艺作品、收获数量来进行评价，而要通过对象者通过园艺活动产生的行动变化、心态变化以及治疗目的完成情况进行评价。

7) 认知疗法

认知疗法是根据认知过程影响情感和行为的理论假设，通过认知和行为技术来改变病人不良认知，使病人的情绪和行为随之改变，社会适应能力得到增强的一类心理治疗方法。认知疗法强调，常见的心理障碍的中心问题是某些歪曲的思维，治疗在于向患者提供有效的方法以克服盲目、错误的认知。从广义的角度看，认知疗法包括所有能改变错误认知的方法，如说明、教育、批评、促膝谈心等作为一种特殊的治疗手段，相应地有其特殊的方法、技术和程序。

认知疗法治疗一般分为以下 4 个过程。

(1) 建立求助的动机。在此过程中，要认识适应不良的认知—情感—行为类型。老人和治疗医师对其问题达成认知解释上意见的统一，对不良表现给予解释并且估计矫正所能达到的预期结果。比如，可让老人自我监测思维、情感和行为，治疗医师给予指导、说明和认知示范等。

(2) 适应不良性认知的矫正。在此过程中，要使老人发展新的认知和行为来替代适应不良的认知和行为。比如，治疗医师指导老人广泛应用新的认知和行为。

(3) 在处理日常生活问题的过程中培养观念的竞争，用新的认知对抗原有的认知。在此过程中，要让老人练习将新的认知模式用到社会情境之中，取代原有的认知模式。比如，可使老人先用想象方式来练习处理问题或模拟一定的情境或在一定条件下让老人以实际经历进行训练。

(4) 改变有关自我的认知。在此过程中，作为新认知和训练的结果，要求老人重新评价自我效能以及自我在处理认识和情境中的作用。比如，在练习过程中，让老人自我监察行为和认知。

整个疗程为 15～24 次，1～2 次 / 周，40～60 min/ 次，持续 3～4 个月，一般不超过 6 个月。

此外，还有合理情绪治疗的方法，其治疗程序如下。

① 向求治者指出，其思维方式、信念是不合理的。帮助他们弄清楚为什么会变成这样，怎么会发展到目前这样子，讲清楚不合理的信念与他们的情绪困扰之间的关系。这一步可以直接或间接地向求治者介绍 ABC 理论的基本内容。

② 向求治者指出，他们的情绪困扰之所以延续至今，不是由于早年生活的影响，而是由于现在他们自身所存在的不合理信念所导致的，对于这一点，

他们自己应当负责任。

③通过以与不合理信念辩论方法为主的治疗技术，帮助求治者认清其信念的不合理性，进而放弃这些不合理的信念，帮助求治者产生某种认知层次的改变。这是治疗中最重要的一环。

④不仅要帮助求治者认清并放弃某些特定的不合理信念，而且要从改变他们常见的不合理信念入手，帮助他们学会以合理的思维方式代表不合理的思维方式，以避免再做不合理信念的牺牲品。

这4个步骤一旦完成，不合理信念及由此而引起的情绪困扰和障碍即将消除，求治者就会以较为合理的思维方式代替不合理的思维方式，从而较少受到不合理信念的困扰了。

2.老年人心理辅导效果的评估技术

1)评估的维度

(1)老年人对心理辅导效果的自我评估。包括老年人认为自己原来害怕的事物现在不再害怕了，原来无法接受的现实现在开始接受了，对自己的满意程度上升了等。

(2)老年人社会生活适应状况改变的客观现实。包括开始兴趣活动，与人交往、相处状况得到改善，工作、学习效率提高等。

(3)老年人的家人、朋友和同事对老年人改善状况的评定。包括不再乱发脾气、摔东西、与同事和谐相处、与父母或孩子的沟通加强等。

(4)老年人咨询前后心理测量结果的比较。包括某些心理症状量表的分数得到改善、自我评价更积极、敢于面对困难等。

(5)咨询师的评定。包括老年人在情绪、认知和独立性等方面有进步、自我评价更积极，敢于面对困难等。

需要说明的是，评价的内容应以心理辅导目的为主，只有目标内容的改善，才是心理辅导的直接成效。比如，一个有社交恐惧症的老人，心理辅导后自信心增强，焦虑情绪减轻，紧张心理得到缓解，但仍然存在社交恐惧，不敢与人交往。虽然心理辅导对老人产生了积极的影响，有一定的辅导成效，但没有达到预期的目标。尽管没有彻底解决社交恐惧症，但改善了心理状态，心理辅导产生了间接的效果。

2)心理辅导效果的阶段性、全程性分析

每一次心理辅导，都要有辅导效果的评估。几次之后，对前几次评估的结果再进行一次全程性的分析，看看哪个阶段的效果比较好，总结经验，为下一次的心理辅导提供合理化的建议。

本章小结

1. 养老护理员应根据老年人的个体实际情况做好有针对性的心理辅导工作。

2. 在老年人心理状态出现问题时，养老护理员需根据心理问题的严重程度有针对性地给予老年人相应的调治与治疗，并做好心理辅导效果的评估工作。

练 习 题

一、选择题

1. 不属于老年人心理辅导的原则的为（　　　）。

　　A. 根据老年人心理发展规律，有针对性地进行心理辅导

　　B. 关注老年人个别差异，根据不同老年人的不同需要开展多种形式的辅导

　　C. 尊重老年人，以老年人为主体，充分启发调动老年人在生活、学习、人际交往等方面上的积极性主动性

　　D. 坚持治疗重于预防发展的原则

2. 不属于老年人心理辅导内容的为（　　　）。

　　A. 学习心理辅导　　　　　　　　B. 职业心理辅导

　　C. 婚姻辅导　　　　　　　　　　D. 人际关系辅导

3. 精神分析法的创始人是（　　　）。

　　A. 弗洛伊德　　　B. 荣格　　　　C. 佛洛姆　　　　D. 冯特

4. 行为主义理论不包括（　　　）。

　　A. 经典条件反射理论　　　　　　B. 操作性条件反射理论

　　C. 冰山理论　　　　　　　　　　D. 社会观察学习理论

5. 心理疏导效果的评估必须围绕老年人的变化回答（　　　）个核心问题。

　　A. 3　　　　　　　B. 4　　　　　　C. 5　　　　　　D. 2

6. 不属于系统脱敏治疗的程序的为（　　　）。

　　A. 建立害怕事件层级表　　　　　B. 放松训练

　　C. 系统脱敏治疗　　　　　　　　D. 家庭作业

7. 不属于老年人心理健康讲解法的为（　　　）。

　　A. 解答发　　　B. 解析法　　　　C. 解说法　　　　D. 解决法

8. 心理学界的"第三种力量"是指（　　　）。

A. 精神分析心理学　　　　　　B. 认知心理学

C. 人本主义心理学　　　　　　D. 行为主义心理学

9. 焦点解决短期心理咨询中，建构解决不包括（　　　）。

A. 目标架构　　　　　　　　　B. 例外架构

C. 假设解决建构　　　　　　　D. 评估建构

10. 完全摒弃化学药物，安全性高、不产生毒副作用和后遗症，投资很少的在自然中的一个整体疗法是指（　　　）。

A. 生物反馈疗法　B. 认知疗法　　C. 园艺疗法　　　D. 放松疗法

二、判断题

1. 老年人心理健康坚持预防发展重于治疗的原则。　　　　　（　　）

2. 有计划地开展趣味心理活动能够提高老年人心理健康。　　（　　）

3. 要指导老年人进行自我心理健康教育。　　　　　　　　　（　　）

4. 讲解过程中要结合板书与直观教具。　　　　　　　　　　（　　）

5. 老年人心理问题以意志为核心。　　　　　　　　　　　　（　　）

6. 自由联想法的疗程颇长，一般要进行几十次，持续时间约几个月或半年以上。　　　　　　　　　　　　　　　　　　　　　　　　（　　）

7. 在老年人心理辅导效果的评估中，评价的内容应以心理辅导目的为主。

（　　）

第十七章　护理管理

【内容提要】

为更好地提高老年人的健康水平，系统地利用养老护理人员的潜在能力和其他环境、设备、人员、信息等，进行科学的计划、组织、控制与协调，养老护理人员还要学习护理管理的基本知识。通过计划、组织、人力资源管理、领导、控制5个管理职能，达到保证护理管理效率的目的。

第一节　组　织　管　理

组织管理就是通过建立组织结构，规定职务或职位，明确责权关系，以使组织中的成员互相协作配合、共同劳动，有效实现组织目标的过程。组织管理是管理活动的一部分，也称组织职能。

一、学习目标

📖 知道养老护理组织管理的基本知识。

📖 知道养老护理规范及流程相关知识。

📖 知道养老护理员考核办法及流程。

📖 能制定养老护理岗位职责和工作程序与护理流程。

📖 能起草养老护理员的管理制度。

📖 能对养老护理工作程序和护理流程提出持续改进意见。

📖 能检查和控制养老护理计划和方案。

📖 能制定养老护理员考核办法。

二、相关知识

管理职能是指管理的职责和功能，是管理者在管理活动中应当承担的职责和任务，是管理活动内容的理论概括。

1. 养老护理管理知识

1) 管理的职能

管理职能包括计划职能、组织职能、人员管理、领导职能、控制职能。

2) 养老护理管理的组织原则

(1) 目标明确原则。养老护理管理应当有特定的任务和目标，任何活动都必须服从总目标的要求，做到人和事的高度配合。

(2) 责任和权利相结合的原则。权利是责任的基础；责任是权利的约束；利益的大小决定了管理者是否愿意担负责任以及接受权利的程度。

(3) 分工协作原则。养老护理任务目标的完成，离不开专业化分工和协作，只有在合理分工的基础上加强协作和配合，才能保证各项工作的顺利展开，以达到整体目标。

(4) 有效管理幅度和管理层次的原则。管理幅度指一个管理者能直接有效指挥的下属成员的数目。管理层次是最高管理者到基层员工之间应该划分的隶属管理的数量。一般情况管理幅度和管理层次成反比，即管理层次少管理的幅度就宽，而管理层次多管理的幅度就窄。一般来说，管理幅度不能太大，以 4～6 人为宜。

(5) 统一指挥和权力制衡相结合原则。统一指挥是指一个下属人员只应接受一个领导人的命令。权力制衡指无论哪一级领导人，其权力运用必须受到监督，一旦发现某个机构或者职务有严重损害组织的行为，可以通过合法程序，制止其对权力的滥用。

(6) 集权与分权相结合的原则。集权是大生产的客观要求，而分权则是调动下级积极性、主动性的必要组织条件。因此，养老机构在进行组织设计或调整时，既要有必要的权力集中，又要有必要的权力分散，两者不可偏废。

2. 养老护理规范及流程

1) 养老护理规范

养老护理规范按照初级、中级、高级、技师 4 个级别分别进行了有针对性和适应性的护理规范。主要包括以下内容。

(1) 基础护理：包括老年人清洁护理、用药、冷热疗、饮食、排泄、应急救护、消毒防护、临终护理等护理规范。

(2) 心理护理：主要包括老年人不同心理状态下的心理疏导和心理保健。

(3) 康复护理：主要包括老年人的康乐照顾和功能锻炼。

（4）护理管理：主要针对高级、技师级别的护理员，包括计划管理、组织管理、质量管理等。

（5）培训与指导：能有针对性地对初级、中高级养老护理员进行初步培训，完成培训计划和培训教案。

2）养老护理流程

（1）入住时护理

①做好接待老人的准备，包括房间、床单位、基本的生活用品、老年人档案夹等均需准备完善和妥当。

②热情迎接老人，介绍养老机构的设施、环境布局和基本的规章制度，建立信任关系，做好心理护理。

（2）入住期间护理

①餐前、餐后做好老人的清洁护理、排泄护理，以及房间的清洁、卫生工作。

②三餐时间做好老年人饮食护理，特殊病情做好特殊饮食护理。

③遵医嘱协助老人服药，做好用药护理。

④用餐后帮助和协助老年人进行功能锻炼，进行老年人康乐照顾。

⑤加强和老人的沟通、交流，及时发现老人的心理问题，及时采取心理护理措施，做好老年人心理保健和心理疏导工作。

⑥遇有意外情况做好老年人的应急救护。

（3）离开养老机构或临终护理

①离开前：协助老人办理相关手续，征求老年人意见和建议。

②离开时：协助老人整理用物，做好相关疾病或知识的健康宣教，真诚送老人离开。

③离开后：做好房间、床单位、老人使用的物品的清洁和消毒工作。

④若老人去世，做好去世前的临终关怀、去世后的遗体照料和遗体护理。

3. 养老护理员考核办法及流程

1）考核办法

（1）考核内容：分为理论知识考试和技能操作考核。理论知识考试采用闭卷笔试方式，技能操作考核采用现场实际操作方式。理论知识考试和技能操作考核均实行百分制，成绩皆达60分以上者为合格。技师还须进行综合评审。

（2）考核师资要求：理论知识考试考评人员与考生配比为1∶20，每个标准教室不少于2名考评人员；技能操作考核考评员与考生配比为1∶10，且不少于3名考评员。

（3）考核时间：理论知识考试时间为 90 min，技能操作考核时间为 90～120 min。

（4）考核场所设备：理论知识考试在标准教室进行，技能操作考核在有教学教具设备的实习场所进行。

（5）考核要点：近年来，随着医学科学的快速发展，医护人员人文素养的培养受到重视。人文素质的欠缺，已成为阻碍护理事业发展的重要因素。作为养老护理人员也应加强自身人文素养的培养。而人文素质的培养不仅体现在护理操作实践中，也体现在护理知识和技能的考核中。因此在对养老护理员考核过程中，应融入人文素质、沟通能力、护理礼仪等综合素质的考核，提高养老护理员的综合能力。

2）考核流程

（1）进行理论知识考核。

①考生提前 30 min 进入考场，考试开始后 15 min 不允许考生进入。

②考试前核对考生基本信息，确保准确后允许入场。

③考生进入考场，按座号入座。

④发放试卷，考生填涂基本信息。

⑤检查试卷，考试的级别、内容是否一致。

⑥考生开始答卷。

⑦考生再次检查试卷信息，收试卷。

（2）进行技能考核。

①查看考核技能项目的名称、时间、地点。

②准备技能考核所需用物。

③在规定的时间内完成考核要求。

④整理用物。

（3）对高级和技师级别的考试，必要时增加综合考核项目。

三、工作内容与方法

1. 制定养老护理人员职责和工作程序与护理流程

1）明确养老护理人员岗位职责

（1）养老护理人员岗位职责确定的依据

①根据养老护理工作任务的需要确立工作岗位名称及其数量。

②根据养老护理岗位工种确定职务范围。

③根据养老护理工作性质确定岗位使用的设备、工具、工作质量和效率。

④明确岗位环境和确定岗位任职资格。

⑤确定各个岗位之间的相互关系。

⑥根据岗位的性质明确实现岗位目标的责任。

(2)养老护理职责制定方法

①下行法是一种基于组织战略，并以流程为依托进行工作职责分解的系统方法。具体来说，就是通过养老护理工作分解得到职责的具体内容，然后通过流程分析来界定在这些职责中，护理员应该扮演什么样的角色，应该拥有什么样的权限和工作任务。

第一步，确定职位目的。根据组织的战略目标和部门的职能定位，确定职位目的。如不同级别护理员有不同的职责，同一级别的护理员分工不同，有负责清洁卫生工作的、有负责功能锻炼的等。

第二步，分解关键成果领域。通过对职位目的的分解得到该职位的关键成果领域。所谓关键成果领域，是指一个职位需要在哪几个方面取得成果，来实现职位的目的。如负责清洁卫生工作的护理员，其职位的关键成果就是通过正确的清洁消毒办法，达到保持卫生、消毒防护的目的，有效预防和控制感染的发生等。

第三步，确定职责目标。确定该职位在该关键成果领域中必须取得的成果。

第四步，确定工作职责。确定任职者到底要进行什么样的活动，承担什么样的职责，才能达成这些目标。在确定责任时，职位责任点应根据信息的流入流出确定。信息传至该职位，表示流程责任转移至该职位。经此职位加工后，信息传出。

②上行法与下行法在分析思路上正好相反，它是一种自下而上的"归纳法"。具体说，就是从养老护理工作各要素出发，通过对基础性的工作活动进行逻辑上的归类，形成工作任务，并进一步根据工作任务的归类，得到职责描述。在实际工作中此种方法更为实用、更具操作性。

第一步，罗列和归并基础性的工作活动（工作要素），并据此明确列举出必须执行的任务。如养老护理员的工作活动有基础护理、心理护理、康复护理、护理管理等要素。

第二步，指出每项工作任务的目的或目标。

第三步，分析工作任务并归并相关任务。

第四步，简要描述各部分的主要职责。

第五步，把各项职责对照职位的工作目的，完善职责描述。

在实际工作中要将两种方法有效结合，全面完善养老护理员岗位职责的确定。

2）养老护理工作程序与护理流程的制定

一个科学的工作流程的制定，一般是按以下顺序完成的。

（1）明确护理目标。通过护理，使老年人预防疾病、减轻痛苦、恢复健康、促进健康。

（2）明确必要环节。把养老护理必需的环节找出来，流程不是环节越多越好，而是环节越少效率越高。要完成和修改一个流程，就要找到问题的根节，善于挖掘才能够保证目标的顺利完成。如主要环节有基础护理、心理护理、康复锻炼等。

（3）环节论证。论证哪些环节是必需的，哪些环节可以省略。

（4）流程设计。根据必须环节设计流程，明确每个环节干什么，起什么作用，流程从一个方面来讲就是工作的结构表现，每一个环节都要有每一个目的、功能，只有这样才能是合理的流程。

（5）流程验证。按设计好的流程进行实践。

（6）流程修正。根据实践，找出问题，修正。

有了实践的过程，自然要有修正的环节，找出问题，通过与老年人的交流或是及时发现与记录养老护理工作遇到的实施困难等，及时进行修正。

（7）流程再验证、再实践。将修改后的流程再次实践并且总结，才能够更加合理。

（8）流程再修正、再进一步修正。每一次实践流程，都会带来修正的需要，不断实践，不停修正，流程才更为合理。实践和修正是永远不停的。没有最好的工作流程，只有更好的工作流程。

2. 起草养老护理员的管理制度

1）养老护理员管理制度的分类、发布方式

制度可分为岗位性制度和法规性制度两种类型。岗位性制度适用于某一岗位上的长期性工作，所以有时制度也叫"岗位责任制"，如《养老护理员管理制度》和《养老护理员岗位职责》；法规性制度是对某方面工作制定的带有法令性质的规定，如《养老护理员休假制度》和《养老护理员差旅费报销制度》等。

制度的发布方式比较多样，除作为文件存在之外，还可以张贴和悬挂在某一岗位和某项工作的现场，以便随时提醒人们遵守，同时便于大家互相监督。

2）养老护理员管理制度的起草办法

（1）确定起草养老护理员管理制度的类型，每一类型所包含的内容和要求。

养老护理员管理制度包括护理员行政制度，如请销假制度、奖惩制度等；质量管理制度，如消毒隔离管理制度、护理操作规范制度等；护理安全管理制度，如护理员差错报告制度、操作安全制度等；护理工作制度，如抢救工作制度，出入院制度等。

（2）起草养老护理员管理制度的基本要求

①草案的依据：可依据《养老机构护理员管理办法》起草，并结合其他管理办法，做到有针对性，有适用性。

②确定草案的目的或宗旨：规范养老护理员的行为与活动，更科学、有效的实施养老护理工作。

③确定实施办法：制度成文，落实到每位养老护理员，成为规范养老护理员行为的准则。

④核准与施行：组成制度成立小组，审核与完善制度，提出意见或建议。并落实到养老护理工作实处，增加实行力度。

⑤解释与修行：本制度由哪些机构或部门批准，解释权归哪些部门或机构等问题一一落实。

（3）形成养老护理员管理制度草案

①内容包括标题、正文、落款三部分。

标题：规章制度的标题一般由单位名称、内容、文种组成，如《××市养老院护理员请销假制度》等。

正文：规章制度的正文结构一般有两种形式。一是分章列条式（章条式）：即将规章制度的内容分成若干章，每章又分若干条。第一章是总则，中间各章叫分则，最后一章叫附则。总则一般写原则性、普遍性、共同性的内容。二是条款式：这种规章制度只分条目不分章节，适用于内容比较简单的规章制度。一般开头说明缘由、目的、要求等，主体部分分条列出规章制度的具体内容。其第一条相当于分章列条式写法的总则，最后一条相当于附则的写法。

落款：注明时间、制定单位等。

②规章制度的写作要求有以下几点。

体式的规范性：规章制度在一定范围具有法定效力，因此在体式上较其他事务文书，更具有规范性。规章制度，用语简洁、平易、严密，在格式上，不论是章条式，还是条款式，本质上都是采用逐章逐条的写法。条款层次由大到小依次可分为七级：编、章、节、条、款、目、项。一般以章、条、款三层组成最为常见。

内容的严密性：规章制度需要人们遵守其特定范围的事项，因此其内容必须有预见性、科学性，就其整体，必须通盘考虑，使其内容具有严密性，否则无法遵守或执行。

3. 对养老护理工作程序与护理流程提出持续改进意见

所谓的流程，简单地说，就是做事情的顺序。而养老护理员工作流程即养老护理人员完成护理服务的顺序和内容。制定科学的工作流程是保证大家能"正确地做事"，从而取得最大的成就和最大的效益。因此流程的持续改进非常关键。可以说，科学的流程是在不断的实践和不断的改进中得到的。

（1）及时、持续和护理员沟通、和老人沟通，发现养老护理规范与流程中的不足、不完善之处，并将资料收集、整理、归类、分析。

（2）加强护理质量的检查，及时发现问题，形成总结。

（3）不断学习养老护理员先进的管理理念和管理方法，提高自身知识和能力。

（4）具有一定护理研究的能力，不断研究养老护理工作的规范和流程，使养老护理工作更科学、完善，流程更方便、快捷、有效。

4. 对养老护理计划与方案进行检查和控制

1）养老护理管理方案的检查与控制的意义

（1）提高养老护理人员对管理方案执行的自觉性。加强养老护理员的素质教育，不断提高他们的责任心，培养爱岗敬业精神，使他们自觉执行各项规章制度。

（2）提高养老护理人员的业务技术水平。只有养老护理员具备执行管理方案所必需的业务技术知识和能力，理解要求的内容，才能正确执行护理管理方案。

（3）强化约束机制，促进各项制度的落实。充分发挥护理管理部门的职能作用，对规章制度的贯彻落实进行经常性检查、监督和指导。

2）养老护理计划与方案进行检查和控制的方法

（1）成立养老护理计划与方案的检查控制组。控制组成员主要为护理管理人员，负责人多为院长或副院长。根据检查的内容不同又细化为不同的小组，确定各小组负责人及其担负的职责。

（2）明确和完善养老护理计划与方案标准。标准要具有先进性、科学性、合理性、实用性特点，组织全院养老护理员学习、讨论，并打印成册，确保标准落到实处。

（3）检查养老护理计划与方案，检查的方式可选择自查、抽查、个人检查、小组检查、按周或月检查等。

（4）控制养老护理计划与方案

①加强对标准的组织学习，组织形式灵活多样。

②加强质量教育，可通过组织讲座、召开质量大会，使护理员增强护理质量的意识，养成良好的工作作风，调动护理员工作的积极性。

③加强考核，制定考评量化标准，考核到人，并与奖金、工资、晋升等挂钩。

5. 制定养老护理员考核办法

1）确定考核的目的

（1）探索一套能体现养老护理岗位责任、风险、劳动强度、技术含量等价值要素的绩效考核办法，形成以绩效考核为核心导向的护理质量管理机制，造就一支高素质的养老护理队伍，确保护理目标的实现。

（2）建立科学、完善的绩效考核与激励机制，及时、全面、公正地对养老护理人员阶段时间的工作绩效进行评估，促进下一阶段工作的绩效提升。

2）确定养老护理员考核原则

（1）坚持以基础护理质量标准及专业技术规范和实际工作中的客观事实为基本考核依据的原则。

（2）坚持科学合理、多劳多得、优绩优酬的原则。

（3）坚持客观、公平、公正、公开的原则。

3）确定养老护理员主要的考核组织机构

包括考核组的成员，以及各成员的主要职责。

4）确定养老护理员考核时间

考核分为月考核、季考核、年终考核。

5）确定考核内容和考核标准

（1）考核内容分类：分为工作业绩考核、工作能力考核、工作态度考核三大类。每类考核内容下分若干个考核指标。

（2）制定养老护理人员考核量化表：制定考核量化表要细化。包括掌握知识的能力、护理操作的能力、沟通能力、责任心、服务意识、法律意识、安全意识等，每一项目都有奖惩的具体标准。养老护理人员考核总评分 = 业绩分 + 能力分 + 态度分。

6）确定养老护理员考核方式

主要包括理论知识测试、操作技能实训考核、书写个人总结、老人满意度调查等。

7）指出养老护理员考核注意要点

在制定考核办法时充分与老人的数量、质量、老人满意度等要素相结合，体现人性化服务，体现养老护理人员的人文素养。

第二节　质量管理

依照养老服务机构服务合同提供服务，使用质量控制的方法，对各项服务进行监控，才能有效避免因服务提供方或服务人员的责任使老年人受到损失或伤害，满足老年人的服务需求。

一、学习目标

📖 知道养老护理质量管理和信息化管理的相关知识。

📖 能制定养老护理质量控制方案。

📖 能制定养老护理技术操作规程。

📖 能运用信息技术进行信息化管理。

二、相关知识

掌握护理信息，对护理质量应严格要求，从各方面改进不足，满足老年人需求。

1. 护理质量管理

护理质量管理是指按照护理质量形成的过程和规律，对构成护理质量的各要素和环节进行计划、组织、协调和控制，以保证护理服务质量达到规定标准、满足甚至超越服务对象需要的活动过程。护理质量管理常用方法有PDCA循环、D×T×A模式、QUACERS模式、以单位为基础的护理质量保证模式和质量管理圈活动等。其中PDCA循环是护理质量管理最基本的方法之一。

PDCA管理循环（图17-1）就是按照计划（Plan）、执行（Do）、检查（Check）、处理（Action）4个阶段来进行质量管理，并循环不止地进行下去的一种管理工作程序，由美国质量管理专家戴明提出，又称戴明循环。

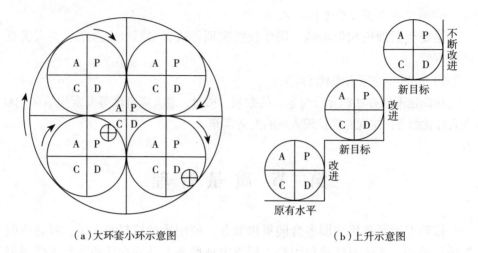

（a）大环套小环示意图　　　　　　　（b）上升示意图

图17-1　PDCA循环示意图

1）PDCA 循环的特点

（1）大环套小环，小环保大环，推动大循环。

（2）阶梯式运行，不断前进，不断提高。

2）PDCA 循环的步骤

（1）计划阶段包括确定质量方针、目标、措施和管理项目等计划活动。这一阶段分为 4 个步骤：①调查分析质量现状，找出存在的问题；②分析调查产生质量问题的原因；③找出影响质量的主要因素；④针对主要原因，拟定对策、计划和措施。

（2）执行阶段是管理循环的第 5 个步骤。它是按照拟定的质量目标、计划、措施具体组织实施和执行。

（3）检查阶段是管理循环的第 6 个步骤。它是把执行结果与预定目标进行对比，检查计划目标的执行情况。在此阶段，应对每一项阶段性实施结果进行全面检查，注意发现新问题、总结经验、分析失败原因，以指导下一阶段的工作。

（4）处理阶段包括管理循环的第 7、第 8 两个步骤。第 7 步为总结经验教训，将成功的经验形成标准，将失败的教训进行总结和整理，记录在案，以防再次发生类似事件。第 8 步是将不成功和遗留的问题转入下一循环中，以期解决。

2. 现代信息化管理相关知识

运用现代化的管理方法能够提高管理水平和效能。随着护理学科的迅速发展，各种管理方法的系统化、科学化、数量化，也要有与之相适应的管理手段。通过计算机进行信息化管理可以提升3个效益：经济效益，管理效益，社会效益。

1）信息化管理的意义

（1）以信息化解决养老护理员手工排班、考勤统计等耗时工作，提高工作效率。

（2）加强信息化支撑，完善护理科研管理工作。

（3）通过信息化手段强化护患关系管理。

（4）通过信息化有效地监控教学管理的细节。

（5）通过信息化进行全面的继续教育管理，持续提高养老护理员水平。

（6）规范管理养老护理业务管理。

2）信息化管理具体体现

（1）规范整体养老护理档案。通过引进计算机管理系统可有效地保证护理员提出"护理问题"的准确性，规范护理档案资料书写格式，提高书写质量，提高评估老人、制订护理计划等的书写效率。

（2）建立相关养老护理管理制度。将整体护理相关管理制度纳入计算机管理，系统中结合了组织机构、排班方式、制度管理、护理表格、评价系统、满意度调查等功能模块，护理员根据需要选择相应的菜单就可实现相应的输入、统计与查询等。

（3）护理质量综合评价。开发"护理质量综合评价软件"，确立管理质量、护理质量、工作效率等各项监控指标，将各科护理质量评价情况与奖金分配方案有机结合，建立全新的护理管理模式：①包括护理质量管理，含护理文书网上质控、护理质控反馈、夜查结果反馈、开会交流记录；②利用局域网在网上提交各种资料；③利用网络和编制的程序处理各种信息数据；④利用电子邮件进行管理；⑤信息共享；⑥资料的储存；⑦实行护理管理办公自动化，缩短护理管理工作办公流程。

（4）人力资源调配管理。应用计算机技术合理调配护理员人力资源，将机构中老年人需执行的护理项目输入计算机，经软件运行就可以确定每班需要多少护理员，根据计算结果做人员的统一调配。

（5）养老护理人员业务技术档案管理。将护理员的业务信息输入计算机，开发相应的管理软件，方便管理人员随时、快速、准确地掌握全院护理员队伍整体及单个护理员的综合信息资料。

三、工作内容与方法

1. 制定养老护理质量控制方案

1) 制定养老护理质量控制方案的原则

(1) 目的性原则。

(2) 科学性原则。

(3) 可操作性和可衡量性原则。

(4) 不断改进的原则。

(5) 严肃性和相对稳定性原则。

2) 养老护理质量方案的制定与修改

(1) 主要步骤：确定目标，调查研究，拟定提纲，审定标准，评价修订标准。

(2) 注意要点：制定和修订质量标准的总原则是要注意标准的目标性、科学性、先进性、合理性、现实性、可操作性和效益性。

(3) 制定护理质量标准是关键。

① 标准项目（质量结构）：要素质量，环节质量，终末质量。

② 标准类别：方法性标准，衡量性质量标准，部门质量标准。

③ 护理质量标准的内容：护理技术操作的质量标准，护理管理的质量标准，护理文件书写的质量标准，养老护理员质量标准。

④ 养老护理员质量标准主要包括：个人生活照料服务质量控制标准，老年护理服务质量控制标准，心理和精神支持质量控制标准，安全保护质量控制标准，环境卫生质量控制标准等。

2. 制定养老护理技术操作规程

1) 养老护理技术管理的措施

(1) 建立技术管理的组织系统。管理组织要健全，职责明确，并应有相应的权利。

(2) 技术操作规程管理要重视质量标准。建立逐级检查制度，有目的、有计划地监督检查。

(3) 重视人员培训，培养技术骨干。培训要有计划、有目标，以适应护理工作的需要。

2) 制定护理技术常规和规程

养老护理技术规程是开展养老护理业务的必要条件，是标准化管理的重要基础。规程具有技术管理的监督性质，制定规程是一项技术性很强的工作。

（1）制定养老护理技术操作规程的原则

①要明确目的要求，在基础理论指导下，结合临床实践制定操作规程。

②操作规程必须符合人体解剖、生理和病理的特点，有利于疾病治疗，避免增加老人痛苦，保证老人安全。

③各项技术操作规程必须严格执行清洁、消毒、灭菌的原则。

④各项规程应条目简明、扼要，力求做到用数字或文字确切表达。

⑤根据新业务、新技术的开展及时修订和补充操作规程。

（2）养老护理技术规程的主要内容

①生活照料操作规程如清洁卫生、饮食照料、排泄照料、更衣、压疮预防等。

②老年护理技术操作规程如给药、消毒、体温、脉搏、呼吸、血压的测量等。

③特别护理技术操作规程如老年人安全、搬运与移动、急救、护理文书、冷热应用、康复训练等。

3. **养老护理人员信息化管理**

养老护理员信息化管理包括信息收集、信息传输、信息加工和信息储存。

1）收集养老护理员的相关资料，建立信息系统

（1）护理档案系统。包括：协助养老护理人员对老年人进行健康评估；针对老年人的生理、心理、社会及家庭进行评估计划。

（2）护理业务系统。

（3）护理管理系统。包括：护理人事管理系统，含养老护理人员个人档案、考勤、工作考核资料，人事成本资料等；护理管理系统，含养老护理员排班系统、规章制度、岗位职责、质量标准的信息。

（4）护理教育系统。养老护理人员的培训、进修等。

（5）护理科研系统。养老护理人员的科研项目、成果、论文、著作等资料。

2）计算机处理

护理工作信息量大，以计算机为主体的信息系统将信息的储存、加工、分析过程实现智能化、数字化，使信息管理更方便、快捷、科学。

（1）录入：即数据采集，建立相应的数据库，将数据分类录入。

（2）统计处理：使用计算机应用软件对录入的数据进行统计分析，并可绘制相应的统计图表，丰富数据的表达形式。

（3）存储：进行资料的档案管理，方便处理的数据资料查阅、传递、交流、报告、修改等活动。

（4）检索：建立科学、快捷的检索系统，是引导信息查阅、交流的重要工具。

充分利用计算机资源，建立护理信息管理系统，以便为护理管理者决策提供资料。可将护理人员信息、业务人员信息、教学及继续教育信息、科研信息等输入计算机，编辑查询、统计、报表输出等功能模块，然后再按需要编辑各自的子功能模块，完成信息管理系统。

3）信息加工和信息储存

信息化管理是一个动态的、持续的过程，在养老护理员信息化管理的过程中，对各种护理信息要不断地进行再加工、再补充、再完善、再修改。对于加工处理后的信息进行储存，方便进一步管理。

本章小结

1. 养老护理人员的服务对象是老年人，护理对象的特殊性决定了护理质量的重要性。养老护理员必须掌握相关的管理知识，有效的管理，包括制定养老护理管理制度、养老护理员职责、养老护理工作流程、养老护理员考核办法等，对相应的护理计划与方案进行检查和控制，保证养老护理工作的有效组织和实施。

2. 只有用现代科学管理方法，以最佳的技术、最低的成本和时间，才能提供最优良的护理服务。而高质量的护理管理，有助于提高老年人的生命质量。护理员要掌握护理质量管理办法，科学实施管理，并利用计算机网络系统实现管理的现代化。

练 习 题

一、选择题

1. 下列选项中不属于管理职能的是（　　　）。

　　A. 计划职能　　　　B. 组织职能　　　　C. 领导职能　　　　D. 责任职能

2. 下列选项中不属于岗位性制度的是（　　　）。

　　A.《养老护理员管理制度》　　　　B.《养老护理员岗位职责》

　　C.《养老护理员休假制度》　　　　D.《养老护理员考试制度》

3. 养老护理员国家职业资格三级是指（　　　）。

　　A. 初级　　　　　　B. 中级　　　　　　C. 高级　　　　　　D. 技师

4. 护理质量管理最常用的方法是（　　　）。

　　A. PDCA 循环

　　B. D×T×A 模式

　　C. QUACERS 模式

　　D. 以单位为基础的护理质量保证模式和质量管理圈活动

5. 不属于养老护理员考核内容的是（　　　）。

　　A. 工作业绩　　　　B. 工作能力　　　　C. 工作态度　　　　D. 工作方法

6. 通过计算机信息化管理可提升效益不包括（　　　）。

　　A. 经济效益　　　　B. 管理效益　　　　C. 社会效益　　　　D. 人际效益

7. 养老护理员护理的组织原则不包括（　　　）。

　　A. 目标原则　　　　　　　　　　B. 责权一致原则

　　C. 分工协作原则　　　　　　　　D. 统一集权

8. 属于基础养老护理规范的是（　　　）。

　　A. 清洁护理　　　　B. 用药护理　　　　C. 心理护理　　　　D. 饮食护理

9. 不属于养老护理员考核要点的是（　　　）。

　　A. 人文养老　　　　B. 沟通能力　　　　C. 操作能力　　　　D. 操作速度

10. PDCA 循环的主要特点不包括（　　　）。

　　A. 按照计划护理检查三步　　　　B. 大环套小环

　　C. 小环保大环　　　　　　　　　D. 阶梯术三行

二、判断题

1. 养老护理员只需掌握娴熟的护理技术即可，无需过多地关注老人的心理。　　　　　　　　　　　　　　　　　　　　　　　　　　（　　　）

2. 管理制度的书写格式包括标题、正文、落款三部分。　　　（　　　）

3. 坚持科学合理、多劳多得、优绩优酬的原则是养老护理员考核原则。　　　　　　　　　　　　　　　　　　　　　　　　　　　　（　　　）

4. 规章制度一般以章条款三层体式最常见。　　　　　　　　（　　　）

5. 养老护理员职责制定的方法主要是上行法。　　　　　　　（　　　）

第十八章　培　训　指　导

【内容提要】

本章重点阐述中高级养老护理员及技师的基础培训、实践操作指导和培训教案编写的有关知识。

第一节　培　　训

技师是养老护理的最高级别，对技师的要求除了基本的基础护理、心理护理、康复护理外，还要承担起对中、高级养老护理员的培训与指导的工作，促进养老护理工作持续、科学的发展。

一、学习目标

📖 知道现代培训的基本方法、管理知识。

📖 知道培训需求调查和培训方法设计。

📖 能对中级、高级养老护理员和技师进行基础培训。

📖 能编写中级、高级养老护理员和技师培训教案。

二、相关知识

培训者应及时了解养老护理员社会的需求，掌握相关科学合理的培训管理方法，对学员进行系统的培训。

1. 现代培训的基本方法

1）讲演与研讨式培训方法

（1）讲座是传统的培训方式，也是目前采用最多的培训方式。培训讲师通过系统地讲解，向受训者传授系统的知识。

（2）小组讨论是指为了解决某些特定的问题，在培训讲师与受训者或受训者之间展开的研讨。小组讨论具有明确的目的性，鼓励参与者的广泛投入，培训者承担更多的任务在于激发受训者的兴趣、引领讨论的方向、提供指导与控制讨论节奏。

小组讨论充分考虑了受训者的既有经验，鼓励他们主动发现问题并作为问题解决的主体自由表达个人的思想，在讨论中取长补短。

但是，小组讨论的结果受制于讨论的主题、小组人员的经验、参与程度、讲师的水平等诸多因素。因此，小组讨论通常是在进行了相关基础性知识培训之后针对某些重点课题或难点的再次强化而补充使用的培训方法。

比较适合小组讨论的课题包括：①基础理论的应用实例；②细节问题的讨论；③案例。

2）模拟与程序式培训方法

（1）角色扮演法。角色扮演法是在一个虚拟的任务或场景下，由受训者扮演其中的角色以完成既定任务为目的的培训方式。

在正式开始之前，培训者应该向受训者说明培训的目的，使用的技能、知识，并为每一个角色准备相应的背景资料和场景说明。这种培训方式重视个人能力的发挥与现场的配合，人的因素重于场景，只需要配备简单的道具即可。

（2）示范法。也称"演示法"，是一种通过现场操作示范以加深对培训内容了解的辅助培训方法。示范法经常与实习等方法配合使用，以使受训者真正掌握培训内容。

示范法是一种比较直观的培训方法，成本也不高，因此，在培训中经常使用到。

（3）提问式培训。提问也是一种普遍应用的培训方法。它建立在培训者、受训者双向交流的基础之上，以"提问—回答"的方式进行，既可以帮助讲师了解受训者对内容的掌握情况（即作为考核手段），也可以采用进行系列问题提问的方式以帮助受训者在讲师的引导下自己主动找出问题的答案。另外，提问式培训也可以反映出培训内容中需要进一步回顾和强化的地方。

3）科技时代的培训方式

（1）基于网络的培训，是指通过培训机构内网或因特网对学员进行培训的方式。网上培训可充分利用网络资源、声音、图片和影音文件，增强趣味性，从而提高学习效率；网上培训的进程安排灵活，可利用空闲时间学习。

（2）虚拟培训是指利用虚拟现实技术生成实时的、具有三维信息的人工虚拟环境，学员通过运用某些设备进入其中，并可通过多种交互设备来驾驭环境、操作工具和对象，以达到提高学员技能与认知的目的。通过此方法可使学员从中获得感性知识和实际经验。

2. 培训需求调查和培训方法设计

完整的培训管理过程包括评估、培训需求调查与分析、培训方法设计、培训实施4个方面。

1) 评估

需要进行评估的项目包括以下几类。

(1) 是否实现培训目标。

(2) 培训内容。

(3) 培训方法。

(4) 培训材料。

(5) 培训的现实转化程度。

2) 培训需求调查与分析

(1) 培训需求调查的主要内容

① 组织需求，即组织的目标和战略。

② 岗位的需求，即特定岗位的任务及完成任务所需要的技能标准。

③ 个人需求，即个人的知识能力水平与岗位需求的差距，以及与个人未来发展目标的差距。

(2) 培训调查的关键技能包括：会提问题，会提一组问题，会观察，会倾听，会诊断。

(3) 培训调查的方法包括：观察法、问卷法、关键人物访谈法、文献调查法、采访法及小组讨论法等。

(4) 培训需求分析

① 主要目的是确定培训需求、挑选培训对象、确立培训目的。

② 主要内容是在规划与设计培训之前，由有关人员采取各种方法和技术，对各种组织及其成员的目标，以及成员的知识、技能、态度等方面进行系统的鉴别与分析，以确定是否需要培训及培训项目的一种活动或过程。

3) 培训方法设计

(1) 培训方法设计原则

① 与一定的培训目标、培训内容相适应。

② 考虑到培训对象本身的特点。

③ 与培训对象机构文化相适应。

④ 培训的资源与可能性，如设备、花销、场地、时间等。

⑤ 培训者本人的水平和掌握方法的熟练程度。

⑥ 培训后的评估。

（2）培训方法设计的技巧

①培训方法因培训对象而异：包括理论传授型、活动实践型、反思型、训练型。

②培训方法因培训目的而异：以更新知识为目的多以讲授型为主；以发展能力为目的多以案例教学为主；以转变观念为目的多用角色扮演法、讨论法等为主；以变更思维为目的多用头脑风暴法。

③培训方法因培训内容而异：包括知识培训、技能培训、态度培训。

4）培训实施

按照培训计划科学实施培训方案，并进行评价。

3. 现代培训管理知识

现代培训作为全新的培训模式兴起于欧美，后来传入我国。与传统培训相比，有其特定的培训理念、理论依据和实施方法。对其过程控制和绩效考核、评估也有不同，对于现代培训的管理与传统培训也有着差异性。

（1）现代培训的管理目标在于综合能力的提升，人文素养的修炼和观念的树立。养老护理的对象是老年人，他们是在生理、心理、社会需求等方面有着特殊要求的特定特点的一群人，对这类人群的护理应是运用护理知识和操作技能，融入人文素养，树立养老护理服务理念的一个完整、整体护理的过程。

传统的养老护理培训更多注重基本技术的训练，但技术不等于技能，一个人的能力应是集沟通、组织、管理、操作等综合能力，能力锻炼应从基本的技术操作中融入情感和理念。而能力的提高又离不开养老护理员的品质的塑造，包括符合道德和法律规范的思想品质，敢于创新、承担责任和不惧怕风险的创造性自由释放的心理品质。

（2）现代培训管理的"营销"理念体现了"顾客导向"。传统的养老培训是以学员为起点的"生产导向"培训模式，即由教师提供学习资源，从教师方便"教"的角度安排课程，而现代培训是从学员"学"的角度设计培训项目，是一种"顾客导向"的培训模式，即在充分掌握学员学习规律基础上展开系列培训活动，充分体现以教师为主导，学生为主体的思想理念。培训教师更多地则是扮演导演、主持人和课堂管理者，其作用包括：整合已有的学习资源，课堂组织和控制能力；要充分做好课前的准备工作；要在从内容的选定、培训课堂气氛的营造、学员积极性的调动到多媒体课件的制作等环节倾注大量精力。

（3）现代培训管理最大的长处是它的实效性。现代培训的最根本要求就是应用，最大的长处是实效性要有针对性地选择养老护理的知识，分析养老护理的实际需求，灵活安排培训内容，充分利用现代化的培训手段，合理划分培训时间，做好强有力的培训保障，在特定的时间完成高质量的养老护理培训工作，使管理有序、有效。

三、工作内容与方法

1. 中级、高级养老护理员及技师基础培训

1）培训前

（1）良好的培训环境。包括：①大小适中的房间；②强弱适中的光线；③冷暖适中的温度；④舒适的、易移动的座椅；⑤数量充足、易移动的桌子；⑥合适的座位排列；⑦有用茶点、休息的空间。

（2）完善的培训设施。包括：①黑板及粉笔；②白板及白板笔；③演示架子及纸、笔；④投影、多媒体、录音录像等设备；⑤时钟。

（3）舒适方便的培训后勤。包括：①住宿环境；②伙食；③文体活动；④课余交流（非正式团队活动）场所。

（4）选择具备一些培训技能的培训负责人。包括：①开展培训需求调查，进行培训需求分析；②将学习理论、学习原则运用到培训中去；③编写培训目标；④建立学习团队；⑤有效的讲解技能；⑥问答等催化能力；⑦有效的沟通能力（观察和倾听）；⑧应用形体语言（眼神、声音等）；⑨应对紧张和应对"困难"学员的能力。

（5）基本的培训方案。包括：①写出培训目标；②确定分步计划；③决定培训方法；④制定培训日程表。

2）培训中

（1）要遵循一定的培训原则，包括以下几项。

①成人学习原则。包括首尾原则、激励原则、重复原则、多样原则、反馈原则、应用原则、参与原则、简单原则、联系原则。

②系统性原则。护理员既是受训者也是培训者；培训的内容丰富宽广，满足不同层次的需求；培训过程贯穿护理员职业生涯的始终。

③理论与实践相结合的原则。积极发挥护理员的主动性，强调主动参与培训中；培训的内容既有基本理论和基本知识，还要有基本的操作技能；培训的方式应灵活多样，做好教学的一体化。

④培训与提高相结合原则。在对护理员进行基本培训的同时，注重综合能力综合素养的培养，使培训与提高相结合。

⑤人文素质与专业技能培养相结合。培训的内容和目标具有三维性，即

从知识、能力、态度3个方面设定，在培训中应将人格素质的训练融入知识技能的学习中。

⑥培训与护理文化相适应。护理员培训必须面向市场，面向时代，使培训与养老机构或临床中的护理文化相结合，使培训应有助于优秀企业文化的塑造和形成，培训应有助于养老机构管理工作的有序和优化。

（2）培训学时安排合理。

（3）培训负责人做心理预演，同时穿着要大方、整洁，精神饱满、互动、激励性语言，表情丰富，语言幽默、诙谐。

（4）选择恰当的培训方法（表18-1）。

表18-1 培训方法汇总

培训方法类别		培训方法名称					
传统型	直接传授型培训法（课堂培训）（四级）	讲授法	研讨法	专题讲座法			
	实践型培训法（现场培训）（四级）	工作指导法	工作轮换法	特别任务法	个别指导法		
现代型	参与型培训法	自学	案例研究法	头脑风暴法	模拟训练法	敏感性训练法	管理者训练
	态度型培训法	角色扮演法	拓展训练				
	科技时代的培训方式	网上培训	虚拟培训				
	其他方法	函授	业余进修	开展读书活动	参观访问		

（5）具体培训时解释将进行的每一个步骤，并说明重要性，演示各个步骤，避免使用行话及缩用语，控制时间和进度，重复各个步骤。

3）培训后

及时有效的反馈、评价是巩固培训效果的有效方法。

（1）培训中随时反馈，不断反馈，及时评估学员培训的效果。

（2）获取学员对培训师的反馈。

（3）测试。

①告诉学员该做什么（岗位职责）。

②告诉学员做好的标准是什么（规范与标准）。

③训练学员怎样做才能达到标准（怎么做好）。

④让学员去做（训练）。

⑤反复训练，独立当岗。

⑥教会学员也学会做培训。

2. 编写中级、高级养老护理员及技师培训教案

培训教案是培训老师按课题、课时编写的具体教学实施方案，是培训老师上课的基本依据。编写好教案是搞好教学的前提，是教学前的一项主要准备工作。

教案内容的详略程度，可根据教学对象和培训师对教材掌握的熟练程度有所不同。主要包括教学的主要内容、步骤、方法、目的、要求、重点、难点，以及说明问题的事例，引用的数据，要提问的问题等。对于演示的内容，使用的多媒体课件、教具、板书提纲（字、图）等，都应记录在案，以防止出现疏漏，保证教学有条不紊地进行。

1）教案的种类

因课程内容不同而不同，如理论讲授教案、实际操作教案等。

2）教案的格式

编写教案，可根据不同课目，选用文字记述式、表格式、要图注记式等。

3）教案的基本结构

教案一般由3部分组成：①教学提要部分；②教学进程部分；③课终讲评部分。

4）教案编写的基本原则

（1）从教学对象的实际出发。

（2）从教学环境的实际出发。

（3）从培训师自身能力的实际出发。

5）教案编写的程序

教案编写程序有：准备、实施、检查和评估。

（1）编写教案前通常要做好以下几项工作。

①对教学对象进行分析，掌握教学对象的基本情况。教学对象是教学的主体，教案编写前，对教学对象的知识结构、接受能力的了解是做好教学工作的前提，是教学工作是否有针对性的关键。例如，教学对象是中级和高级养老护理员，他们已学习了护理员的大部分知识，但缺乏经验和更进一步的综合能力，应加强综合能力的培训。而初级养老护理员，他们基础比较薄弱，知识储备不够，应主要做基础培训。

②对教材进行分析，熟悉训练大纲和教材的内容。训练大纲和教材，是教学的依据，因此，教案编写前，培训老师要认真熟悉训练大纲和教材，在熟悉训练大纲和教材的基础上，根据教学对象，确定教学内容、教学重点、难点。如，初级养老护理员应侧重基础理论、基础动作、基本方法；中级养

老护理员应侧重于规范程序和技能，掌握不同情况下的综合处置方法和能力；高级养老护理员应侧重于组织与指挥的研究和探讨。

③对教学所使用的媒体进行分析，选择适当的教学方式。教学媒体和教学条件是搞好教学工作的基础，如教材、教室、教具、实训场地等，根据现有的教学条件确定教学的策略和方法。

④对自身的教学能力进行分析，根据自己的教学特长，选择不同的教学方法。培训老师是教学的主导，教学前应对自身的教学特长，对各种教学媒体的运用能力，要有一个正确的估计。而后，根据自己的教学特长和运用教学媒体的能力，选择教学媒体和教学策略。

（2）教案编写的实施。一般理论教案分为课题、教学目的、课型、课时、教学重点和难点、教学过程、作业处理、板书设计、教具等若干步骤及内容。

在教案书写过程中，教学过程是关键，它包括导入新课、教授新课、巩固练习、归纳小结、作业安排等步骤。而实践教案重点从以下几个方面编写。

①提要。提要要写明训练题目、教学对象分析、教学内容、教学目标、教学重点及难点、教学方法、教学地点及课时的安排、教学媒体的使用、培训主要参与人员。

②教学进程。实际操作教案内容包括应写明操作名称、操作步骤、动作要领、作用、示教和练习方法与步骤、易犯的毛病及克服的方法、练习的时间、练习地点等。教学实施部分是教案的重点部分，在编写时要着重写明教学的步骤和方法。

实践教案中，一般教学步骤可分为5步：理论提示、讲解示范、组织练习、检查验收、小结讲评。

每一步骤的方法设计各不相同。理论提示的方法有直述式、提问式、设问式等，培训老师可根据不同情况采取不同的方式。讲解示范的方法有先讲解，后示范；或者先示范，后讲解；或者先做一次连贯动作，而后边讲边做；或者先做一次错误的动作，而后再做正确的动作；再或者先出情况，由学员来做，而后根据情况培训老师再做示范。以上方法根据教学对象和教学内容，使用哪种方式及媒体由教师来定。组织练习的方法有：个人体会，再分组练习；分组体会，再分组练习；先摆位，后练习；先分解练习，后连贯练习。以上练习的方法，可根据不同情况和教学内容，由教师来定。检查验收的方法有单个演示、小组竞赛等，采取怎样的检查验收形式，培训老师可根据具体情况来定。当每一训练问题（讲授内容）结束后，应进行归纳小结。小结讲评的内容应写明：重述有关理论（基本观点），强调应把握的重点和难点，讲评练习（听讲）的基本情况。通常只写出要点或提纲。

③课终讲评。主要包括：重述本课的教学目的；归纳重点内容；公布训练成绩；讲评训练（学习）情况；宣布复习内容；指明练习重点和应注意需纠正的问题；预告下次授课的内容、地点，应准备和携带的物品、器材等。

（3）教案编写后的检查和评估。教案编写工作结束后，要进行认真的检查和评估，评估的方法主要从以下 3 个方面进行。

①从教学内容及步骤评估。内容包括：教学目标确定、教学策略选择、教学内容组织、教学方法选择、教学媒体运用是否合理，是否符合实际。

②从教学过程基本要素评估。内容包括：教师教学的设计、学生学习的设计、教学内容组织、施教的设计、教学方法及媒体运用的设计是否合理，是否符合实际。

③从教学价值取向评估。内容包括：教案是否具有科学性、有效性、创造性和可操作性。

第二节 指　导

在实际养老护理操作中，学员往往会面对一些技术方面的疑难问题而造成整体操作不流畅。技能培训要求培训者能对学员的操作认真评价、指导；对学员提出的疑难问题进行针对性指导。

一、学习目标

📖 知道解决技术指导疑难问题的相关知识。
📖 能对中级、高级养老护理员及技师的实践操作给予指导。

二、相关知识

养老护理操作应从老年人特点着手，同时自身具备良好的心理素质。技能上认真练习，通过指导克服操作上的不足。

1. 养老护理操作的特点

1）服务对象的特殊性

养老护理服务的对象是老年人，老年人又是年长于服务者的群体，每位老年人都有丰富的生活经历、生活环境以及个人生活习惯，所以每位老年人都有其特点，对护理的需求也会不同，养老护理员的技能操作，要根据不同老年人的要求进行。

2）夯实基础知识，细化服务流程

基础护理是满足老年人各种需要最基本、最重要的操作，同时要有良好的服务意识。养老护理员从事的是服务性工作，其服务的对象是老年人，老年人需要更加周到的照顾，养老护理员在执行技能操作服务时要强化服务意识，一切从老年人的利益出发，做好护理工作。

3）要有良好的心理素质和沟通能力

服务性工作需要良好的心理素质和沟通能力。在对老年人实施技术性服务时，操作前一定要向老年人解释清楚，得到老年人的同意方可进行，否则可能会导致矛盾的发生。在操作过程中应随时与老年人进行沟通，以便得到老年人的配合，使操作能顺利进行。在操作中可能会发生老年人不配合、不理解护理员工作的情况，此时养老护理员应平和面对，与老年人耐心沟通，理解老年人的言行，并改进操作方法，使老年人舒适、安全，这样才能得到老年人的支持。

2. 指导操作中的疑难问题

1）学会评估发现操作中的疑难问题

（1）首先要分析学员在学习操作时会遇到哪些困难，那些学员难以理解、容易出错的步骤就是教学的难点。其次，考虑怎样突出重点，突破难点，当重点和难点确定以后教师还要考虑教学时怎样与学员熟悉的生活相联系，怎样与学员已有的知识相联系，最终确定出详细的、切实可行的教学方案，以此帮助学员化难为易，理解和掌握所学知识。

（2）根据操作的知识和技能要求结构，从知识点和操作要点中梳理出疑难问题。理解操作要点，首先是要理解这部分操作内容整体的结构和内容间的逻辑关系，再把相应的操作内容放到知识的结构链中去理解。

（3）熟悉学员，根据学员的认知水平发现疑难问题。学员既是操作学习的对象，又是学习的主体。教学的难点主要决定于教师和学员的素质和能力。除了教师本身对本人的教学能力充分认识外，还必须重点全面了解学员的情况，特别是全面了解学员知识和技能的实际情况。

2）通过正确的指导解决操作中的疑难问题

（1）以多种形式的技能训练来突破。所谓精心设计练习，关键在于"精"，精就是指在操作课上设计的训练要突出重点——新知识点。围绕知识重点多层次、分步骤、反复让学员练习。

（2）运用迁移的方法突破。在操作指导中，要重视建立和揭示新旧知识的内在联系，从已有的知识和经验出发，用迁移的方法解决疑难问题。这种方法得以实施的关键在于学员对旧知识的掌握应该是熟练的。

（3）采用转化的策略突破。在操作指导中，教会学员通过观察、分析、类比、联想等思维过程，选择运用恰当的教学方法进行变换，将原问题转化为一个新问题（相对来说，是对自己较熟悉的问题），通过新问题的求解，达到解决原问题的目的。

（4）运用多种形式的操作训练模式。如分层次训练、情景模拟训练、以赛促练、仿真模拟人培训、综合培训等方式灵活运用，根据不同认知层次、不同的操作内容、不同的工作环境等进行不同方法、不同类型的训练，使训练有针对性、时效性。

三、工作内容与方法

1. 指导技能操作前要做好的教学准备

1）明确操作学习的目标

从知识、能力、态度方面制定三维目标，在掌握知识和能力的同时，培养养老护理员的人文素养。

2）做好各方面的准备工作

（1）环境准备。技能操作的指导课应在技能训练室进行，技能训练室的环境应与养老机构的环境相似，可使学员有身临其境的感觉，有利于学员进入养老护理员的状态，对学员职业意识的培养有重要的意义。

（2）物品准备。技能操作指导课对学员具有示范性，对学员以后在工作中能否规范操作有着很大的影响。因此，指导技能操作的物品准备要齐全、规范，放置的位置要妥当，所使用的物品不可随意用其他物品代替，以免给学员造成不良的印象。

（3）学员准备。初次进行养老护理技能操作，多数学员会感到新鲜、紧张。因此，在上课之前教师应给学员以心理的指导，向学员讲述技能操作的重要性，老年人护理操作技术的特点，以及操作中的注意事项，使学员在操作前有了心理准备，以便技能操作训练顺利进行。

（4）教师自身准备。教师本身对操作的步骤、操作要点要充分熟悉，对学员的认知水平要充分认识，对操作的疑难问题要提前预知，并做好解决疑难问题的各种预案。

2. 指导技能操作的程序

1）教师根据操作标准确定详细的讲解和演示操作步骤

演示时动作要规范、标准，对重点步骤要反复示教，详细讲解，并把操作的要点、原因向学员点透、强调；同时对重点操作步骤中为什么做、如何做、做不好的后果都要进行全面、细致的阐述。

2）在演示操作中注重健康教育和人文素养的培养

人文教育是帮助养老护理员树立正确价值观的必要条件。在社会生活中，价值观起主要作用，全方位地影响着人的理念和实践活动。所以，只有通过人文教育，才能更好地帮助护理员转变服务观念，树立适应市场需求的全新护理理念，为老年人提供全方位专业化护理，实现自己的人生价值。在操作中应进行有效的沟通、良好的形体、微笑服务、亲切的语言等方面的训练，提高养老护理员的人文素养。

3）指导学员进行训练

（1）选择多种形式的训练方式。

（2）在训练中随时指导。在操作中及时发现问题，随时解决。

4）操作后

（1）操作后对遇到的疑难问题进行有效的总结，分析问题难解决的原因、影响因素，并能总结出有效的应对策略。

（2）及时考核。制定详细的考核标准，进行全面考核。考核中注重人文素养的考核，同时对操作中的疑难问题应重点考核，加大分值或多方面进行考核，从而达到解决疑难问题的目的。

本章小结

养老护理培训是对从事或即将从事养老护理工作的人员，进行职业技能和理论知识的专业培训。负责培训者应在培训前仔细了解组织者和参与者的培训目的，选择好合适的培训方式和培训模拟，使学员参与其中，充分调动学员的积极性，才能取得良好的效果。同时要了解养老护理员技术培训中的难题，做好有效的技术指导。

练 习 题

一、选择题

1.下列选项中属于传统培训方式的是（　　　）。

　　A.讲座　　　　　B.小组讨论　　　C.提问式培训　　　D.网上培训

2.养老护理操作的对象是（　　　）。

　　A. 老年人　　　　　B. 病人　　　　　C. 中老年人　　　D. 成年人

　3. 使学员有身临其境的感觉，有利于学员进入养老护理员的角色状态的准备工作是（　　）。

　　A. 环境准备　　　　　　　　　B. 物品准备

　　C. 教师自身准备　　　　　　　D. 学员准备

　4. 养老护理操作要具备的基本能力不包括（　　）。

　　A. 服务意识　　　B. 心理素质　　　C. 沟通能力　　　D. 领导组织能力

　5. 现代培训的基本方法不包括（　　）。

　　A. 讲究与研讨　　　　　　　　B. 模拟与方式方法

　　C. 讲授法　　　　　　　　　　D. 基于网络的培训

　6. 培训调查的方法包括（　　）。

　　A. 观察法　　　B. 问卷法　　　C. 访谈法　　　D. 以上都是

　7. 学习目标包括（　　）。

　　A. 实践目标　　　B. 能力目标　　　C. 态度目标　　　D. 以上都是

二、判断题

　1. 案例是比较适合作为小组讨论的课题。　　　　　　　　　　（　　）

　2. 完整的培训管理过程包括评估、培训需求调查与分析、培训方法设计、培训实施 4 个方面。　　　　　　　　　　　　　　　　　　　　　　（　　）

　3. 实践教案步骤：一般教学步骤可分为 5 步，即理论提示、讲解示范、组织练习、检查验收、小结讲评。　　　　　　　　　　　　　　　　（　　）

　4. 现代培训的管理最大的长处是实效性。　　　　　　　　　　（　　）

　5. 培训教案编写有准备、实施、检查和评估这 4 步。　　　　　（　　）

练习题参考答案

第一章

一、选择题

1.A 2.B 3.A 4.A 5.C 6.D 7.C

二、判断题

1.√ 2.√ 3.√ 4.× 5.× 6.√ 7.×

第二章

一、选择题

1.A 2.A 3.A 4.C 5.D 6.B 7.A 8.C 9.C 10.A 11.B 12.B 13.B 14.D
15.B 16.D 17.C 18.C 19.D 20.A

二、判断题

1.√ 2.√ 3.× 4.√ 5.√ 6.√ 7.√ 8.√ 9.× 10.√

第三章

一、选择题

1.D 2.C 3.B 4.A 5.B 6.A 7.B 8.D 9.A 10.C

二、判断题

1.√ 2.√ 3.√ 4.√ 5.× 6.√ 7.√ 8.√ 9.√ 10.√

第四章

一、选择题

1.D 2.D 3.B 4.A 5.D 6.A 7.A 8.B 9.B 10.B
11.B 12.A 13.A 14.D 15.A

二、判断题

1.× 2.√ 3.√ 4.√ 5.X 6.√ 7.× 8.√ 9.√ 10.√

第五章

一、选择题

1.C 2.B 3.A 4.C 5.C 6.B 7.A 8.D

二、判断题

1.√ 2.× 3.× 4.× 5.√ 6.√ 7.√ 8.×

第六章

一、选择题

1.A 2.D 3.D 4.D 5.D 6.B 7.D 8.B 9.B 10.D

二、判断题

1. √　2. √　3. ×　4. ×　5. ×　6. √　7. √　8. √　9. √　10. ×

第七章

一、选择题

1.B　2.A　3.D　4.B　5.D　6.A　7.D　8.C　9.D　10.C

二、判断题

1. √　2. ×　3. √　4. √　5. ×

第八章

一、选择题

1.C　2.D　3.A　4.C　5.C

二、判断题

1. √　2. √　3. √　4. √　5. ×

第九章

一、选择题

1.A　2.B　3.D　4.B　5.B　6.A　7.A　8.D　9.D　10.D

二、判断题

1. √　2. ×　3. ×　4. √　5. √

第十章

一、选择题

1.D　2.D　3.B　4.B　5.D　6.B　7.A　8.D　9.B　10.B

二、判断题

1. √　2. ×　3. √　4. ×　5. √

第十一章

一、选择题

1.B　2.A　3.C　4.A　5.C

二、判断题

1. √　2. ×　3. √　4. √　5. √

第十二章

一、选择题

1.D　2.B　3.B　4.C　5.B　6.C　7.B　8.A　9.D　10.C

二、判断题

1. √　2. √　3. ×　4. ×　5. ×　6. √　7. ×　8. √　9. √　10. √

第十三章

一、选择题

1.A 2.D 3.C 4.D

二、判断题

1. √ 2. × 3. √ 4. √

第十四章

一、选择题

1. D 2.D 3.D 4. D 5.D 6.D 7.D 8.D

二、判断题

1. × 2. √ 3. √ 4. ×

第十五章

一、选择题

1.C 2.B 3.D 4.C 5.A 6.A

二、判断题

1. √ 2. × 3. √ 4. × 5. ×

第十六章

一、选择题

1.D 2.C 3.A 4.C 5.B 6.D 7.D 8.C 9.D 10.C

二、判断题

1. √ 2. √ 3. √ 4. √ 5. × 6. √ 7. √

第十七章

一、选择题

1.D 2.A 3.C 4.A 5.D 6.D 7.D 8.C 9.D 10.A

二、判断题

1. × 2. √ 3. √ 4. √ 5. ×

第十八章

一、选择题

1.A 2.A 3.A 4.D 5.C 6.D 7.D

二、判断题

1. √ 2. √ 3. √ 4. √ 5. √

参考文献

蔡美琴. 医学营养学 [M]. 上海：上海科学技术文献出版社，2001.

崔丽娟，李彦林. 养老院老人的心理护理 [M]. 上海：上海科学技术文献出版社，2002.

杜昭云. 心理学基础 [M]. 北京：人民卫生出版社，2005.

高焕民，柳耀泉，吕辉. 老年心理学 [M]. 北京：科学出版社，2007.

郭少三. 护理心理学 [M]. 西安：第四军医大学出版社，2008.

胡佩诚. 医护心理学 [M]. 北京：北京大学医学出版社，2005.

黄剑琴，彭嘉琳. 老年人照护技术 [M]. 北京：科学技术文献出版社，2011.

黄金. 老年护理学 [M]. 长沙：湖南科学技术出版社，2003.

江丹. 养老护理管理手册 [M]. 北京：中国社会出版社，2014.

姜安丽. 新编护理学基础 [M]. 第 2 版. 北京：人民卫生出版社，2012.

姜乾金. 医学心理学 [M]. 第 2 版. 北京：人民卫生出版社，2011.

蒋继国. 护理心理学 [M]. 北京：人民卫生出版社，2011.

李宝库. 爱心护理院养老护理员手册 [M]. 北京：北京大学医学出版社，2013.

李丹. 护理员 [M]. 北京：人民军医出版社，2007.

李法琦，司良毅. 老年医学 [M]. 北京：科学技术出版社，2002.

李建生. 老年医学概论 [M]. 北京：人民卫生出版社，2003.

李丽华. 护理心理学基础 [M]. 第 2 版. 北京：人民卫生出版社，2013.

李丽华. 心理与精神护理学 [M]. 北京：人民卫生出版社，2012.

李小寒，尚少梅. 基础护理学 [M]. 第 5 版. 北京：人民卫生出版社，2012.

刘开海. 怎样当优秀养老护理员 [M]. 成都：四川科学技术出版社，2013.

孟昭孜. 养老护理员 [M]. 北京：中国劳动社会保障出版社，2012.

倪荣，王先益. 居家养老护理 [M]. 杭州：浙江大学出版社，2009.

彭刚艺，刘雪琴. 临床护理技术规范（基础篇）[M]. 第 2 版. 广州：广东科技出版社，2013.

孙建萍. 老年护理 [M]. 北京：人民卫生出版社，2010.

谭美青. 养老护理员 [M]. 北京：中国劳动社会保障出版社，2013.

万梦萍，匡仲潇. 养老护理员 [M]. 北京：中国劳动社会保障出版社，2012.

王芳，陈荣风，马锦萍. 基础护理技术 [M]. 武汉：华中科技大学出版社，2012.

王惠珍. 急危重症护理学 [M]. 北京：人民卫生出版社，2014.

王志红，詹林. 老年护理学 [M]. 上海：上海科学技术出版社，2004.

吴烛. 做一名合格的养老护理员 [M]. 北京：中国财政经济出版社，2010.

夏晓萍. 老年护理学 [M]. 北京：人民卫生出版社，2008.

熊云新，叶国英. 外科护理学 [M]. 北京：人民卫生出版社，2014.

杨艳杰. 护理心理学 [M]. 第 3 版. 北京：人民卫生出版社，2012.

殷磊. 老年护理学 [M]. 北京：人民卫生出版社，2000.

尤黎明. 内科护理学 [M]. 北京：人民卫生出版社，2006.

余运英. 应用老年心理学 [M]. 北京：社会出版社，2012.

詹传东，金晓琴. 养老护理员 [M]. 杭州：浙江科学技术出版社，2011.

张春兴. 现代心理学 [M]. 上海：上海人民出版社，2005.

张建. 中国老年卫生服务指南 [M]. 北京：华夏出版社，2004.

张理义. 老年心理保健指南 [M]. 北京：人民军医出版社，2002.

张梦欣. 养老护理员国家职业技能标准 [M]. 北京：中国劳动社会保障出版社，2012.

张学军. 皮肤性病学 [M]. 北京：人民卫生出版社，2004.

张云梅，张艳燕. 养老护理员实训指导 [M]. 南京：江苏科学技术出版社，2011.

郑丽忠，刘振华，李兵. 内科护理学 [M]. 北京：北京大学医学出版社，2011.

中国就业培训技术指导中心. 养老护理员（初级）[M]. 北京：中国劳动社会保障部出版社，
    2013.

中国就业培训技术指导中心. 养老护理员（基础知识）[M]. 北京：中国劳动社会保障部出版
    社，2013.

中华人民共和国国家卫生和计划生育委员会. 老年人跌倒干预技术指南 [B]. 2011.

中华人民共和国人力资源和社会保障部. 养老护理员国家职业技能标准 [M]. 北京：中国劳
    动社会保障部出版社，2011.

周春美. 护理学基础 [M]. 第 2 版. 上海：上海科学技术出版社，2010.

周春美，张连辉. 基础护理学 [M]. 北京：人民卫生出版社，2014.

后　记

2014 年，根据人力资源和社会保障部于 2011 年新修订并颁布的《养老护理员国家职业技能标准》，作者组织有关人员编写了《国家职业资格培训鉴定辅导用书——养老护理员》。

本书由时念新担任主审，全书包括基础知识、初级、中级、高级和技师 5 个部分，袁慧玲为执笔主编，郭丽、田彬、马晓风、赵炳富为执笔副主编。参与编写的人员分工如下。

第一部分　基础知识
　　　　　　第一章　职业基础　　　　　　赵炳富　毛　平
　　　　　　第二章　护理基础　　　　　　赵炳富　马晓风
第二部分　养老护理员（初级）
　　　　　　第三章　老年人生活照料　　　田　彬
　　　　　　第四章　老年人基础护理　　　田　彬
　　　　　　第五章　老年人康复护理　　　代　莉　田　彬
第三部分　养老护理员（中级）
　　　　　　第六章　老年人生活照料　　　田　彬
　　　　　　第七章　老年人基础护理　　　田　彬　郭　丽
　　　　　　第八章　老年人康复护理　　　田　彬　潘建田
第四部分　养老护理员（高级）
　　　　　　第九章　老年人生活照料　　　田　彬
　　　　　　第十章　老年人基础护理　　　郭　丽
　　　　　　第十一章　老年人康复护理　　王　颖　郭　丽
　　　　　　第十二章　老年人心理护理　　马晓风　母文杰
　　　　　　第十三章　培训指导　　　　　郭　丽
第五部分　技　师
　　　　　　第十四章　老年人基础护理　　郭　丽
　　　　　　第十五章　老年人康复护理　　王　颖　郭　丽
　　　　　　第十六章　老年人心理护理　　马晓风
　　　　　　第十七章　护理管理　　　　　郭　丽
　　　　　　第十八章　培训指导　　　　　郭　丽　董会龙

在编写过程中得到人力资源和社会保障部职业技能鉴定中心、中国就业培训技术指导中心艾一平副主任的具体指导，人力资源和社会保障部职业技能鉴定中心协调指导处副编审许远同志任编委会秘书长，具体组织教材的编写工作，同时得到菏泽家政职业技术学院的大力支持，在此谨致谢忱。

由于编者水平所限，编写过程中难免有遗漏及不足，敬请谅解，并及时向我们反馈，以便改进。

作　者
2015 年 4 月

人力资源和社会保障部职业技能鉴定中心指导编写
国内权威专家组成编写委员会精心策划并执笔主编
国家职业技能标准配套系列辅导用书

本系列教材编写特色

- 严格按照新修订的国家职业技能标准编写。
- 全书从初级到高级划分为多个等级模块，递进合理，级差明显，结构清晰。
- 紧扣最新国家标准，在理论知识够用为度的前提下，重点加强实操能力培养。
- 结合大量图片和教学视频，讲解生动细致，呈现最优化的教学效果。
- 书中数据均为官方最新颁布，权威、翔实、可靠。

《养老护理员实训教程》（与《养老护理员》配合使用）

指导编写： 人力资源和社会保障部职业技能鉴定中心

作　　者： 郭　丽　田　彬

印　　刷： 黑白

出版时间： 2015 年 7 月出版

正文页码： 220（估）

定　　价： 38.00 元（估）

编写依据：《养老护理员国家职业技能标准》（2011 年修订）

本书内容： 全书按照初级、中级、高级、技师 4 个等级分为 4 个部分，每个部分又分为 3～5 个模块，涉及生活照料、基础护理、康复护理、心理护理、护理管理、培训指导等方面。各模块下设有多个实训项目，每个项目又由若干个实训案例组成。依据老年人的特点，并结合不同等级的考核要求选取养老护理一线的真实实例，精心编排。

本书特色： 1.严格按照最新修订的国家职业技能标准编写。2.全书按初级、中级、高级、技师分为 4 个等级，递进合理，级差明显，结构清晰。3.紧扣国家职业技能标准，重点加强实操能力培养。4.结合大量演示图片，讲解生动细致，呈现最优化的教学效果。5.考虑到实操考证中对沟通有具体要求，本教材特别编写了多个具有代表性的情景模拟训练，以帮助读者提高与服务对象的沟通能力。6.在每一模块的最后，还提供了一份学习评价表，以帮助读者对自己的学习成果进行评估。

适用范围： 本教材与《养老护理员》配合使用，适合作为养老护理员、养老护理师考证培训的实训教材，也可作为养老护理从业人员、在校学生和家庭成员的自学用书。

人力资源和社会保障部职业技能鉴定中心指导编写
国内权威专家组成编写委员会精心策划并执笔主编
《育婴员国家职业技能标准》配套辅导用书

《育婴员》

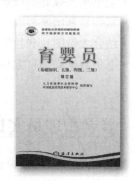

指导编写：人力资源和社会保障部职业技能鉴定中心

印　　刷：黑白

书　　号：ISBN 978-7-5027-8437-9

正文页码：300

定　　价：38.00 元

编写依据：《育婴员国家职业技能标准》（2010 年修订）

本书内容：本书分为基础知识、育婴员、育婴师、高级育婴师 4 个部分，以 0～3 岁婴幼儿生活照料、护理和教育为主要内容，详细介绍从出生到 3 岁婴幼儿的成长特点、护理规范和操作要领，理论结合实际，运用现代教育理念和科学方法重点讲解、演示专业实操技能。

《育婴员实训教程》（与《育婴员》配合使用）

指导编写：人力资源和社会保障部职业技能鉴定中心

作　　者：兰贯虹

印　　刷：黑白

书　　号：ISBN 978-7-5027-8939-8

正文页码：222

定　　价：38.00 元

编写依据：《育婴员国家职业技能标准》（2010 年修订）

本书内容：全书按照育婴员、育婴师、高级育婴师分为 3 个部分，每个部分分为生活照料、保健护理和教育实施 3 个模块，各模块下设有多个实训项目，每个项目又由若干个实训案例组成。所有实训案例都是依据 0～3 岁婴幼儿的特点，并结合不同等级的考核要求而精心筛选与设计。在每一部分的最后，还提供了一份学习评价表，以帮助读者对自己的学习成果进行评估。